写给家长和正在生长发育的儿童少年朋友

儿童少年成长指南

主　编　高汝钦　　张迎修

副主编　王淑荣　　王军勤

中国海洋大学出版社

·青岛·

图书在版编目（CIP）数据

儿童少年成长指南/高汝钦，张迎修主编.—青岛：
中国海洋大学出版社，2011.12（2016.11 重印）
ISBN 978-7-81125-726-7

Ⅰ.①儿…　Ⅱ.①高…②张…　Ⅲ.①儿童少年卫生
–指南　Ⅳ.①R179–62

中国版本图书馆 CIP 数据核字(2011)第 121902 号

出版发行	中国海洋大学出版社		
社　　址	青岛市香港东路 23 号	**邮政编码**	266071
出 版 人	杨立敏		
网　　址	http://www.ouc–press.com		
电子信箱	cbsebs@ouc.edu.cn		
订购电话	0532-82032573（传真）		
责任编辑	文隽	**电　　话**	0532-85902342
印　　制	青岛双星华信印刷有限公司		
版　　次	2011 年 12 月第 1 版		
印　　次	2016 年 11 月第 3 次印刷		
成品尺寸	170 mm×230 mm		
印　　张	17.75		
字　　数	350 千字		
定　　价	32.00 元		

前　言

　　儿童少年是祖国的未来,是 21 世纪建设的生力军,他们的健康状况直接关系到中华民族的整体素质。2010 年全国学生体质健康调研表明,我国青少年学生的体质状况不容乐观,因此,学校必须牢固树立"健康第一"的指导思想,全面落实素质教育。儿童少年最大的特点就是生长发育,他们的生理和心理都发生着急剧的变化,如何促进儿童少年健康成长,牢固构筑健康大厦的基石,提高生命质量,是每一位家长和儿童少年都十分关心的事情。

　　健康是人生的第一财富。随着医学模式的转变,在传染性疾病得到基本控制以后,肥胖症、高血压、糖尿病、心脑血管病、恶性肿瘤等慢性非传染性疾病已成为威胁人类健康和生命的主要"杀手"。现代医学研究证实,这些与生活行为密切相关的成年期疾病,其危险因素常自幼形成,在其幼年时期就已埋下了危险的"种子",如不加以干预,多数可持续终生。因此,从儿童期开始进行成年期疾病的早期预防是非常必要的,它是降低疾病发病率和死亡率,提高人群健康水平的重要手段之一。

　　健康教育是以促进健康为核心的教育。通过有计划地开展学校健康教育,培养学生的健康意识与公共卫生意识,掌握必要的健康知识和技能,促进学生自觉地采纳和保持有益于健康的行为和生活方式,减少或消除影响健康的危险因素,为一生的健康奠定坚实的基础。教育部于 2008 年印发了《中小学健康教育指导纲要》,中小学健康教育的内容包括五个领域:健康行为与生活方式、疾病预防、心理健康、生长发育与青春期保健、安全应急与避险。

　　本书按照《中小学健康教育指导纲要》的要求编写,共分 8 章。第一章是儿童少年生长发育,简要介绍了人体的基本结构、生长发育的一般规律和影响因素、青春期发育特点及卫生保健;第二章是生活方式与健康,介绍了生活方式对健康的影响,倡导文明健康的生活方式;第三章是营养与健康,介绍了基本的营养与食品安全知识,倡导平衡膳食、合理营养;第四章是心理与健康,介绍了心理因素对健康的影响及常见心理问题的调适;第五章是成年期疾病的早期预防,倡导从幼年时期就开始预防某些成年期严重疾患,为成年期健康打下坚实的基础;第六章是传染病预防,介绍了常见传染病的预防常识;第七章是安全与保健,儿童少年应树立安全和自我保健意识,学会自我保护;第八章是生长发育评价,介绍了几种简便易行的评价方法,可供少年朋友参考使用。

　　本书在编写过程中,充分考虑中小学生的年龄和心理特点,更加注重知识的科学性、系统性和趣味性,并设计了相应的活动园地,通过学生的探究学习,进一步理解和掌握知识内容。初稿完成后,我们分别向几位中学生、老师和家长征求意见,然后进一步修改完善后定稿。本书可作为中小学生的课外读物,也可作为学校开展健康教育的参考资料,也为家长提供了一本教育子女、促进健康的参考书。

　　本书作者长期致力于儿童少年的健康保健工作,深感儿童少年体质与健康的重要性,衷心希望本书能成为少年朋友的良师益友。限于水平,不足之处在所难免,恳请读者批评指正。

编者

2011 年 4 月

目　次

第一章 儿童少年生长发育

第一节 人体的结构

如果将人体比作一台机器的话,它是结构最复杂、设计最合理、效率最优化的机器,世界上任何最先进的机器都不能与之媲美。

从外形整体上来看,人体分为头、颈、躯干和四肢四个部分。人体的内部组成由小到大,也有四个层次,分别是细胞、组织、器官和系统。

细胞是人体结构和功能的基本单位。细胞的种类很多,不同组织和器官的细胞形态和功能各不相同。人体内的细胞并不是单独存在的,许多形态和功能相似的细胞,借助细胞间质结合在一起构成组织。

细胞的发现

人体所有的生命活动,都是在细胞的基础上进行的。100 多年前,随着光学显微镜的诞生,细胞被人们发现并认识,革命导师恩格斯把它列为19 世纪自然科学的三大发现之一。

人体的组织有四种,分别是上皮组织、结缔组织、肌肉组织和神经组织。上皮组织呈膜状覆盖在人体外表面或衬在体内各种管、腔、囊的内表面层,具有保护、分泌、吸收、排泄等功能。结缔组织包括骨组织、软骨组织、皮下脂肪、肌腱、血液等。其中骨组织、软骨组织、皮下脂肪和肌腱在体内主要起支持和连接作用;血液起营养和防御作用。肌肉组织根据其形态和功能特点可分为骨骼肌、心肌和平滑肌三种。肌纤维的收缩和舒张,产生了躯体和内脏器官的活动。神经组织包括脑、脊髓和分布于全身的周围神经系统,主要功能是感受体内外刺激和传导神经冲动,主导机体的生命活动。

由几种不同的组织结合起来,并完成一定生理功能的结构叫做器官。如胃就是由上皮、肌肉、神经等组织构成,具有消化功能的器官。许多功能相近的器官,共同完成一种连续性的生理活动,叫做系统。如口腔、牙齿、食管、胃、肠、肝、胆、胰腺等器官,共同完成事物的消化和吸收,称为消化系统。系统和器官,需要通过科学解剖,方能用肉眼分辨出来;而组织和细胞,则需要在显微镜下,才能看清楚。

　　人体的内部有三个腔:颅腔、胸腔和腹腔。颅腔里有脑,脑下端连着脊柱椎管内的脊髓。胸腔和腹腔合称体腔,位于身体的躯干部,中间被膈肌(又叫横膈膜)分开。胸腔内有心、肺等器官。腹腔内有胃、肠、肝、脾、肾等脏器。腹腔的最下部在骨盆内的部分又叫盆腔,内有膀胱和直肠等脏器。女性还有卵巢、子宫等器官(图 1-1)。

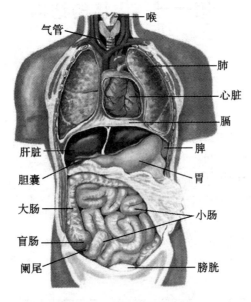

图 1-1　人体内部的器官

　　人体有九大系统,分别是运动、循环、呼吸、消化、泌尿、生殖、神经、内分泌和免疫系统。

一、运动系统

　　人体的运动系统由骨、骨连接和骨骼肌三部分构成。在神经系统的调节和各系统的配合下,对身体起着运动、支持和保护功能。

　　(一)骨骼

　　人体共有 206 块骨骼。骨骼是人体的支柱,通过骨连接联合在一起,构成了人体的支架,同时保护着身体里的柔弱器官(图 1-2)。

　　根据形态的不同,骨骼分为长骨、短骨、扁骨和不规则骨。骨的基本构造有骨膜、骨质和骨髓。骨骼的外面包着一层结缔组织膜叫做骨膜,骨膜内有丰富的血管和神经,对骨骼有营养作用。骨质是骨的主体部分,分骨松质和骨密质。骨的中央是骨髓腔,骨髓腔里有骨髓,是造血的器官,血液里的血细胞就是由骨髓产生的。

　　骨骼的化学成分主要由无机物(如钙、磷)和有机物(如胶原蛋白)构成。成人骨骼中有机物和无机物的比例为3：7,儿童的骨骼中有机物和无机物含量大约各占一半,到12岁时其化学成分才与成人基本相同。由于儿童骨骼中有机物含量较高,因此,其骨骼富有弹性,但也容易变形。

　　(二)骨连接

　　骨与骨之间借结缔组织、软骨组织及骨组织相连,形成骨连接。骨连接的形式有膜性连结、软骨结合、骨性结合和关节四种。其中,关节的活动度最大,是最主要的连结形式。

　　关节由关节面、关节囊和关节腔三部分构成。关节面上覆盖着一层光滑而富有弹性的软骨叫关节软骨,可以减少运动时的摩擦,

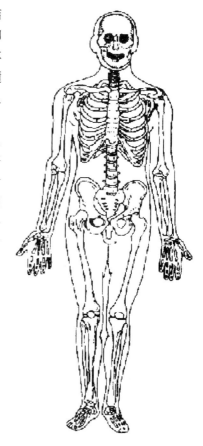

图1-2　人体的骨骼(正面观)

缓冲震动和冲击。关节腔里有少量滑液,起到润滑作用,可以减少骨与骨之间的摩擦,使关节运动灵活。在所有关节中,膝关节最大,也最复杂。

人体的减震器

　　关节软骨相当于汽车的减震装置,能承受巨大的压力。走路时,髋关节和膝关节软骨的负荷是体重的4倍;从1米高处落下,膝关节的负荷是体重的25倍。

　　(三)骨骼肌

　　全身的骨骼肌共有600多块,一般所说的肌肉指的是骨骼肌(图1-3)。肌肉附着在骨骼上,当肌肉收缩的时候,牵动骨骼,就产生各种动作。由于肌肉的

协调活动,使身体保持一定的姿势。面部肌肉的收缩可表达感情,参与语言活动,产生咀嚼动作。

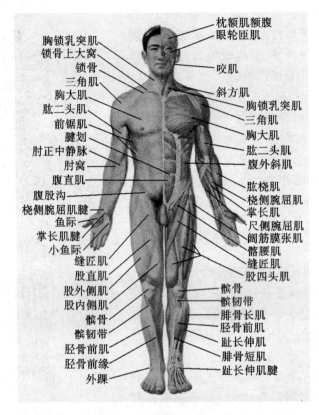

图 1-3 全身肌肉(正面观)

儿童肌肉重量占体重的比例较成年人低。新生儿肌肉重量约占体重的23%,8岁儿童约占 27%,15 岁少年约占 32%,而成人肌肉重量则占体重的35%~40%。

儿童肌肉组织中含水分较多,含蛋白质、矿物质较少,肌肉收缩力差,容易疲劳。因此,应加强体育锻炼,但不宜做重体力劳动。

二、循环系统

循环系统由血液、心脏和血管组成。其主要功能是运送人体细胞所需要的氧气和其他营养成分,同时将细胞的代谢产物(如二氧化碳等)运送到其他系统排出体外,维持细胞正常的生理活动。

（一）血液

血液是流动于心脏和血管内的不透明红色液体，由血细胞和血浆组成。其主要功能是运输血细胞、营养物质和代谢产物等。成年人的血液总量占体重的7%～8%。

血细胞包括红细胞、白细胞和血小板。红细胞(亦称红血球)内含有一种红色含铁的蛋白质，叫做血红蛋白。血红蛋白在氧浓度高的地方容易与氧结合，在氧浓度低的地方又容易与氧分离，因此，红细胞的主要功能是运送氧气，同时带走细胞的代谢产物二氧化碳。

白细胞又分为粒细胞、淋巴细胞、单核细胞等多种，其主要功能是吞噬侵入体内的病菌和异物，保护人体健康。血小板的主要功能是加速受损部位的血液凝固，促进止血。

（二）心脏

心脏位于胸腔中部，偏左下方，夹在两肺之间。心脏的形状像桃子，大小与自己的拳头差不多。心脏有节律的收缩和舒张，将血液射出，经动脉、毛细血管、再由静脉返回心脏。心脏是循环系统的中心，是我们的生命之泵，是血液循环的动力所在(图 1-4)。

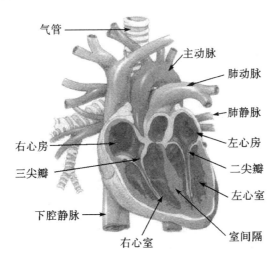

图 1-4　心脏结构图

儿童的心肌纤维细，心壁薄，收缩力差，每次收缩输出的血液量较少，只有增加搏动的频率才能适应组织细胞代谢的需要，所以，年龄越小，心跳的频率越快。

（三）血管

血管分为动脉、静脉和毛细血管三种（图 1-5）。

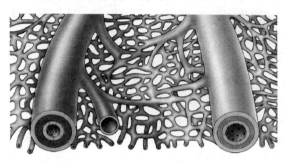

图 1-5 血管结构图

　　动脉是将血液由心脏运送到身体各部的血管的总称。其特点是管壁厚、弹性大、血流速度快、管内压力高。

　　静脉是将血液由身体各部送回心脏的血管的总称，多与动脉伴行。有的静脉位置较浅，可在体表看到，如手背上的一条条"青筋"就是静脉。这些静脉常是静脉采血和静脉注射的地方。静脉的特点是管壁薄、弹性小、管腔大、血流速度慢，管腔内还有防止血液倒流的静脉瓣。

　　毛细血管是连接动脉和静脉之间的极细小的血管，在显微镜下才能看到。毛细血管遍布全身各器官的组织和细胞间，血流速度慢，便于血液和细胞间的物质交换。

（四）常用生理指标

　　心率　心肌每收缩和舒张一次，心脏就跳动一次，一分钟内心脏跳动的次数称为心率。

　　脉搏　心脏收缩与舒张引起的血液压力变化使主动脉管壁发生振动，像波浪一样沿着动脉向外周传播，就形成了脉搏。脉搏与心率的次数是一致的。

　　血压　血液在血管内流动时对血管壁造成的侧压力称为血压。心脏收缩时，动脉血压所达到的最高值叫做收缩压；心脏舒张时，动脉血压下降到的最低值叫做舒缩压。血压需用专门的血压计，在上臂肱动脉处测量。

表 1-1 中国汉族儿童青少年脉搏、血压平均值

年龄	脉搏（次/分钟）		收缩压（毫米汞柱①）		舒张压（毫米汞柱）	
	男	女	男	女	男	女
6	89	89	92	90	56	55
7	88	88	94	92	57	56
8	87	88	96	94	58	58
9	86	87	97	96	60	59
10	86	86	99	98	61	61
11	85	86	101	100	62	62
12	84	85	102	102	63	63
13	83	84	105	102	64	64
14	82	83	107	104	65	65
15	81	82	110	104	67	65
16	80	82	112	104	68	66
17	79	81	113	105	69	66
18	79	81	114	105	70	66

据《中国学生体质与健康调查研究》，北京高等教育出版社 2007 年版。下引该书均为此版本。

三、呼吸系统

呼吸系统是机体与外界进行气体交换的器官的总称，包括呼吸道和肺两部分（图 1-6）。呼吸系统的主要功能是供给组织内细胞活动所需要的氧气，排出机体产生的二氧化碳。

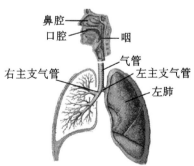

鼻腔
口腔
咽
气管
右主支气管
左主支气管
左肺

图 1-6 呼吸系统概观

---

① 1 毫米汞柱＝133.322 帕斯卡。

祖国医学对呼吸系统的描述

　　"肺者气之本"，"诸气皆属于肺"，"肺叶白莹，虚如蜂窝，吸之则满，呼之则虚，一呼一吸，消息自然。"

　　(一)呼吸道

　　呼吸道由鼻、咽、喉、气管和支气管组成，是气体进出肺的通道。

　　鼻腔前部长有鼻毛，鼻腔粘膜能分泌粘液，阻挡和粘附吸入空气里的大部分灰尘和细菌，并能起到湿润和温暖空气的作用，减少冷空气对呼吸道的刺激。鼻还是人体的嗅觉器官。

　　喉在颈部的前上方，位于气管的上端和食管的前面。其上前方有一块会厌软骨，当食物下咽时，喉头上提，会厌软骨就遮住了喉腔，防止食物进入气管。如果吃饭太快，或吃饭时随意谈笑，会厌软骨来不及盖住喉腔口，食物就会误入气管，引起剧烈的咳嗽。

　　喉管最大的一块软骨叫甲状软骨，在颈部的前面。女子的甲状软骨可用手触摸到，成年男子形成的喉结肉眼就可看到。喉还是人体的发声器官。

　　气管是圆筒形的管道，上端接喉的下方，下端在胸腔内分为左、右支气管。管壁里面覆盖着长有纤毛的粘膜，能分泌粘液，可以粘住空气里的灰尘和细菌，形成痰。咳出的痰中含有大量病菌，如果随地吐痰，很容易造成疾病的传播。随地吐痰是极不卫生、极不文明的行为。

　　(二)肺

　　肺是呼吸系统的主要器官，每天一呼一吸达万次以上，是体内外气体交换的场所。肺位于胸腔内、心脏两侧，分左右两部分。左右支气管分别进入左右两侧的肺内，在肺内像树枝状多次分枝，愈分愈细。最后，在最小的支气管末端膨大，形成许多泡状物，叫做肺泡。肺泡是气体交换的基本单位。单个的肺泡很小，但数量甚多，其总面积可达 $50\sim100$ 平方米。

　　肺活量是反映肺功能的最常用指标，是指尽全力吸气后，再全力呼气，所呼出的气体的总量。需用专门的肺活量计来测量。肺活量的大小与年龄、性别、身高等因素有关。体育锻炼能改善呼吸机能，增加肺活量。

四、消化系统

　　消化系统的功能是将摄入的食物转化为身体所需要的营养物质，并经血液将这些营养物质运送到全身，供人体生长发育和维持生命活动。消化系统包括消化道和消化腺两大部分。

表1-2 中国汉族儿童青少年肺活量平均值（毫升）

年龄	城市男生	城市女生	乡村男生	乡村女生
6	957	859	880	798
7	1080	972	1006	896
8	1273	1130	1178	1048
9	1447	1300	1338	1179
10	1641	1469	1518	1334
11	1840	1666	1718	1524
12	2086	1798	1926	1659
13	2484	1963	2265	1854
14	2815	2059	2575	1954
15	3136	2169	2914	2049
16	3419	2273	3234	2184
17	3515	2292	3363	2216
18	3607	2331	3437	2237

据《中国学生体质与健康调查研究》。

（一）消化道

消化道包括口腔、咽、食管、胃、小肠、大肠和肛门（图1-7）。

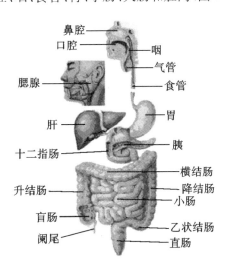

图1-7 消化系统概观

口腔是消化道的开端。牙齿的好坏与食物的消化有很大关系。牙齿不好，食物咀嚼不碎，就会增加胃肠道的负担。青少年一定要注意口腔卫生，保护好自己的牙齿。

咽是消化和呼吸的共同通道，食物经咽（通过吞咽动作）进入食管，食管壁肌肉收缩，将食物推入胃内。

胃有容纳食物和分泌胃液、消化食物的功能。胃液是一种酸性消化液，含盐酸和胃蛋白酶等，如果饭前过量饮水，就会冲淡胃液，影响食物的消化。

小肠盘曲在腹腔内，长 5～6 米，是食物消化和吸收的主要场所，食物中的营养成分大部分在此消化和吸收。大肠的主要作用是吸收水分和无机盐，并将食物残渣形成粪便后经肛门排出体外。

儿童少年胃肠道功能较差，应避免吃过冷、过热和过硬的食物。要注意饮食卫生和安全，防止消化不良和其他疾病的发生。

(二)消化腺

消化腺有两类，一类是位于消化道外的大腺体，包括唾液腺、肝脏和胰腺，通过导管开口于消化道。另一类是分布在消化道内壁上的小腺体，如胃腺、肠腺等。人体最重要的消化腺是肝脏。

肝脏位于身体的右上腹部，是最大的消化腺，成人肝脏重量达 1～1.5 千克。肝脏有代谢、贮存糖元、解毒、分泌胆汁等重要功能。肝脏分泌的胆汁，在小肠内能促进脂肪的消化和吸收。许多物质的代谢和转化都是在肝脏内进行的，所以肝脏有"人体的化工厂"之称。

胰腺分泌的胰液，经胰管排入小肠。胰液中含有许多酶，如蛋白酶、脂肪酶、淀粉酶等，能分解蛋白质、脂肪和淀粉。由于胰液中含有这 3 种主要食物的消化酶，因而是所有消化液中最重要的一种。

唾液腺开口于口腔，能分泌唾液。唾液除了湿润食物便于吞咽外，还含有淀粉酶，能对食物中的碳水化合物进行初步消化，使之分解为麦芽糖。所以，我们在吃馒头时觉得有甜味就是这个道理。

(三)消化和吸收

消化和吸收是两个不同的概念。消化是指食物被分解成可吸收利用的成分的过程。吸收是指消化后的营养成分通过消化道壁进入血液的过程。消化是吸收的前提，吸收是消化的最终目的。我们经常会遇到这样的例子，一个人饭量很大，却身体消瘦，原因就是他的消化功能障碍，食物消化不良，营养成分得不到充分吸收。

消化包括物理性消化和化学性消化两种。牙齿的咀嚼、胃肠的蠕动等属物理性消化;在消化酶的作用下,食物中的营养成分变成可吸收的物质的过程属化学性消化。

食物进入口腔,经过牙齿的咀嚼,与唾液混合,唾液淀粉酶对碳水化合物进行初步分解,形成食团,沿食道进入胃。由于胃的蠕动,食团与胃液混合,加上胃蛋白酶的作用,食物初步消化成为粥状的食糜。食糜自胃进入小肠的过程叫做排空。胃排空的时间因食物的性质不同而不同,水只需几分钟就排空,糖类约需 2 小时,蛋白质和脂肪的排空时间较长,这就是吃了油腻食物不容易饿的缘故。一般混合性食物的排空时间为 4～5 小时。胃仅能吸收食物中的部分水分、无机盐和酒精。食糜进入小肠后,在各种消化酶的作用下,大部分营养成分在此消化吸收。食物残渣进入大肠,水分、无机盐和维生素被吸收后,其余残渣以粪便的形式排出体外,这就是食物消化吸收的全过程。

吃的食物过于精细,不利于胃肠蠕动,食物残渣在大肠内停留的时间过长,水分吸收过多,就会引起便秘。因此,应加强体育活动、多吃蔬菜、水果,养成每天定时排便的好习惯。

五、泌尿系统

泌尿系统由肾脏、输尿管、膀胱和尿道四部分组成(图 1-8),主要功能是形成尿液,借以排出机体的代谢产物,如尿素、尿酸、无机盐及多余的水分等。

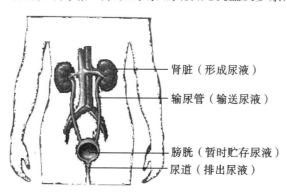

肾脏（形成尿液）
输尿管（输送尿液）
膀胱（暂时贮存尿液）
尿道（排出尿液）

图 1-8　泌尿系统概观

（一）肾脏

肾脏位于腰部脊柱的两侧,左右各一个,是过滤血液、生成尿液的器官(图1-9)。

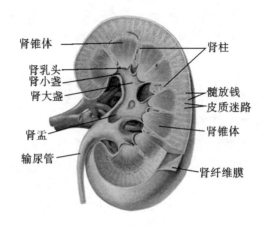

肾锥体 —— 肾柱
肾乳头 ——
肾小盏 ——
肾大盏 —— 髓放钱
皮质迷路
肾盂 —— 肾锥体
输尿管 —— 肾纤维膜

图 1-9　肾脏的结构

肾脏主要由许多个肾单位组成。每个肾单位包括肾小球和与其相连通的肾小管两部分。血液流经肾小球被过滤至肾小管,对身体有用的物质在肾小管内被重新吸收回血液,最后形成尿液,经输尿管流向膀胱。

儿童青少年容易发生肾炎,大多是由于身体其他部位的病灶(如扁桃体炎、皮肤感染等)而引起。得了肾炎以后,体内的有毒物质排不出来,或者有用的物质被排出体外,使机体的代谢受到影响,严重影响身体健康和生长发育。因此,身体的小病灶应及时治疗,同时,要避免劳累和受凉。

(二)输尿管、膀胱和尿道

输尿管是一对细长的管道,上连肾脏、下接膀胱,肾脏产生的尿液经输尿管运送到膀胱。膀胱位于盆腔内,由平滑肌组成,有暂时贮存尿液的作用。膀胱充盈到一定程度,通过神经系统的反射产生尿意,在大脑的支配下,尿液经尿道自主排出体外。

儿童膀胱的肌肉很薄,弹力较差,贮存尿液少。因此,儿童的排尿间隔较短。由于儿童神经系统对排尿的调节作用还不完善,往往会发生夜间尿床的现象。

儿童尿道短,粘膜薄嫩,容易感染发生尿道炎。特别是女性,尿道更短,而且尿道外口附近还有阴道口、肛门,更容易受到污染而发生炎症。因此,女性应特别注意尿道外口的卫生。

(三)尿的形成与排出

人体内组织和细胞的代谢产物随血液流入肾脏,由肾小球过滤出大分子的蛋白质,其他成分被过滤到肾小囊腔内,形成原尿。健康人每天形成的原尿约有 150 升。原尿流经肾小管时，大部分水分、无机盐和全部葡萄糖等对人体有用的物质又被重新吸收回血液，剩下的废物如尿素、尿酸和部分无机盐、水分等，由肾小管流出，形成尿液。再经输尿管进入膀胱，暂时贮存。当膀胱里的尿液达到一定量时，膀胱壁受压，产生尿意。在神经系统的调节下，膀胱壁平滑肌收缩，尿道括约肌松弛，尿液经尿道排出体外。正常成年人每天的尿液约 1.5 升。

泌尿系统对调节体内水分，保持组织、细胞正常的生理功能有着十分重要的作用。我们知道，喝水多的时候，小便就多，机体不需要过多的水，自然会排出体外。当我们生病的时候（如感冒），由于发烧和机体代谢率增强，产生的代谢废物较多，加上细菌、毒素积蓄体内，对身体不利，医生往往嘱咐我们多喝开水，目的就是将体内的有毒物质，随多余的水分排出体外。

少年儿童应注意不要憋尿，有尿意应及时小便。否则，膀胱过度充盈、膨胀，会影响其正常功能。

六、生殖系统

生殖系统是人体产生生殖细胞、繁殖后代的器官的总称，具有分泌性激素的功能。男女生殖系统的解剖结构不同。

(一)男性生殖系统

男性生殖系统分为内生殖器和外生殖器两部分。内生殖器官包括睾丸、输精管道和附属腺体等；外生殖器指阴茎和阴囊(图 1-10)。

睾丸是男性的生殖腺，是产生精子的器官，具有分泌雄性激素的功能。精子是雄性生殖细胞，在显微镜下呈蝌蚪形，有长长的尾巴，能游动(图 1-11)。

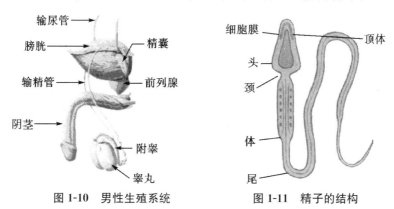

图 1-10　男性生殖系统　　　　图 1-11　精子的结构

睾丸分泌的雄性激素能促使男子长胡须、喉结突出、变声等生理变化。青春期以前，睾丸发育缓慢，也不产生精子；进入青春发育期以后，身体快速增长，睾丸、阴茎等性器官也迅速发育,出现遗精现象。青春期少男第一次发生遗精叫做首次遗精。处于青春发育期的少年男子要穿宽松一点的内裤,不要有意刺激外生殖器,并注意保持外生殖期的卫生。

(二)女性生殖系统

女性生殖系统也由内生殖器和外生殖器构成。内生殖器位于盆腔内,包括卵巢、输卵管、子宫和阴道(图 1-12)。外生殖器又叫外阴,包括大、小阴唇,阴蒂,阴道前庭等。

卵巢是女性的生殖腺,位于盆腔子宫的两侧,左右各一个,是产生卵子和雌性激素的器官。卵子是雌性生殖细胞,使人体内最大的细胞,呈球形,直径在0.1毫米以上(图 1-13)。卵子与精子结合后形成受精卵,一个新的个体就此诞生。雌性激素能促进子宫、乳房等器官的发育,也能促进皮下脂肪含量增加。

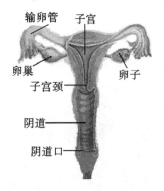

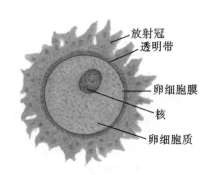

图 1-12　女性生殖系统　　　　图 1-13　卵子的结构

子宫是孕育胎儿的场所。在雌性激素的作用下,子宫内膜周期性脱落,由阴道排出,形成了月经。青春期少女第一次发生月经叫做月经初潮。发生月经初潮的年龄个体差异较大,一般是 12~13 岁左右。成熟的卵细胞在输卵管受精后,运行到子宫并种植到子宫内膜,在子宫内逐渐发育成胎儿。

阴道呈偏平管状,是导入精液、排出月经和娩出胎儿的通道。阴道分泌物呈酸性,有防止病菌在阴道内繁殖的作用。青春期少女要注意外阴部的卫生。

(三)第一性征和第二性征

对于刚出生的婴儿,鉴别其性别的依据是外生殖器,有阴茎的是男孩,有阴道的是女孩。这样,阴茎和阴道就成为性征——两性之间不相同的特征。这种男女一出生就已形成的构造不同的生殖器官,叫做第一性征或主性征。

进入青春发育期以后,在性激素的作用下,少男少女在身体外形上会出现一系列的性别特征,叫做第二性征或副性征。它不是生来就有的,而是在青春发育期逐步形成的。第二性征的主要表现是:男性毛发(阴毛、腋毛、胡须)的生长、喉结突出、变声等;女性以乳房开始发育最突出,一般 10 岁左右乳头突出,乳晕增大,不久乳房隆起,声调高细,阴毛及腋毛长出。

七、神经系统

神经系统是人体生命活动和各种生理功能的主要调节机构,是人体活动的指挥系统。神经系统由脑、脊髓和它们发出的很多神经组成,分中枢神经系统和周围神经系统(图 1-14)。

(一)中枢神经系统

1.中枢神经系统的组成及功能

中枢神经系统包括脑和脊髓。脑位于颅腔内,包括大脑、小脑和脑干三部分。脑干下端连接着脊髓。

大脑是人类进行思维活动的物质基础,分为左、右两个半球,半球的表面是一层灰质,又叫大脑皮层。大脑皮层是高级神经中枢的所在地,是主管人体感觉、运动、语言、思维、学习记忆等各种高级活动的司令部。

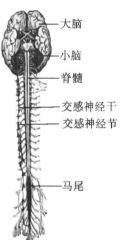

图 1-14 神经系统概观

小脑位于大脑的后下方,在人体的运动中,起着维持躯体平衡、调节肌肉紧张程度、协调精细动作等功能。

两个大脑半球的职能分工

左半球是语言和抽象思维的中枢。主管着人们的说话、阅读、书写、计算、言语、记忆等活动。左半球受伤的人,往往不能说话,不能进行抽象逻辑思维。

右半球是具体形象思维的中枢。主管着人们的视觉、形象记忆、情感等活动。右半球受伤的人,表现为情绪低落,但仍能从事语言活动。

脑干在大脑的中下方,下接脊髓。脑干中有调节人体生命活动的生命中枢,如呼吸中枢、心血管中枢等。一旦脑干受到损伤,会立即引起心跳、呼吸停止,危及生命。

脊髓位于脊柱的椎管内,呈稍扁的圆柱形。脊髓自上而下发出31对脊神经,分布在躯体和内脏器官,传导它们与大脑间的信息。此外,脊髓还具有反射功能,可以完成一些基本的反射活动,如膝跳反射、屈肌反射、排尿和排便反射等(表1-3)。

图中标注:大脑、小脑、脊髓、交感神经干、交感神经节、马尾

表 1-3 脊髓基本反射功能

膝跳反射	屈肌反射	排尿反射	排便反射
是指在膝半屈和小腿自由下垂时,轻快地叩击膝腱(膝盖下韧带),引起股四头肌收缩,使小腿作急速前踢的反应	当肢体皮肤受到伤害性刺激时(如针刺、热烫等),该肢体的屈肌强烈收缩,伸肌舒张,使该肢体出现屈曲反应,以使该肢体脱离伤害性刺激,这种反应称为屈肌反射	当膀胱内贮尿量达到一定程度,膀胱被动扩张,使膀胱壁内牵张感受器受到刺激而兴奋,冲动沿盆神经传到骶髓的排尿反射初级中枢,同时由脊髓再把信息上传至大脑皮层的排尿反射高级中枢,并产生尿意;大脑皮层向下发放冲动,传至骶髓初级排尿中枢,引起膀胱壁逼尿肌收缩,内、外括约肌舒张,将贮存在膀胱内的尿液排出	当粪便充满直肠刺激肠壁感受器,发出冲动传入脊髓的低级排便中枢,同时上传至大脑皮层而产生便意。如环境许可,大脑皮层即发出冲动使排便中枢兴奋增强,乙状结肠和直肠收缩,肛门括约肌舒张,同时还须有意识地先行深吸气,增加胸腔压力,膈肌下降、腹肌收缩,增加腹内压力,促进粪便排出体外

2.中枢神经系统的发育

儿童的脊髓和脑干发育较早,出生时已发育较为完善,这就保证了呼吸、消化、血液循环等器官的正常活动。小脑的发育在 3 岁左右基本接近成人。

大脑的发育在胎儿期及出生后 1～2 年最为重要,神经细胞数量增多,体积增大。3～6 岁生长仍较迅速。新生儿脑重约 350 克,1 岁时重约 910 克,6 岁时达到 1200 克,7～8 岁即接近成人水平(1350～1600 克)。此时,神经细胞体积增大,细胞分化基本完成,儿童的行为也变得更有意识,分析能力增强,但对语言和文字的反应尚未完善,思维能力差而模仿能力强。9～16 岁脑重量增加不多,主要是结构和功能复杂化,抽象思维能力加强。

儿童少年的学习和课程安排应结合大脑的发育特点,注意用脑卫生。如果学习负担过重就容易引起过度疲劳,表现为头痛、失眠等,造成记忆力减退,学习成绩下降。

(二)周围神经系统

脑和脊髓发出的神经是神经系统的周围部分,叫做周围神经系统。脑所发出的神经叫脑神经,脊髓所发出的神经叫脊神经。其中调节内脏器官和身体代谢的神经叫植物神经。大脑和脊髓通过这些神经来支配身体各部的生理活动。

脑神经共有 12 对,绝大多数分布在头部的感觉器官、皮肤和肌肉等处。脊神经共有 31 对,主要分布在躯干和四肢,并且是很有规律的。上部的脊神经分布于颈部、上肢和躯干上部;下部的脊神经分布于躯干下部和下肢。下肢瘫痪的人是由于下部脊神经受损引起的,其上肢活动自如。

巧记 12 对脑神经

12 对脑神经分别是:嗅神经,视神经,动眼神经,滑车神经,三叉神经,外展神经,面神经,听神经,舌咽神经,迷走神经,副神经,舌下神经。可以按照顺序用口诀记忆:一嗅二视三动眼,四滑五叉六外展,七面八听九舌咽,十迷一副舌下全。

(三)感觉器官

人体是如何感觉周围环境和身体内部的各种变化呢? 首先是这些刺激引起体内感受器产生兴奋,然后通过神经传到大脑皮层中产生感觉。人体的感觉器官主要包括眼、耳、鼻、舌和皮肤。

眼是视觉器官,它的主要部分是眼球。眼球好似一架照相机,光线进入后在其后面的视网膜上形成图像。视网膜上有许多感光细胞,能感受光的刺激,引起神经冲动并传至大脑产生视觉。如果食物中缺乏维生素 A,就会患"夜盲症"。这种病的患者在阴天或光线暗的地方就看不清东西。因此,儿童少年不能偏食,要多吃些胡萝卜、猪肝等富含维生素 A 的食物。

耳朵是人体的听觉器官。声音通过外耳道引起鼓膜振动,由听小骨传入内耳的听觉感受器,产生神经冲动传至大脑,形成听觉。随便用硬物掏耳朵是很不好的习惯,容易损伤外耳道皮肤甚至鼓膜,影响听力。

鼻腔粘膜内含有嗅觉感受器——嗅细胞,可以感受空气中气味的刺激。嗅细胞兴奋后产生的神经冲动传入大脑形成嗅觉。舌的表面有许多突起的乳头,上面有味觉感受器——味蕾,能感受甜、酸、苦、辣、咸等味道。皮肤里有触觉感受器、痛觉感受器和温觉感受器,分别能感受物体的形状、身体的疼痛和环境温度的变化。

八、内分泌系统

人体的内分泌系统是由内分泌腺组成的。内分泌腺包括脑垂体、甲状腺、肾上腺、性腺等(图 1-15)。这类腺体没有导管,所分泌的激素是通过毛细血管和毛细淋巴管进入血液的,对人体的新陈代谢、生长发育等生理活动起着重要的调节作用。

(一)甲状腺

甲状腺位于颈前部,在气管和喉的两旁,是人体最大的内分泌腺。所分泌的激素为甲状腺素,其主要作用是:促进机体的新陈代谢,加速体内物质的氧化过程,增加神经系统的兴奋性,促进身体的生长发育,尤其对骨骼和神经系统的发育尤为重要。

当甲状腺分泌机能低下时,机体的基础代谢降低,骨骼和脑的发育停滞,表现为身材矮小、智力低下,称为呆小症。相反,如果甲状腺功能亢进,分泌的甲状腺素过多,就会导致神经兴奋性加强,出现心跳加快、急躁、失眠,以及眼球突出等症状。

甲状腺素是一种含碘的激素,如果饮食中碘含量不足,甲状腺素合成的数量减少,就会引起甲状腺的代偿性增生、肥大,这种病叫做地方性甲状腺肿,俗称"大脖子病"。肿大的腺体会压迫气管、食管和喉部的神经,出现呼吸、吞咽困难和声音嘶哑等。地方性甲状腺肿多发生在内地,与当地的水土及食物中缺少碘元素有关。食用加碘食盐就是针对该病的有效预防措施。

青少年处在生长发育的旺盛时期,应注意多食含碘的食物(如海带等),以保证碘的供给和甲状腺素的正常分泌。

(二)垂体

垂体也称脑垂体,位于脑的底部,向下悬垂着,大小如豌豆,重约 0.5 克。垂体的结构和功能比较复杂,能分泌多种激素,是人体重要的内分泌腺。

生长激素就是由垂体分泌的,其功能是促进蛋白质的合成和骨骼的生长。幼年时期如果生长激素分泌不足,就会导致生长迟缓,身材矮小,这种病叫做侏儒症。相反,幼年时期如果生长激素分泌过多,就会导致过度生长,成年后身高有的可达 2.6 米以上,这种病叫巨人症(图 1-16)。成年时期如果生长激素分泌过多,就会导致肢端肥大症。

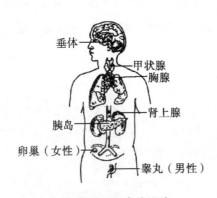

图 1-15　人体的主要内分泌腺

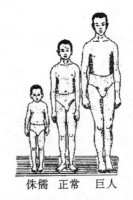

图 1-16　三个年龄相同的男孩

促甲状腺激素是垂体分泌的另一种激素,能促进甲状腺的发育和甲状腺激素的分泌。如果分泌过多,会导致甲状腺机能亢进。此外,垂体还分泌促肾上腺皮质激素、促性腺激素等。

在青春发育初期(10～12岁),脑垂体与甲状腺的活动增强,生长激素和甲状腺素分泌增多,刺激儿童少年身高、体重增长加速。同时,脑垂体分泌的性腺激素增多,性腺开始发育,促使男女第二性征出现。一般在18～22岁,体内性激素、甲状腺素等激素分泌增多到一定程度,又会反过来抑制脑垂体激素的分泌,这样相互制约的结果,使身高、体重的增长又缓慢下来,并逐渐停止,最终形成成年人的体形特征。

（三）胰岛

胰腺分为外分泌部和内分泌部。在消化系统中介绍的胰液是由外分泌部分泌的。内分泌部是指分散在胰腺中的一个个内分泌细胞团,排列得很像小岛,所以称为胰岛。胰岛分泌胰岛素。胰岛素能促进血糖合成糖元,加快血糖分解,降低血糖浓度,对体内糖的代谢起着重要的调节作用。如果胰岛素缺乏,就会血糖升高,导致糖尿病。所以,我们经常看到糖尿病患者用注射胰岛素的办法来治疗。

九、免疫系统

免疫系统是由免疫器官、免疫细胞、免疫分子共同组成的人体防御体系。其主要功能是杀灭和排斥进入体内的细菌、病毒等,识别和清除自身的受损细胞和突变(肿瘤)细胞,从而维护和保障机体的健康。也就是说,免疫系统是人体健康的卫士(图1-17)。

（一）免疫器官

骨髓是人体的造血器官,能产生淋巴细胞的前身细胞——淋巴干细胞。淋巴干细胞进一步分化、成熟后,就成为具有免疫功能的B淋巴细胞和T淋巴细胞。

胸腺位于胸腔内胸骨后方,能分泌胸腺激素,诱导淋巴干细胞分化成T淋巴细胞,胸腺是T淋巴细胞分化、成熟的场所。出生时胸腺重10～15克,进入

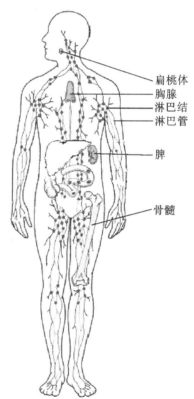

图1-17 人体主要的免疫器官

扁桃体
胸腺
淋巴结
淋巴管

脾

骨髓

青春发育期后发育达到高峰(13 岁时重约 30～40 克),以后逐渐退化萎缩。

淋巴结是大小不等、形如蚕豆的小体,分布于全身淋巴管的行程上,在颈部、腋窝和大腿根部最多,并集结成群,有时用手可以摸到。淋巴结与全身的淋巴管和脾脏等构成了人体的淋巴系统,是血液循环系统的辅助部分。淋巴管内流动着的液体叫淋巴。淋巴结含有淋巴细胞、巨噬细胞和浆细胞等,有过滤作用。能够把侵入机体的细菌、毒素、癌细胞等有害物质清除掉。当淋巴结发生肿胀、疼痛时,说明身体的某个部位有疾病发生,要及时就医治疗。

扁桃体位于口腔上壁的后面两侧,儿童比较发达,成年后逐渐退化。扁桃体是全身免疫系统的一部分,含有大量的淋巴细胞、巨噬细胞等,能杀灭和吞噬侵入体内的细菌、病毒等病原体,具有防御功能。扁桃体在与病菌的斗争中,如果有害物质超越其防御功能,本身就会肿大发炎,形成扁桃体炎。儿童少年应注意防止受凉感冒,消除致病因素,同时加强锻炼,提高机体的免疫力。

脾脏是人体最大的淋巴器官,位于腹腔的左上部,前面被肋骨所覆盖,所以正常人的脾脏是摸不到的。脾脏含有大量的巨噬细胞和浆细胞,并能产生淋巴细胞和抗体,是过滤和储存血液的器官。通过过滤作用,能够杀灭和吞噬病原体、衰老的血细胞和异物,有重要的防御功能。

(二)免疫细胞

凡是参与机体免疫反应的细胞统称为免疫细胞,其中以淋巴细胞和巨噬细胞最为重要。

淋巴细胞分为 T 淋巴细胞和 B 淋巴细胞两种。

T 淋巴细胞在胸腺内生成,主要分布在外周血液里,参与机体的细胞免疫。它们警惕地监视着全身,一旦发现有正常的细胞发生变异(如变成了癌细胞),就毫不留情地将其消灭。

B 淋巴细胞是在脾脏等淋巴组织中产生并主要参与机体的体液免疫。当其受到抗原物质(如病菌、毒素等)刺激时,就会产生一种免疫球蛋白——抗体,并与之结合形成抗原抗体复合物而最终将其消灭。

巨噬细胞体积较大,在免疫反应中占有很重要的地位,参与体内多种免疫活动,有强大的吞噬和杀灭作用,能杀灭病原体和癌细胞。

(三)免疫分子

免疫分子主要包括抗体(免疫球蛋白)和补体。抗体是机体在抗原物质(细菌、病毒、毒素等)的刺激下所形成的能与抗原发生特异性结合反应的球蛋白,主要作用是抗病毒、细菌和寄生虫感染。补体是一种具有酶活性的球蛋白,参与体液免疫反应,主要作用是杀菌、灭活病毒。

免疫系统中各部分的存在和功能正常,是建立机体免疫稳定性的基本保证。任何一方面有缺陷,都能导致免疫功能不全,或丧失抵抗传染能力,或导致各种类型的免疫性疾病。

名词解释

免疫:是指机体识别和排除异物的功能,是机体的一种保护性反应。

抗原:能刺激机体的免疫系统产生特异性免疫反应的物质。

抗体:在抗原的刺激下,由浆细胞产生的特异性免疫球蛋白。

体液免疫:以抗体为主的特异性免疫。

细胞免疫:以细胞为主的特性性免疫。

免疫细胞:参与免疫反应的细胞。

我的身体状况

性别:_____;年龄:_____

身高:_____厘米;体重:_____千克;脉搏:_____次/分钟;呼吸

频率:_____次/分钟;收缩压:_____毫米汞柱;舒张压:_____

毫米汞柱;肺活量:_____毫升。

首次遗精/月经初潮的年龄:_____

我的健身计划是:_____

_____

_____

第二节 生长发育的一般规律

"播下一粒籽,发了一颗芽,开的什么花,结的什么籽。"歌词唱出了庄稼从生长到成熟的发育过程。人类的生长发育经历着漫长的过程,从受精卵细胞开始,在母亲体内经过"十月怀胎",历经无数次细胞分裂,到"一朝分娩"呱呱坠地,诞生了一个新个体;从牙牙学语到蹒跚学步,经过幼儿园和小学生活,我们长大了。

人体的生长发育是一个漫长的生物学过程,包括了许多复杂的现象。掌握儿童少年的生长发育特点,对指导和促进健康成长具有重要意义。

一、生长发育的有关概念

生长,是指细胞繁殖、增大及细胞间质的增加,表现为各器官、各系统和整个身材大小及重量的增加。

发育,是指功能的分化和不断完善,心理、智力的发展和运动技能的获得。

成熟,意味着生长发育的基本结束,机体在形态、功能方面达到成人水平。表现为身高、体重达到一定水平;各系统功能基本完善;骨骼、牙齿的钙化基本完成;性器官具有繁殖下一代的功能;个性发展趋于稳定等。

发育年龄,生物体出生后根据生活时间的长短所确定的年龄叫生活年龄或时间年龄。我们通常所说的"你今年多大了"指的就是生活年龄。人体出生后达到成熟所需要的时间因人而异,生活年龄相同的个体所达到的发育程度也存在差异,按照机体的发育程度所制定的年龄叫生物年龄或发育年龄。如同样是 14 岁的两名男孩,其生物年龄很可能不同,一名可能是 13 岁,另一名可能是 15 岁。

二、生长发育的几个阶段

人体从孕育到出生,再从小到大、发育成熟,需要经历以下几个阶段:

胎儿期:从受精卵发育到胎儿出生;

新生儿期:出生后一个月内;

婴儿期:出生至 1 周岁;

幼儿前期:1～3 周岁,相当于托儿所入托年龄;

幼儿期:3～6 岁,相当于幼儿园生活期;

童年期:女童 6～10 岁,男童 6～12 岁;

青春发育期:女生 10～18 岁,男生 12～20 岁(女生比男生早约 2 年);

青年期:约 18～25 岁(图 1-18)。

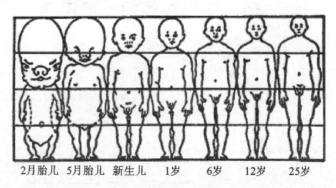

图 1-18　从胎儿到成人身材比例的变化

三、生长发育的一般规律

生长发育的一般规律是指大多数青少年在发育过程中所表现的一般现象，尽管生活环境、营养、疾病、遗传等众多因素会导致个体间的差异，但一般规律是普遍存在的。

（一）生长发育是有阶段性的连续过程

一个人从出生到成年经历了不同的发育阶段，在每一个阶段里都有一些独自的发育特点。各个阶段的发育按顺序相互衔接，不能跳跃。前一阶段的发育为后一阶段的发育奠定必要的基础。任何一个阶段的发育受到障碍，都会对后一阶段的发育产生不良影响。

身体各部的发育都有一定的程序，遵循两个规律，即"头尾发展规律"和"向心律"。头尾发展规律是指在胎儿时期，形态发育是头部领先，其次是躯干，最后为四肢。婴儿期的动作发育也是如此，首先会抬头、转头，然后能翻身、直坐，最后才会站立、行走。向心律是指在童年期和青春期，身体各部形态的发育程序是：四肢先于躯干，下肢先于上肢，呈现自下而上，自四肢远端向躯干的发育顺序。儿童的足长是最早出现快速生长的，我们经常会听到母亲这样的"抱怨"——给孩子刚买不久的新鞋又小了。由于足长是最早开始快速生长，也是最早趋于稳定的指标，并且足长与身高的关系密切，因此，可以用儿童的足长来预测成年时的身高。

（二）生长发育速度呈波浪式，身体各部的生长速度不均等

人体在不同时期的生长速度是不同的，有的时期快，有的时期慢，呈波浪式。在整个生长发育期间，有两个快速发育阶段，即有两次生长发育高峰（图1-19）。第一次是在胎儿期，是人一生中增长最快的阶段。第二次是在青春发育期，男生一般在 12～14 岁，女生一般在 10～12 岁，女生比男生早 2 年左右。此时身高每年增长 5～7 厘米，个别可达 10～12 厘米；体重每年增长 4～5 千克，个别可达 8～10 千克（图1-20）。

由于女生的第二次生长突增比男生早，因此，青春期男女发育曲线发生着不同的变化。以身高、体重为例，10 岁以前男生稍高于女生，10 岁左右女生开始第二次生长突增，而男生尚未开始，此时女生超过男生，发育曲线上出现了第一次交叉；到 12 岁左右，男生的第二次生长突增开始，而此时女生的生长速度已开始减慢，故男生又超过女生，发育曲线上出现了第二次交叉。这就是男女发育曲线上的两次交叉（图1-21）。

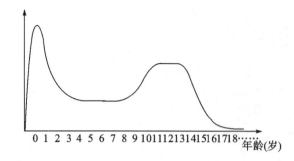

图 1-19　身体生长速度示意图

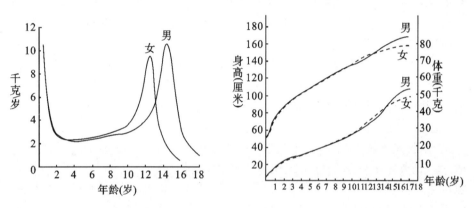

图 1-20　儿童少年体重生长速度(年增长值)曲线　　　图 1-21　男女生身高、体重发育曲线

从出生到成年,身体各部的增长幅度是不均等的:头围增长 1 倍,躯干增长 2 倍,上肢增长 3 倍,下肢增长 4 倍。

(三)身体各系统发育不平衡,但统一协调

人体各部在神经系统的统一协调下,相互联系又相互制约。神经系统发育最早,出生时婴儿的脑重已达成人脑重的 25%(体重仅为成人体重的 5%),6 岁时的脑重已达成人的 90%。生殖系统发育较晚,10 岁以前几乎没有发育,进入青春期后才迅速发育,如卵巢一般要到 18 岁后才达到成熟时的重量。

机体各系统的发育虽然不平衡,有的发育早,有的发育晚,但并非孤立地进行,任何一种对机体作用的因素,都可能影响到多个系统。如体育锻炼不仅促进肌肉和骨骼的发育,也促进呼吸、心血管、神经系统的发育。

(四)生长发育存有个体差异

由于每个儿童的遗传性和所处的环境条件各不相同,因而无论形态、机能或心理的发育都存有个体差异,即使在同性别、同年龄的群体中,每个儿童的发育水平、发育速度、体型特点、达到成熟的时间等方面都各不相同。正如世界上没有完全相同的两片树叶,同样没有两个儿童的发育水平和发展过程是完全一模一样的,即使孪生兄弟之间也存在差别。

表 1-4 中国汉族儿童少年身高均值(厘米)

年龄/岁	城市男生	城市女生	乡村男生	乡村女生
6	120.65	119.17	117.76	116.34
7	125.74	124.07	122.53	121.20
8	131.23	129.82	127.77	126.70
9	136.07	135.35	132.77	132.20
10	141.07	141.48	137.60	138.11
11	146.68	148.00	142.70	144.12
12	152.75	152.55	148.31	149.10
13	160.08	156.26	155.68	153.52
14	165.86	158.14	161.60	155.78
15	169.42	159.06	166.03	156.84
16	171.11	159.51	168.39	157.61
17	171.83	159.78	169.73	158.02
18	171.89	159.90	170.14	158.11

据《中国学生体质与健康调查研究》。

表 1-5 中国汉族儿童少年体重均值(千克)

年龄/岁	城市男生	城市女生	乡村男生	乡村女生
6	23.16	21.65	21.12	20.03
7	25.73	23.85	23.29	22.13
8	29.03	26.77	25.94	24.64
9	32.19	29.88	28.64	27.50
10	35.97	33.93	31.79	31.00
11	39.97	38.82	34.92	34.95
12	44.33	42.43	38.98	38.80
13	49.36	46.00	44.05	43.29
14	54.43	48.85	48.66	45.99

（续表）

年龄/岁	城市男生	城市女生	乡村男生	乡村女生
15	58.02	50.60	52.48	48.09
16	60.34	51.32	55.58	49.76
17	61.65	51.86	57.43	50.58
18	61.97	52.08	58.65	50.86

据《中国学生体质与健康调查研究》。

第三节　影响生长发育的因素

儿童少年的生长发育不是一个孤立自发的过程，而是受到诸多因素的综合影响和制约。影响儿童少年生长发育的因素可分为遗传和环境两个大的方面，遗传决定生长发育的可能性，环境决定生长发育的现实性。环境因素又可分为自然环境（营养、体育锻炼、生活制度、急慢性疾病、地理气候、环境污染等）和社会环境因素（政治、经济、文化、卫生保健、家庭结构和生活质量等）两个方面。

一、营养

儿童少年正处在迅速成长阶段，必须不断地由外界摄取各种必需的营养物质，尤其是足够的热量和优质蛋白质、各种维生素、矿物质以及微量元素等，作为生长发育的物质基础，才能保证身体的正常发育。如果膳食结构不合理，各种营养素缺乏或摄入不平衡，将对儿童少年的生长发育造成严重的不良影响，导致生长发育迟缓和各种营养缺乏症。

长期营养不良将影响骨骼的生长，使骨骼在愈合时达不到应有的长度而导致身材矮小。青春发育期，骨骼、肌肉及性器官发育极快，这个时期若营养充分则可迅速增长；若营养不良则导致青春期延迟。营养对儿童智力的发育也有决定性的影响，尤其是婴幼儿时期的早期营养最为重要。长期营养不良的儿童头围小、智商低、感情冷淡，对外界各种刺激的反应迟钝或无动于衷；学习困难，成绩较差，甚至影响成年后的工作和学习。

身体组织器官的生长发育，是全面营养的综合结果，而不是某一种或几种营养素的作用。各种营养素在身体发育中起着不同的作用，不能相互替代。营养素是一个大家族，各家庭成员缺一不可，他们之间没有贵贱之分。

> 人类最重要的基本权利是得到足够的有营养的食物,尤其是处在生长发育阶段的儿童,人类应当将他拥有的最好的东西给予儿童。
>
> ——联合国《儿童权利宣言》

二、体育锻炼

"生命在于运动",体育锻炼是促进身体发育和增强体质的最有利因素。在保证营养供给的前提下,体育锻炼作为自觉的、有目的的自身改造手段,可以充分发挥机体的生长潜能,有效利用各种营养物质,促进新陈代谢,全面提高人体的发育水平。营养是生长发育的基础,体育锻炼则是生长发育的源泉。

体育锻炼对骨骼和肌肉的影响是相当明显的,有利于平衡全身的钙磷代谢,加速矿物质的骨肉沉积。体育锻炼时,血液中生长激素的含量增加,促进身体的生长发育。经常参加体育锻炼的儿童少年,其骨骼增粗、长度增长、骨髓腔增大,肌纤维增粗,肌肉发达有力。经常参加体育锻炼和不经常参加锻炼的少年相比,前者平均比后者高 4 厘米,重 3 千克。

多彩的青春期,锻炼的好时机

青春发育期,机体对体育锻炼的反应最为敏感,是加强体育锻炼,促进发育、增强体质的有利时机。

体育锻炼是调节体重的重要手段,可使瘦体重(肌肉、骨骼)增加,体脂肪减少,对预防肥胖非常重要。体育锻炼对心血管系统的作用主要表现在:使心肌收缩力增强、心脏容积增大、血管弹性增强。对呼吸系统的作用主要表现在:使呼吸肌发达、肺活量增大、胸围增大。体育锻炼还能提高人的反应能力、消除脑力疲劳;提高机体的免疫水平,增强抗病能力;调节情绪、增进心理健康等积极作用。

行动起来吧!到阳光下,到操场上,只有体育锻炼才能支撑你健康的体魄!

知识窗

一个人反应能力的快慢可以用视觉运动反应时间来说明。普通人为 0.3～0.5 秒,运动员只需 0.12～0.15 秒,优秀乒乓球运动员只需 0.1 秒。

三、生活制度

合理的有规律的生活制度,足够的户外活动和适当的学习时间,定时进餐及充足的睡眠可以促进儿童少年的生长发育。在合理的生活制度下,大脑及身体各部分的活动和休息都能得到适宜的交替,有利于身体各部的发育。

户外活动能促进人体的新陈代谢,消除大脑疲劳。夜间睡眠时,血液中生长激素含量增加,促进机体的生长和发育。国家教育部规定:小学生每日睡眠时间应达到9~10小时,中学生应达到8小时。有规律的生活作息制度是促进青少年健康成长的有利因素。

四、地理、气候

季节对生长发育的影响也是相当明显的。春季身高增长最快,秋季体重增长最快。如3~5月3个月中身高的增长相当于9~11月增长量的2~3倍;9月至次年2月的半年里,体重的增长量占全年增长量的2/3。

我国地域辽阔,各地的自然地理环境、气候都存在较大差异。各地儿童少年的发育水平也存在着较为明显的差异(图1-22),如北方地区儿童的身高高于南方地区。以北京、郑州、广州三市(分别位于我国北部、中部和南部)为例,18岁男生的平均身高分别为:174.97、172.32和170.77厘米;18岁女生分别为162.23、159.75和158.05厘米。

动物实验

在21℃气温下生长的小白鼠只需22天就达到一定的体重和外生殖器发育;而在−3℃气温下生长的小白鼠则需33天才能达到同样的发育水平。

结论:低温延迟了小白鼠的发育。

五、疾病

任何引起生理功能紊乱的急慢性疾病对儿童少年的生长发育都有不利影响,影响的程度取决于病变的部位、病程的长短和疾病的严重程度。胃肠道疾病干扰正常的消化和吸收,引起机体营养缺乏,使体重减轻,长期的胃肠道疾病可影响机体的生长发育;肠道寄生虫病是儿童少年的常见病,也能造成营养不良,影响生长发育。

地方病对儿童少年生长发育的影响也是相当严重的。全世界110个国家流行碘缺乏病,约3亿人由于缺碘而有不同程度的智力和身体发育落后。在地方性甲状腺肿流行区,一些17岁的少年其身高才相当于7岁正常儿童的身高。

另外,先天性心脏病、风湿病、肾炎、结核病、慢性支气管哮喘及其他慢性消耗性疾病对儿童少年的生长发育也都有不良影响。

> **知识窗**
>
> 26条蛔虫成虫每天可使人丢失4克蛋白质,轻度感染者一般有几条或十几条,严重者可达数百条,大量消耗人体营养。
>
> 一条钩虫每天可导致人体失血0.1～0.4毫升,长期失血导致贫血和营养不良。

六、环境污染

人类在改造自然环境和开发利用自然资源的过程中,一方面为人类的生存和健康提供了良好的物质条件,另一方面对原生环境也造成了破坏,环境污染对健康的危害已成为一个严重的社会问题。如含铅汽油的广泛使用、工业污染及学习用品和玩具的污染等,导致许多儿童铅中毒,对其体格发育和神经系统造成了严重损害。炼钢厂区的大气受到二氧化硫及含有铝、铜、砷的飘尘污染,儿童的身体发育和健康受到严重影响。某些大城市空气污染严重,导致儿童身体抵抗力下降,各种呼吸道疾病的患病率较高。

家庭装修时,各种有毒化学产品对居室环境也造成了污染。家庭成员吸烟,造成居室空气污染,儿童生活在这种环境中(被动吸烟)也深受其害。

七、社会因素

社会因素系指社会的政治、经济状况、生活和学习环境、文化教育、卫生保健、家庭结构和家庭生活质量、父母的职业和文化程度、亲子情感联系、个人与社会成员的交往等。这些因素往往交织在一起,构成复杂的关系,共同对儿童少年的生长发育产生影响。

战争、灾荒、经济萧条对儿童的生长发育带来严重影响。第二次世界大战期间,许多国家儿童少年的发育水平出现停滞或倒退。我国三年自然灾害期间,儿童的身体发育水平也出现了明显下降。我国城乡之间,在经济和生活水平方面存在较大差距,农村儿童少年的发育水平明显落后于城市。农村经济和生活水平的不断改善,为缩小城乡儿童在生长发育上的差别创造了条件。

家庭是社会的细胞,社会经济、文化、生活条件等许多因素往往通过家庭,直接或间接地影响儿童少年的生长发育。家庭结构是否健全,对儿童的身心发育也至关重要,和睦的家庭可以带给儿童安全感,有助于儿童的身心发展。

> **孩子的生长发育需要父母的爱抚**
>
> 　　父母的爱抚对孩子来说非常重要。孩子得到父母的爱抚,其体内生长激素的含量增加,促进生长发育,而且心理发展健全,性格稳定。相反,父母离异、死亡等不健全的家庭,孩子的生长发育往往也落后,而且也不同程度存在一些心理问题。孩子渴望父母的爱抚,温暖的家庭对儿童的健康成长至关重要。

八、遗传

　　遗传是影响生长发育的重要因素。在家族影响方面,儿童的身高很大程度上取决于遗传,一般来说,父母高的其子女也高,父母矮的其子女也矮,一个人身高的75%来自遗传。每个儿童的生长潜力是由父母遗传获得的,然而遗传潜力能否得到充分的发挥,还要受到许多环境因素的影响,正所谓,遗传决定生长发育的可能性,环境决定生长发育的现实性。

　　我国是一个多民族国家,各民族儿童少年的生长发育水平也存在较大差异,这主要是由遗传因素造成的。

表 1-6　中国 24 个少数民族 18 岁青年的身高、体重均值

民族	身高(厘米)		体重(千克)	
	男生	女生	男生	女生
蒙古族	170.27	159.03	61.63	54.65
回族	169.98	159.05	59.14	53.25
维吾尔族	169.57	157.36	59.12	52.92
壮族	166.05	155.12	53.88	47.6
朝鲜族	170.47	157.53	62.76	52.32
土家族	164.27	153.36	54.76	48.89
黎族	167.24	157.48	53.54	48.74
瑶族	163.34	152.49	52.3	46.57
羌族	168.77	156.36	58.71	51.55
苗族	162.5	151.27	53.86	47.47
布依族	162.55	151.72	49.77	44.38
侗族	162.16	151.9	51.35	45.72

（续表）

民族	身高（厘米）		体重（千克）	
	男生	女生	男生	女生
白族	169.45	157.18	56.93	50.05
傣族	167.09	154.36	54.36	45.58
哈尼族	162.99	153.47	53.42	48.32
傈僳族	163.71	154.77	53.52	49.65
佤族	163.76	151.77	54.67	49.39
纳西族	168.57	157.43	56.4	51.02
土族	169.06	157.51	54.37	50.25
撒拉族	170.29	158.48	54.41	49.02
柯尔克孜族	170.91	157.36	60.27	53.35
藏族	168.8	157.5	56.7	51.3
哈萨克族	172.23	160.31	62.34	55.8
水族	161.84	150.83	52.18	47.41

据《中国学生体质与健康调查研究》。

第四节　青春期发育特点

　　青春发育期（简称青春期）是由儿童发育到成人的过渡时期。它起于生长突增的开始，止于体格发育完成和性发育成熟，是生长发育的最后阶段，也是决定人一生体质和健康的关键时期。

　　世界卫生组织将 10～20 岁定为青春期，女生青春期开始和结束的年龄都比男生早两年左右。10～14 岁为青春前期，是生长发育加速阶段；15～20 岁为青春后期，是生长发育减缓、停止阶段。青春期的少男少女身体各方面都发生了巨大的生理变化。

名人名言

　　要爱惜自己的青春！世界上没有再比青春更美好的了，没有再比青春更珍贵的了！青春就像黄金，你想做成什么，就能做成什么。

——高尔基

一、突飞猛进的生长发育

进入青春期,身体各方面的生长速度明显加快,就像拔节期的禾苗,登上了生长发育的特别快车,进入了生长的突增阶段。

(一)青春的脚步

由于生长发育存在明显的个体差异,所以并不是所有的少男少女都乘坐同一班快车,而是根据各自的实际情况分乘不同的车次,他们出发和到达目的地的时间各不相同。但是,我们有一个大概的青春行进"时间表"(表 1-7)。进入青春期后最早出现的变化是身高突增,男生每年可增长 7～9 厘米,最多可达 10～12 厘米;女生每年可增长 5～7 厘米,最多可达 9～10 厘米。

表 1-7　青春期发育指征的平均年龄

年龄/岁	女孩	男孩
8～9	身高突增开始	
10～11	乳房发育开始,身高突增高峰,出现阴毛	身高突增开始,睾丸、阴茎开始增大
12～	乳房继续增大	身高突增高峰,出现喉结
13～	月经初潮,出现腋毛	出现阴毛,睾丸、阴茎继续增大
14～	乳房显著增大	变声,出现腋毛
15～	脂肪积累增多,体型逐渐丰满,臀部变圆	首次遗精
16～	月经规则	睾丸、阴茎已达成人大小
17～18	骨骺愈合,生长停止	体毛接近成人水平
19～		骨骺愈合,生长停止

(二)生长节奏

同样步行 3 公里,有的人用了一小时,有的人用了半小时。青春期生长发育可分为早熟、平均和晚熟三种类型,早熟儿童的身高发育特点是:开始显得较高,但最后不一定高于晚熟者;晚熟儿童的特点是:开始虽然身材较矮,但最后往往比早熟者高;平均型介于早熟和晚熟之间。青春期发育就像走路一样,虽然有的人快,有的人慢,但最终都到达同一个终点,这个终点就是成熟。

指点迷津

我的困惑:以前我是个非常不错的运动员,各项成绩在小伙伴中名列前茅。最近伙伴们的身材都有快速增长,他们的成绩都超过了我,我很难过,难道我的运动生涯就此结束?我该怎么办呢,是坚持,还是就此放弃?

为你解惑:你的情况很常见。每个人开始青春期生长突增的早晚是有差别的,你可能是属于"晚熟型",别的同学领先你开始生长突增,在身高、力量和运动素质等方面超过你是正常的。但这是暂时的,你要坚信等到你开始生长突增后,随着身材和力量的增长,你的运动素质会再度保持优势。你现在的困惑只是青春期的一个小小的插曲,风雨之后的彩虹更加绚丽!

(三)体型的变化

进入青春期以后,在性激素的作用下,少男少女的身体成分发生了不同的变化。男生在雄性激素的作用下,骨骼、肌肉的重量快速增加,而皮下脂肪增长不明显甚至有所下降。女生则相反,在雌性激素的作用下,皮下脂肪明显增厚,肌肉的增长不明显。男女生的体型也发生了不同的变化,男生肩宽、胸围快速增长,而骨盆增长较少,最后形成了肩部宽、骨盆窄、胸围大、肌肉发达有力的男性体态;女生骨盆和皮下脂肪增长明显,形成了骨盆较宽、胸围较小、体脂丰满的女性体态。由于青春期生理和心理的变化,少男少女开始关注自己的体型,经常偷偷照镜子,开始爱美了!

二、抓住这个关键时期

青春期是生长发育的关键时期,身体各部都在快速增长,我们要抓住这个黄金时期,促进发育,增进健康。为此,必须注意以下几点。

(一)合理营养

营养是生长发育的物质基础,青春期身体各部的增长速度加快,对各种营养素的需求量也增大。一日三餐,糖类、蛋白质、脂肪、维生素、矿物质等各种营养物质必须做到足量供给,尤其是优质蛋白质。有的女生为了片面追求所谓的苗条身材,盲目节食,不惜以损害正常发育为代价,这种做法不可取。总之,青春期要注意营养,为我们的身体大厦添砖加瓦。

(二)体育锻炼

体育锻炼是促进身体发育增强体质的最有利因素,青春期身体各部对体育锻炼的敏感性最强,正所谓,多彩的青春期,锻炼的好时机。要多参加一些户外活动和体育锻炼。

（三）作息制度

要合理的安排作息制度，将每日的学习、就餐、休息、活动、睡眠等安排得井井有条，养成良好的卫生习惯，生活有规律、有节奏。要注意改进学习方法，提高学习效率，不要熬夜，保证充足的睡眠时间。

三、卫生保健

面对青春期的一些生理变化，有的同学可能不知所措，甚至走入误区。青春期卫生保健需要注意以下几个问题。

（一）美丽的小痘痘

痤疮俗称"粉刺"，又称"青春痘"，是青春发育期一种正常的生理现象。由于青春期雄性激素分泌增多，使皮脂腺的分泌功能大大增强，皮脂分泌量增多，并且特别粘稠。如果排泄不畅，积聚在毛囊里，就形成了痤疮。

痤疮发生在皮肤表面，主要在面部、胸、肩和臀部。一般无明显感觉，有时有痒感，若用手指去挤，则容易造成细菌感染引起炎症，形成脓疱性痤疮。痤疮溃破1～2天后结痂痊愈。痂皮脱落后，留下红褐色的色素沉着。

预防痤疮要做到：勤洗澡，保持皮肤清洁，使皮脂腺分泌畅通；每天用温水洗脸，选用刺激性小的肥皂，禁用油脂性化妆品；少吃辣椒、芥菜、大葱、大蒜、胡椒等刺激性食物，不吸烟，不饮酒。

痤疮一般不需要特殊治疗。如果已经感染，要遵照医嘱，使用消炎药，控制感染。对面部，特别是鼻和鼻的周围已感染的痤疮，切记不要抠、挤。因为这个部位叫危险三角，容易使细菌通过血液进入脑内，造成严重后果。

（二）不要束胸、紧腰

青春期女孩乳房开始发育，有些女孩对此有些难为情，走路含胸，不敢直起腰板，而且采取束胸（穿紧胸内衣和把胸罩戴得很紧）。这种现象主要发生在小学高年级和刚升入初中的少女当中。束胸对人体发育极为不利，主要影响胸廓和乳房的正常发育。我们知道，胸廓是由脊柱、肋骨、胸骨组成，其中胸骨是由几块骨头连接而成，要到20岁左右才能愈合完成，因此，长期束胸会影响胸廓的正常发育。束胸会压迫乳房，使局部血液循环不畅，影响乳房发育。

紧腰也叫勒腰，在少年男子中较为常见。有些少年为了显得精神、利落而把腰带勒得很紧。紧腰会影响胃、肝、肠、脾等内脏器官的发育和生理活动，还会影响呼吸，使人感到憋气。

要正确认识身体的发育特点，不要采取束胸、紧腰这些有害发育和健康的行为。

（三）血压有点高

青少年时期经常会发生血压偏高的现象,称为青春期高血压。进入青春期后,心脏的发育速度加快,而血管的发育速度则落后于心脏,再加上这个时期的植物神经调节功能还不够完善,因此会出现暂时性的血压偏高。随着年龄的增长和血管发育,血压会逐渐恢复正常。但是,有些同学的血压会持续偏高,有可能发展为成年期高血压。青少年高血压与家族遗传、肥胖、生活习惯等多种因素有关,要做到控制体重、预防肥胖,合理营养,少吃油腻、过咸的食物,加强户外活动和体育锻炼,不吸烟、不饮酒。

（四）保护嗓子

青春期男生由于喉头发育长大,使声带长度增加,声音向低音发展,声音变粗,即所谓的"变声期"。在此时期,要注意保护嗓子,不要大声喊叫,不要长时间大声说话;演讲和唱歌的时间不能过长(避免音调较高的高难度歌曲);球迷在观看球赛时,不要过于奔放,不能大声嘶叫;注意多喝水,不吸烟、不喝酒。

（五）腮腺炎

流行性腮腺炎是冬春季节较易发生的呼吸道传染病。腮腺炎多发生于儿童、少年时期,男性发病率高于女性。腮腺炎病毒能够侵入生殖腺,引发睾丸炎。其主要症状是突然高烧、寒战、睾丸胀痛。必须及时到医院治疗,一旦延误治疗,将会诱发睾丸萎缩,影响成年后的生育能力。

（六）意外伤害

青春期少年往往过高估计自己的能力,再加上经历少、经验不足、易冲动和好奇心理等,容易发生意外伤害,如车祸、溺水、运动伤、烧伤等。意外伤害已成为危害青少年健康和生命的严重问题,青少年必须增强安全意识、学会自我保护。

活动园地

观察班级的同学,最近有哪些同学在身体上出现了明显的变化? 并试着解释其原因。

学习心得

青春期是长身体的关键时期,我的保健计划是:_____
_____
_____
_____

第五节　青春期性发育及卫生保健

青春期的少男少女在内分泌激素的作用下,生殖器官迅速发育,性发育和性成熟是青春期最突出的生理特点。

> 绚丽多彩的青春期　　　　　　又常常难以启齿
> 像七色的彩虹挂在天际　　　　把困惑埋在心里
> 五光十色的生理变化　　　　　我——
> 像一个个奇妙的谜语　　　　　你真诚的朋友
> 而你——　　　　　　　　　　愿同你一起
> 刚刚迈开青春脚步的少男少女　揭开那些星星般的谜底

一、生殖器官迅速发育

生殖器官分内生殖器和外生殖器两部分。男性内生殖器官包括:睾丸、附睾、精囊、射精管和前列腺,外生殖器官包括阴茎和阴囊。女性内生殖器官包括卵巢、输卵管、子宫和阴道,外生殖器官包括阴阜、大阴唇、小阴唇、阴蒂、阴道前庭等。进入青春期后男女生殖器官发育加速(图1-23)。

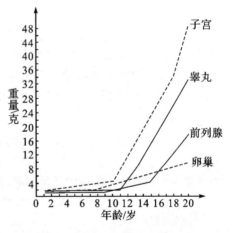

图1-23　男女生生殖器官发育曲线

睾丸在青春期前很小,发育缓慢,单侧容积仅有1~2毫升,12~16岁期间迅速增大,17岁左右单侧容积增至15~25毫升,达到成人水平。伴随睾丸的发育,阴囊也增大,皮肤变红、变薄;阴茎增长、增粗,16岁时已有1/4的少年接近成人水平(长度10厘米左右)。

卵巢从8~10岁开始发育加快,其重量在6~10岁时仅1.9克,11~15岁时达4.0克,16~20岁时达到8.3克。

二、第二性征发育

女性第二性征包括乳房、阴毛和腋毛;男性的第二性征包括变声、喉结、阴毛、腋毛和胡须。

女性进入青春期的第一信号是乳房开始发育,然后依次是阴毛和腋毛的出现。乳房的发育过程分为四度(图 1-24):Ⅰ度,胸部平坦,乳房尚未发育;Ⅱ度,乳头和乳晕在胸壁上呈现芽苞状突起;Ⅲ度,乳房稍鼓起,乳头及乳晕像一座小山似的突出在乳房上;Ⅳ度,乳房鼓起显著,乳头突出,芽苞状突起消失,乳房发育成熟。

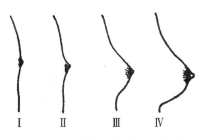

图 1-24　女性乳房发育分度示意图

青春期前男女孩的发音差别不大,进入青春期以后,男孩在喉结增大的同时,声带增宽,因而发音频率降低,声调变得低粗、浑厚,甚至有些嘶哑,俗称"破锣嗓子",这一阶段就是变声期。男孩阴毛和腋毛的出现比女孩都要晚一年左右,阴毛和腋毛的出现都是正常的生理现象,既没有什么神秘,也不应该感到害羞。胡须出现是男性的标志,但不要拔胡子,以免感染。

三、陌生的伙伴——月经初潮

当月经这个陌生的伙伴,第一次来到你的身边,你是用何种心情来接待她,是心情愉悦,还是惶惑害羞、不知所措?

月经是指在雌性激素的作用下,子宫内膜周期性增厚、脱落,表现为有规律的、周期性的子宫出血现象。第一次来月经叫"月经初潮"。月经初潮对于女孩来说,是一件值得庆贺的事情,因为它标志着我们已顺利进入青春期,生殖系统机能开始发育。所以,没有必要感到惊恐、烦恼或害羞,因为这是告别童年、少年,走向成熟的必经之路,你身边的女伴和你一样都会迎来这春天的第一片绿叶。

月经初潮的年龄,因人而异,差别较大,一般在 10～16 岁,平均在 13 岁左右。随着生活条件和营养状况的不断改善,月经初潮年龄也有逐渐提前的趋势。

初潮后的半年到一年内,月经周期不会很有规律。因为卵巢还没有完全发育成熟,此时的卵巢重量只有成熟时的 30%。随着卵巢的进一步发育和人体调节能力的不断完善,有规律的月经就形成了。规律的月经周期为 28 天,如果前后变动一周(21～35 天),都属正常范围。经血期(来月经的持续时间)一般 3～5 天,经血量一般为 50 毫升左右。初潮后,如果月经又停止长达半年以上或者每次经血期超过 10 天以及经血量过多,就需要去医院诊治。

四、不速之客——遗精

当你从睡梦中醒来,发现内裤上有一些乳白色的粘液时,你是否感到过恐慌,你将如何认识这位不速之客?

由于男性生殖器官的发育成熟和功能完善,能不断生成精液,精液在体内积累到一定量以后,就会悄悄地从尿道口排出体外,这就是遗精。遗精是伴随青春期出现的一种正常的生理现象,它是男性的"专利"。

青春期男孩第一次出现遗精称为首次遗精。一般在16岁左右,以夏季较多。

首次遗精意味着男性生殖腺开始走向成熟。医学上将非性交活动状况下的射精称为遗精,可分为两种:睡眠状态下发生的遗精叫做梦遗;清醒状态下发生的遗精叫做滑精。前者多见,后者多属异常。

有些少年朋友,由于缺乏生理常识,对遗精这位不速之客认识不足,再加上什么"一滴精、十滴血","遗精伤元气"等无稽之谈,导致心理恐慌。在此,笔者要对少年朋友说:遗精是正常的生理现象,正所谓"精满则溢",你没有必要自寻烦恼。

五、青春期卫生保健

由于青春期生殖系统的快速发育,我们的身体发生了某些奇妙的变化,这些变化,在我们单纯平静的心理湖面上,吹起了一道道涟漪。我们也曾产生过某些疑问,甚至困惑。当我们正确认识这些生理变化,心理的湖面趋于平静之后,就可以迎着朝阳,在人生的旅途上大踏步前进。

(一)女性青春期卫生保健

1.经期卫生

月经是女性的贴身伙伴。由于月经期间的生理和心理变化,可能会出现某些身体不适或情绪波动,必须注意经期卫生。

保持情绪愉快。月经期间由于内分泌激素的变化,容易产生情绪反应,如烦躁、易发脾气等,要有意识地克制自己,消除恐惧,保持心情愉悦。

注意营养和饮食。月经期间机体抵抗力下降,容易感冒;经血过多还容易引起贫血。因此,要注意营养和饮食,适当增加鸡蛋、牛奶、肉食和水果、蔬菜的摄入,以提高机体的抗病能力。要少吃生冷和刺激性食物,多喝开水。

合理作息。月经期间大脑皮层兴奋和抑制过程不平衡,容易产生疲倦、嗜睡或头昏脑涨等反应。要合理安排学习和生活作息,做到劳逸结合,学习、生活有规律。要注意休息和保暖,避免受凉(淋雨、涉水、冷水洗脚等)。一般情况下,月经期间可以从事力所能及的事情和一般性的体育活动,但要避免强体力劳动和大运动量的活动。如果体育活动有困难,应主动向老师报告,不要勉强坚持,防止发生过度疲劳或意外伤害。

阴部卫生。月经期间要经常用清水冲洗阴部,保持局部卫生。需要洗澡时,以淋浴为宜,不宜盆浴;不要游泳,以免脏水侵入阴道,引起感染;要使用清洁卫生的卫生巾。

2. 痛经怎么办

有些女孩在月经期前或月经期间会感到腹痛或其他不适,这种现象叫做痛经。原因是子宫发育不良、位置不正、经血排出不畅、子宫收缩过强等所致;有的女孩是因为精神紧张而引起子宫强烈收缩,血管痉挛所致;身体虚弱、营养不良的女孩也容易发生痛经。

预防痛经的办法是:心情舒畅、豁达开朗;生活规律、锻炼身体;注意经期卫生,避免剧烈运动;注意营养和饮食,不吃生冷和刺激性食物;注意休息,避免受凉。较轻的痛经可用热水袋在小腹部热敷,必要时服用止痛药。严重的痛经应到医院检查治疗。

3. 经前期紧张综合征

有些女孩在每次月经来潮之前,除痛经外,还会出现一些身体和精神上的反应,如头痛、头晕、恶心、呕吐、心跳加快、烦躁易怒等,一般情况下,这些反应都在月经后消失或明显减轻,医学上把这种现象称作经前期紧张综合征。

预防措施是:消除恐惧,心情愉快;劳逸结合,注意休息;有意识地避免可能引起不良反应的刺激;学会转移注意力,培养乐观、开朗的性格。必要时在医生指导下,服用谷维素、维生素 E 或安定等镇静剂。

4. 保护乳房

保护乳房,要坚持一不束胸,二戴乳罩。上一章中已经谈到,束胸对乳房发育的不利影响。人在较剧烈的运动中(奔跑、跳跃、打球等),乳房会随着身体的运动产生较大幅度的摆动,所以,女孩应学会选戴合适的乳罩,既不能过紧,也不能过松,使乳罩对乳房起到保护性的支托作用。睡觉时应将乳罩取下,以免妨碍呼吸和血液循环。按照科学的手法按摩乳房能促进其健康发育。

(二)男性青春期卫生保健

1. 手淫——改了就好

手淫是指用手或其他东西有意识地刺激外生殖器,以达到性满足的行为。在青少年中手淫是一种较常见的现象,男生多于女生。

许多青少年认为手淫是危害健康的不良行为,是不道德的,为此产生自责,并伴有犯罪感和恐惧心理。我国著名医学家吴阶平教授认为,偶尔发生手淫不是什么大事,对健康并没有影响。对待手淫,应当不以好奇去开始,不以发生而懊恼;已成为习惯的要有克服的决心,克服之后就不必再担心,这就是对待手淫最恰当、最明智的态度。

如何去克服手淫呢? 一是意志坚定。要有决心、有信心克服这种不良行为。二是注意转移。不要过多地注意自身的生理欲望,要把自己的注意力转移开,参加有益的文娱活动和身体锻炼,不要接触低级庸俗、不健康的书刊和影像,避免不良的感官刺激。三是建立合理的作息制度,养成良好的卫生习惯。做到学习、锻炼、睡眠有条不紊,生活充实,按时睡眠和起床。

2.包茎、包皮过长怎么办

阴茎包皮是阴茎上的一层松软皮肤。儿童期包皮常包住整个阴茎头;进入青春期后,阴茎逐渐长大,包皮慢慢后缩,龟头部分或全部露出。但是,有的男孩包皮仍然盖着整个阴茎头,常需用手翻动时才能露出龟头,这种情况称为包皮过长。如果包皮紧包着龟头,即使用手推动仍不能使龟头露出,则称为包茎。包皮过长或包茎,都容易发生炎症,并有红肿、刺痒、疼痛甚至排尿困难等症状,应到医院检查治疗。

小秘密

在我的青春期发育历程中,曾遇到过这样一件事情,使我产生疑问和困惑,事情是这样的: _____

_____

_____

探究学习

你看过电影《金婚》吗? 主人公佟志的女儿由于不了解青春期生理知识,在月经初潮时感到十分恐惧,以为得了什么怪病……现在小芳同学遇到了同样的问题,她非常困惑。请你给她写封信,用你所学的知识帮她解除心理上的迷惑。

小芳同学:你好!

_____

_____

_____

你的朋友:×××

第二章　生活方式与健康

第一节　生命与健康

一个人自从呱呱落地,就开始了他的人生之旅。生命是顽强的,也是脆弱的,需要我们用心去呵护。珍爱生命,就是要保护我们的身体,健康地生活;珍爱生命,就是要勇于面对困难和挫折,永不放弃生的希望;珍爱生命,就是要快乐地享受每一天。现在流行一个新名词,叫生命质量(也称生活质量),是指一个人对其生活有满足感和完好感。这种满足感和完好感表现在自身的身体功能、心理功能、社会功能和经济状况等方面。通俗地讲,身体健康,少生病,精神愉快,努力学习,勤奋工作,家庭和睦,人际关系协调,就可以提高生命质量。生命质量是一种非常宝贵的财富,身体健康则是支撑生命质量的基石。

每个人都希望自己身体健康。儿童青少年正处在长身体、学知识的关键时期,健康的身体对我们来讲尤为重要。只有健康的体魄才能支撑我们紧张而繁重的学习任务,才能为我们成年后的就业以及应对各种竞争和挑战奠定坚实的基础,才能助我们扬起风帆,成就事业。如果把我们成年后的身体状况比作一座大厦,那么我们现在正在构筑大厦的基础。我们耳濡目染了许多英年早逝的科学家,在为他们感到惋惜的同时,也为他们在少年时代没有奠定坚实的健康基础而感叹! 青少年朋友,赶快行动吧,让我们一起来关注自己的身体健康。

美国作家爱默逊曾感慨地说:"健康是人生的第一财富。"

一、现代健康观

什么是健康? 对于这个问题,同学们可能会说:没病就是健康呗! 这种回答是非常片面的。

长期以来,人们都把健康理解为身体不生病或不虚弱。当然,身体没病,体格健壮,是健康的表现之一,但这绝不是健康的全部内涵。试想,一个人虽体壮如牛,却胆小如鼠、意志薄弱;虽膀大腰圆,却心胸狭窄、空虚颓废,这样的人能算健康吗? 当然不能!

1990 年,世界卫生组织对健康的定义是:健康不仅仅是躯体没有疾病,而且还要心理健康、社会适应良好和道德健康,只有具备了上述四个方面的良好状态,才是一个完全健康的人。也就是说,健康是身体、精神、社会和道德的良好状态。

> 健康是为我们的事业和我们的福利所必需的。没有健康,就不可能有什么福利,有什么幸福。
> ——约翰·洛克

二、健康四要素

身体健康、心理健康、良好的社会适应能力、道德健康是构成健康的四个要素(图2-1)。

身体健康指的是生理状态良好,即人体各器官、系统功能正常,没有疾病和躯体残缺,体格健康,精力充沛。具体来讲包括:①有足够充沛的精力,从容不迫地应对日常生活和工作、学习上的压力,而不感到过分紧张;②能抵御一般感冒和传染病;③发育正常,体重适当,身材匀称,自然站立时,头部、肩、臀的体位协调;④眼睛明亮,反应敏锐,

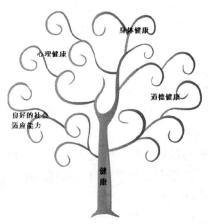

图 2-1　健康四要素图示

眼睑不易发炎;⑤牙齿清洁,没有龋病,牙龈颜色正常,没有出血现象;⑥头发有光泽,头屑较少;⑦全身肌肉丰富,皮肤有弹性,走路有一种轻松感。即身体健康可以理解为生长发育、营养状况、体能素质等方面的良好状态。

心理健康指的是心理状态正常,对自己有一个基本的认识,既不苛求自己,也不放纵自己;能够和亲人、朋友、同学和谐交往;努力学习和勤奋工作;情绪愉快,遇事想得开、放得下;性格乐观开朗,顺利时不骄傲,失败时不气馁。

健康的一半是心理

> 在一切不利的条件中,对人威胁最大的莫过于不良的情绪和恶劣的心境。为此,世界卫生组织提出了一个响亮的口号:健康的一半是心理健康。

人,作为一个有机的整体,其心理健康和身体健康是相互影响,不可分割的。在某种意义上,心理因素的重要性超过了生理因素。许多疾病是由心理因素引起的。祖国医学认为,七情过于波动,或持续过久,可使阴阳失调,气血不

和,经络堵塞,肺腑功能失调。正所谓大怒伤肝、暴喜伤心。目前,我国青少年学生中较普遍存在各种各样的心理问题,如忸怩、胆小、忧郁、依赖、神经质、人际关系不良等。

青少年心理健康可归纳为五个方面:智力发育正常,情绪反应适度,心理特点和行为与年龄相符,人际关系正常,较好的意志品质。俄国文艺批评家皮萨列夫说过:"如果说身体要注意卫生,那么头脑和性格也要注意卫生"。著名作家茅盾在《我的童年》中说:"是中学生,一定得有这个气魄:有一个挨得起饿,受得起冻,经得起跌打的身体,有一个不怕风吹,不会失眠,不知道什么叫眩晕的脑袋……"

名人名言

> 萎靡不振是所有毛病中最讨厌的毛病。 ——罗曼·罗兰
>
> 一切顽固沉重的忧郁和焦虑足以给各种疾病打开方便之门。
>
> ——巴甫洛夫

良好的社会适应能力是指自己的思想、情感和行为活动能与社会环境的要求保持一致,能够适应社会生活的各种变化。一个人如果不能很好地适应社会,就会产生诸多的不适应和不协调,这种不适应和不协调如果得不到及时解决,长期的情绪压抑、紧张,就可能导致身心疾病。

社会就是大海,你适应社会的能力,恰似你驾船在海上航行。要适应大海,首先要学会驾驭你的心理之船。只有这样,你才能被社会接受,才能扬起风帆,成功地驶向理想的彼岸。

实验分析

心理学家做过这样一个有趣的试验:用同一母羊生的两只小羊羔做实验,让它们所处的各种条件相同,但只有一点区别,那就是在其中的一只羊羔的不远处拴上一只凶残的恶狼,这只羊平时只能看到那面目狰狞的狼和听到狼那令人毛骨悚然的嚎叫声。而另一只羊则完全不知道狼的存在。

结果:看到狼的那只羊不吃东西,渐渐死去;另一羊活得非常好。

分析:死掉的那只羊由于时时笼罩在恐怖中,情绪长期处于惊恐状态,造成大脑严重损害,乃至夭折。

结论:恶劣的心理环境对健康构成严重威胁。

道德健康指的是具有良好的道德观念和行为。不以损害他人利益来满足自己的需要,具有辨别真与伪、善与恶、美与丑、荣与辱等是非观念,能按照社会行为规范准则来约束自己、支配自己。

善良的品格,淡泊的心境是健康的保证。善良正直、心怀坦荡地与人相处,遇事出以公心,凡事多为别人着想,这样便心无烦恼,心理平衡,有利健康。

医学研究新发现

良好的心理状态能促进人体分泌更多有益的激素、酶类和乙酰胆碱,这些物质能把血液的流量、神经细胞的兴奋调节到最佳状态,增强机体的抗病能力,促进健康。相反,那些有悖于社会公德准则的人,其胡作非为必然导致紧张、恐惧的心态,这种精神负担又必然引起神经中枢和内分泌功能失调,损害健康。

三、祝你健康

健康是一项基本人权,人人都有获得健康的权力。要获得健康就必须懂得卫生保健的基本知识,让自己成为健康的主人,把健康掌握在自己的手中。不仅要提高自我保健意识和能力,而且要身体力行,养成良好的卫生行为和健康的生活方式。让我们携起手来,一起走向健康。

> 健康的乞丐比有病的国王更幸福。　　——德国哲学家叔本华

健康促进(health promotion)

健康促进就是要使人们尽一切可能让他们的精神和身体保持在最优状态,宗旨是使人们知道如何保持健康,在健康的生活方式下生活,并有能力做出健康的选择。

自我评价

下列哪些心理问题曾经或正在困扰着你(画√或×)? 记下来,与家长或好友谈谈。

(1)忧郁　总觉得苦闷、无精打采、提不起劲儿。(　　)

(2)焦虑　总感到莫名其妙的紧张、坐立不安、心情烦躁、不踏实。(　　)

(3)人际关系敏感　总感到别人对自己不好,不理解,不同情自己;与异性在一起时感到不自在。(　　　)

　　(4)情绪不稳定　心情时好时坏,学习劲头时高时低,对同伴、家长和老师一会儿亲近、一会儿疏远。(　　　)

　　(5)心理不平衡　如果同学比自己成绩好、比自己有钱或穿的好就不舒服,总觉得别人对自己不公平。(　　　)

　　(6)强迫症　总在想一些没有必要的事情,如总想考不好该怎么办? 说错了话该怎么办? 女生总担心自己的衣服不整洁,爱照镜子等。(　　　)

　　(7)适应不良　对学校的课程不喜欢,对学校生活不适应,学习困难。(　　　)

　　(8)对抗倾向　常发脾气、摔东西、大喊大叫、爱抬杠、有理不让人,无理搅三分,控制不住自己。(　　　)

探究学习

　　我对"健康是人生的第一财富"这句话是这样理解的:

_____

_____

_____

_____

_____

第二节　文明健康的生活方式

　　生活方式是人们在日常生活中所遵循的行为规范,即习惯化了的生活活动方式;它是每个人在自己的生活过程中,为适应社会生活环境的各种要求,自然而然地形成起来的。由于不同地区、不同年代以及每个人的生活环境都有所不同,因此,人们的生活方式具有明显的地域性、时代性和个体性。尽管生活方式受自然环境和社会环境的影响,但又是可以由个人来选择和控制的,健康掌握在自己的手中。

　　健康生活方式可以获得用再多金钱也买不到的健康和长寿。

一、生活方式与文明健康

生活方式与人类的文明和健康息息相关。健康的生活方式能扬起你青春的风帆,维护好你生命的大厦。不良的生活方式会导致多种严重的疾患,是威胁人类健康和生命的主要因素。

健康生活方式是指人们在日常生活中所遵循的行为规范,有利于增进其身心健康,提高其生活质量。一些发达国家,由于积极倡导健康生活方式,使人均期望寿命延长了10年。健康生活方式必须从小确立,一旦形成健康的生活方式,就为你青年期甚至老年期的身心健康奠定了良好的基础。也就是说,健康生活方式一经确立,终生受益。

健康生活方式

(1)早睡早起,保证睡眠。　　(2)坚持天天锻炼。

(3)一日三餐,定时定量,营养平衡。

(4)吃好早餐。　　(5)控制和保持正常体重。

(6)良好的个人卫生习惯。　　(7)不吸烟,不饮酒。

二、不良生活方式

人们在日常生活中所遵循的行为规范违反了身心健康的基本要求,并产生了有害的影响,甚至可能造成疾病,这种有害的生活方式称为不良生活方式。有些同学晚上沉迷于网络游戏和电视节目,很晚才休息;在饮食方面也是挑挑拣拣,遇到好吃的就饱餐一顿,遇到不喜欢的就少吃,甚至不吃;个人生活没有规律,丢三落四一团糟;静态时间过多,户外体育锻炼过少;甚至沾染吸烟、饮酒的坏毛病。这些都严重影响了个人的身体健康。

不良生活方式

(1)起居无常。　　(2)饮食无度。　　(3)生活无规律。

(4)运动过少。　　(5)吸烟、嗜酒。

三、怎样确立健康的生活方式

健康的生活方式是经过长期重复和积累而逐步建立起来的。确立健康的生活方式必须从小开始。正如英国作家培根所说:"习惯真是一种顽强而巨大的力量,它可以主宰人生。因此,人自幼就应该通过完美的教育,去建立一种好的习惯。"

(一)树立正确的健康观

处在五彩缤纷的世界,面对形形色色的人群,目睹各种各样的社会现象,青少年朋友必须保持清醒的头脑,增强辨别是非美丑的能力,懂得什么是健康,把握健康的真正内涵,掌握必要的健康保健知识,从而树立正确的健康价值观。只有树立正确的健康价值观,并付诸实践,才能确立健康的生活方式。否则,只能在生命的残阳无力地陨落在荒野时,才发出几声轻轻的遗憾的慨叹!

(二)实现知、信、行的统一

要建立健康的生活方式必须实现知、信、行的统一。知,是指接受健康知识的过程。正所谓知识是行动的基础,力量的源泉;是促成个人或群体行为改变的必要条件。信,即信念,指的是一种态度,是人们对自己生活中应遵循原则和理想的信仰。行动,是一个实践的过程,即把已经知道,并且相信的东西付诸实践。首先要获得正确的卫生知识,然

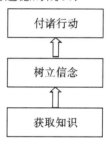

图 2-2 知、信、行的统一图

后树立健康的信念,去支配自己的行动,最终建立健康的生活方式。知识是基础,信念是动力,行动是目标(图 2-2)。

健康生活方式的关键在于行动。正如谁都知道"随地吐痰"不好,是一种不文明、不健康的行为,但为什么这种现象依旧随处可见? 谁都知道"吸烟有害健康",但为什么还有那么多烟民呢?

所以,只有把健康知识、健康信念转变为健康行为以后,才是做到了知、信、

行的统一。

相关链接

保证充足的睡眠

青少年正处在生长发育的关键时期,充足的睡眠可促进生长激素的分泌,有利于身体发育和体质健康。从某种程度上说,"健康的体魄来自睡眠"。由于学习负担加重,学生,特别是高年级的中学生,睡眠不足的现象非常普遍。为此,国家教育部规定:小学生每日睡眠时间应达到9～10小时,中学生应达到8小时。提高睡眠质量也非常重要,应注意做到:睡前不宜吃得过饱;睡前刷牙;睡前不要看恐怖片;居室安静,温度适宜;床铺和枕头适宜;正确的睡眠姿势。

坚持锻炼身体好

"生命在于运动"这是法国思想家伏尔泰的一句名言,一言道出了生命运动的规律。在保证营养的前提下,体育锻炼是促进生长发育、增强体质的最有利因素。中学生必须保证每天一小时的体育锻炼。国家教育部推行阳光体育和《学生体育锻炼标准》,青少年应该到操场上、到阳光下,只有体育锻炼才能支撑你健康的体魄。我们的目标是:每天锻炼一小时,健康工作50年,幸福生活一辈子。

控制体重预防肥胖

目前超重和肥胖已成为一个重要的公共卫生问题。儿童少年时期肥胖不仅影响正常的身心健康,而且还是成年期多种严重疾患(冠心病、糖尿病、脑中风等)的根源。所以,从儿童期开始,就应该控制体重,预防肥胖。进食量和体力活动是控制体重的两个主要因素,要保持食量和能量消耗的平衡。对于肥胖的学生来讲,盲目节食的减肥办法不可取,正确的办法应该是合理控制饮食,少吃高热量的食物,如肥肉、糖果、油炸食品等,同时加强体育锻炼。

活动园地

观察同学或家人的生活方式,然后与他们讨论生活方式与身心健康的关系。

探究学习

结合所学知识,发挥你的聪明才智,尝试设计一张倡导健康生活方式的宣传画。

第三节 体育锻炼与健康

健康是人生的第一财富。人人都渴求健康,然而,怎样才能获得健康呢?这是一个值得探索的问题。一个人身体素质和健康状况的好坏受多种因素的影响,经常和科学的体育锻炼则是增强体质、促进健康的关键性因素。"生命在于运动"。对正处在生长发育期的少年朋友来讲,体育锻炼尤为重要,不仅能促进身体的正常发育,增进健康,而且为成年期乃至老年期的健康都奠定了坚实的基础。

运动乃生命之源

早在 2500 年前,古希腊的山岩上就刻着这样一句著名而生动的格言:"如果你想强壮,跑步吧! 如果你想健美,跑步吧! 如果你想聪明,跑步吧!"

一、体育锻炼促进生长发育

长期、科学的体育锻炼能促进青少年骨骼的生长,使身材长高。有研究资料表明,经常参加体育锻炼的人,其身高要比同性别、同年龄不经常参加锻炼的人平均高出 4~8 厘米。

实验观察

有人做过这样的实验:将 100 名学生(男女各半)分成实验组和对照组。实验组的学生每天一节体育课和一节课外体育活动;对照组学生每周两节体育课和一节课外体育活动。5 年后,实验组学生身高、体重、胸围的增长值明显大于对照组。

性别	指标	实验组 5 年增长值	对照组 5 年增长值
男	身高(厘米)	24.2	18.6
	体重(千克)	14.5	13.8
	胸围(厘米)	10.3	8.7
女	身高(厘米)	28.9	26.6
	体重(千克)	17.3	14.2
	胸围(厘米)	13.5	10.5

体育锻炼对青少年的肌肉生长也很有好处。运动时肌肉毛细血管的开放数量可达到安静时的 20～50 倍;这样肌肉就可获得比不运动时更多的氧气和养料,使肌肉纤维变粗,肌肉发达;使形体变得丰满而结实,强壮而健美。体育锻炼还能消耗人体内多余的能量和脂肪,是一种安全有效的控制体重和减肥的好方式。

> **名人名言**
>
> 世界上没有任何一件衣裳能比健康的皮肤和发达的肌肉更美丽。
>
> ——马雅可夫斯基

二、体育锻炼促进身体机能发展

身体机能是指人体及其各器官、系统所表现的生命活动。经常参加体育运动可提高身体各系统的功能。

(一)对心血管系统的良好作用

人体内有一条十分重要的"运输线",那就是遍布全身的血管。在这条"运输线"上,昼夜川流不息地奔流着血液,将新陈代谢产生的废物运走,又把新鲜氧气和各种营养物质运送到组织器官。推动这条"运输线"正常运转的动力就是心脏。经常参加体育锻炼可使心肌纤维增粗,收缩更加有力。所以,经常参加体育锻炼的人心肌增厚、收缩有力、体积和重量也都比一般人大,血管壁增厚,富有弹性,血液循环更加畅通。一般成人的心脏重量是 300 克左右,而长跑运动员可达 500 克,心脏容积也比一般人大 1/3。

> **一个有趣的事实**
>
> 把常在野外奔跑的野兔和关在笼子里的家兔进行比较,发现野兔心脏重量和体重的比例是家兔的 3 倍。说明奔跑运动增强了野兔的心脏。

(二)对呼吸系统的良好作用

人在安静状态下只有 10%～20% 的肺泡在呼吸,运动时,由于氧气需要量的骤然增加,就使得大部分肺泡都工作起来。体育锻炼可使呼吸肌发达,肺组织弹性增大,肺活量增加。成人的肺活量一般为 2500～4000 毫升,而经常参加体育锻炼的人可达 4500～6500 毫升。

(三)对神经系统的良好作用

经常参加体育锻炼有利于神经系统的功能发展,提高其综合分析能力,使反应更加快速、灵敏。也有助于提高大脑的记忆、思维和想象能力,促进青少年的智力发育。运动是一种积极的休息方式,体育锻炼有助于消除大脑疲劳,提高学习和工作效率。

> **名医论体育运动**
>
> 动则谷气得消,血脉流通,病不得生。　　　　　　　　　——华佗

三、体育锻炼增强身体素质

青少年朋友都羡慕绿茵场上的运动健儿,更崇尚那些为国争光的体育明星,他们之所以获得成功,都是坚持长期锻炼的结果。体育锻炼能增强身体速度、力量、耐力、柔韧性、平衡性等各项身体素质。体育锻炼一般都是在室外进行,为我们接受阳光和新鲜空气的沐浴提供了良好的条件。阳光的照射是大自然赋予人类极为重要的保健方式,有利于皮肤健康。体育锻炼还能提高人体对环境变化的适应性,如提高对高温和寒冷刺激的适应能力,提高免疫力,增强机体的抗病能力。

四、体育锻炼促进心理健康

体育锻炼的最大特点是要通过身体动作来完成。在完成动作的过程中,有时需要克服生理和心理上的一些困难和障碍,从而促进了心理素质的发展。长跑、爬山、长距离游泳等项目的运动负荷加大,有助于锻炼坚忍不拔、吃苦耐劳和超越自我的意志品质;许多体育项目具有明显的竞争效应,所以竞技体育能激发人们拼搏进取、敢于胜利的自信和勇气;集体项目的比赛需要参与者思想统一、相互协作、紧密配合,从而锻炼和培养了团结友爱、尊重协作的集体主义精神。

> **名人名言**
>
> 没有运动,生活就是昏睡。　　　　　　　　　　　　——卢梭
> 体育是使整个有机体得到自然的和谐的发展。　　——杜勃罗留波夫

五、科学的进行体育锻炼

参加体育锻炼能促进健康,但前提是必须注意体育锻炼的科学性,光凭主观热情盲目蛮干,不仅得不到良好的锻炼效果,还会损害健康,甚至发生伤害事故。因此,必须遵循以下原则和卫生要求。

（一）了解自己，实事求是

了解自己的体能水平和健康状况，有针对性地进行锻炼。过度疲劳或患有疾病和身体不适时，不宜参加体育运动（这种情况下首先要注意安排好休息和睡眠，保持良好的情绪。）。女生月经期间不要游泳和从事剧烈、高强度的运动，也不宜参加仰卧起坐等增加腹压的力量练习。

（二）树立目标，积极进取

确立明确、具体、适宜的目标，才能使你的锻炼"有的放矢"。

（三）全面锻炼，注重实效

选择运动项目和锻炼手段时，既要满足自己的兴趣爱好，更要注意多种项目的结合，以达到全面锻炼、协调发展之目的。

确立锻炼目标的策略

(1)目标明确而具体。

(2)目标不能太高或太低，应该是通过努力后可以达到的。

(3)注意短期目标和长期目标相结合。

(4)确定达到目标的具体时间。

(5)经常检查目标是否实现，并进行适当调整。

(6)目标达到后，继续制定新的目标。

(7)当一个目标达到后，适当奖赏自己。

（四）运动有恒，坚持正常

体育锻炼要持之以恒，"一曝十寒"、"三天打鱼，两天晒网"式的锻炼，往往收效甚微。

（五）运动有度，循序渐进

要达到理想的锻炼效果，绝非一日之功。既不能灰心丧气、半途而废；也不可急躁冒进、盲目蛮干。

知识窗　　　　运动前为何要做准备活动？

人体由安静状态过渡到运动状态，需要一个适应的过程。运动前的热身练习，能提高神经中枢的兴奋性和心肺功能，增加肌肉的血流量，使体温升高，肌肉、肌腱、韧带的弹性处于良好状态，机体各方面协调一致，逐步达到运动的最佳状态。不仅有助于提高运动能力，还能减少或避免运动伤害。

（六）遵循规律,自我保健

做好准备活动和整理活动,注重运动安全和自我保护。剧烈运动后不宜一次性大量饮水,以免加重胃肠和心脏负担,应遵循少量多次的原则。剧烈运动后不宜马上洗冷水澡,以免感冒。

总之,体育锻炼能够从生理、心理、社会适应和道德行为方面,全方位的促进健康,是我们保持和拥有身心健康的最佳途径。同学们,当你学习疲倦了的时候,当朝阳升起或夕阳西射时,为了学习和健康,到绿茵场上去吧!那里有新鲜的空气和开阔的视野,会消除你的疲劳和困惑,愉快和健康与你相伴!

名人名言

身体的坚韧、道德的完美、力量的敏捷,这些为体育所培养出来的品质,是一个人在任何情况下生活所必需的。

——(前苏联教育理论家)杰普莉茨卡娅

知识窗

剧烈运动后为何要做整理活动

人体在剧烈运动过程中出现了一定的疲劳积累,所以,剧烈运动后,做一些轻松、舒缓的整理活动,能加快血液向心脏回流,增加血流量;消除运动时积聚在体内的乳酸等代谢产物,缓解和消除疲劳,加速人体机能的恢复。这与高速飞奔的列车不能采取急刹车是一样的道理。

◗◗◗ 相关链接 ◗◗◗

萧伯纳的终身体育锻炼

文坛巨匠萧伯纳的创作活动持续了70年,而他又是个终生体育爱好者。每天清晨起床后,必洗冷水浴。他经常游泳、跑步、打拳、骑自行车等,凡是能进行的体育活动他都试试。他一向十分健康,极少生病、性格活泼、体力充沛。他对自己的健康自豪地说:"我的健康得力于我的锻炼,我的锻炼发自我对生命的热爱,我热爱生命是因为人类的进步需要我……"

学生的体质令人担忧

目前,我国中小学生的体质健康状况令人担忧。学生视力不良率居高不下,力量、耐力、肺活量等多项体能素质明显下降,而超重、肥胖率却不断上升,成为全社会关注的重要的公共卫生问题。导致学生体质下降的主要原因是体育锻炼不足,这里面既有学习任务重、没有时间参加体育锻炼的客观因素,也有学生怕苦怕累,缺乏吃苦耐劳的意志品质等主观因素。中共中央国务院颁布了加强青少年体育增强青少年体质的意见,号召通过加强学校体育工作来促进学生体质健康。

有氧运动与无氧运动

有氧运动,是指人体在氧气充分供应的情况下进行体育锻炼,由糖、脂肪、氨基酸代谢产生能量供给机体需要。它的特点是强度低,有节奏,持续时间较长。如慢跑、快步走、骑车、上下楼梯、爬山、打羽毛球、跳绳和游泳、跳交谊舞、韵律操等。

无氧运动,指人体在短时间内做一些高速、剧烈的运动,而在人体竭力运动时,氧气供应不足,即体内的糖以无氧酵解的方式产生能量供给机体需要。如赛跑、举重、投掷、跳远、拔河、肌力训练等。

活动园地

将你们班级的同学分为两组,A 组是经常参加体育锻炼的同学,B 组是不经常参加锻炼的同学。比较两组同学在体质和健康方面(如身高、视力、是否经常感冒等)有没有差别。谈谈你对体育锻炼与健康的理解。

自我评价

教育部门要求中小学生每天的体育锻炼时间不少于一小时。

◇ 我每天的体育锻炼时间大约是_____分钟。

◇ 我喜欢的运动项目是:_____

◇ 我在周末的安排一般是:A 以学习为主;B 以娱乐为主;C 户外活动(锻炼)为主。

◇ 我的体育锻炼计划是:_____

_____

_____

_____

第四节　生活作息与健康

作息制度一般是指一日生活制度,即一昼夜内生活各要素的时间分配和交替顺序。人的行为活动是由大脑指挥,通过全身各系统的协调配合完成的。活动时间长了,就会产生疲劳,使工作效率下降。这时,就需要休息,以恢复体力和脑力。这种工作、学习与休息有规律地相互交替就是作息。

合理的作息制度,是保证机体日常生命活动,提高工作能力的基础。遵守合理的作息制度,可保证劳逸结合适当,生理和生活的需要得到满足,而且由于各种活动与生理过程按一定顺序进行,使大脑皮层的神经过程形成动力定型,有利于提高学习效率、减少疲劳,增强体质,促进生长发育。心理学家有一句名言:"好习惯,是一个人存在银行里的财富,其利息让人终生享受不尽;坏习惯,是一个人欠下的债务,其利息使人一辈子偿还不清"。

一、课业学习

学生课业学习包括上课和自习。学习负担过重往往是破坏一日作息制度的重要原因。学习负担过重,不但引起疲劳,降低学习效率,而且也往往造成户外活动和睡眠不足,对身体发育和健康造成不利影响。

国家规定,学生每日学习时间(包括自习),小学生不应超过 6 小时,中学生不应超过 8 小时。学习课程的安排要遵循大脑皮层的活动特点,随着早自习和第一节课学习,大脑工作能力逐渐上升,第二、三节课时达到高峰,此时应该安排难度较大的课程,如数学、物理、化学、外语等。

适当安排早自习,有利于大脑的始动调节,对提高第一节课的学习效率很有帮助。但要根据季节变化而定,不宜过早。过早会造成睡眠不足或匆匆吃早餐,甚至来不及吃早餐便赶到学校,影响学习效果和身体健康。晚自习时间也不宜过长,要保证充足的睡眠时间。

二、休息

休息是恢复脑力,避免疲劳发生的重要措施。观察发现,学生在一节课末时,大脑工作能力已经下降,这时课间休息就成为两节课之间消除疲劳、回复脑力的重要措施。课间休息时间一般是 10 分钟,第二和第三节课间适当延长,以便安排课间操和眼保健操。课间休息的时间虽短,但作用重大,能否充分利用这短暂的时间回复脑力,关系到下节课学习效果。有些同学,表面上看似很勤奋、很用功,课间休息也不肯走出教室,仍在伏案学习,实际上他不懂得科学用脑。你想过没有,在脑力疲劳的状态下,多学 10 分钟能有多大的收获呢?下节课因为脑力疲劳、学习效果差,造成的损失又有多大呢?所以,课间休息时一定要走出教室,到室外、到操场,或游戏、或远眺。通过短暂的休息和活动,呼吸新鲜空气,消除脑力疲劳,松弛紧张的肌肉,缓解眼肌疲劳,保护视力。但不宜进行剧烈的运动,否则再上课时会因过于兴奋,心跳、呼吸加快,不能很快平静下来而影响学习。

自习课和晚自习之前也要留出一定的休息时间。午休对消除上午学习疲劳,恢复脑力和体力,保证下午和晚上的学习效率十分重要。最好有短暂的午睡,尤其在夏令季节,这一点非常重要。

三、课外活动

课外与校外活动包括体育锻炼,文艺、科技、社团活动,社会工作和公益劳动等。这些活动既可促进体力和智力发育,培养公共道德,锻炼工作能力,又能起到使大脑皮层不同区域轮换工作,消除脑力疲劳的作用。要特别保证每天的户外活动和体育锻炼时间。户外活动时可以接触大自然,呼吸新鲜空气,接受阳光沐浴,达到增强体抗力,减少疾病之目的。体育锻炼是促进发育和增强体质的最有利因素,经常参加体育锻炼,可以改善身体各系统的功能,促进生长发育,增强体质,促进神经系统的发育和协调,提高脑力工作能力。青少年学生每天至少要保证 1 小时的体育锻炼时间。行动吧,到阳光下,到操场上,只有体育锻炼才能支撑你健康的体魄。

四、进餐

定时定量进餐,使胃部受纳适宜和均衡,并且使大脑皮层的活动形成动力定型,进餐时间成为条件刺激,食物进入胃时正当食物中枢兴奋,这样就可引起良好的食欲,保证食物很好地消化和吸收。一日三餐的间隔时间要适中,一般为 4~6 小时,如果早餐吃得早,与午餐的间隔时间太长,可在上午第二节课后增加一次"间餐",这对增强学习能力,促进健康发育有好处。要注意饮食卫生,进餐时不要嬉闹,不要狼吞虎咽、暴饮暴食。饭后要休息半小时左右,才可以学习或活动。

五、睡眠

睡眠时间约占人生的 1/3,对短暂的人生而言,这确实是一个相当大的比例。于是,有人想问:能否减少睡眠,把剩下的时间用于工作和学习?回答是否定的。睡眠和觉醒都是生命活动所必需的生理现象,人在觉醒状态下,才能进行各种活动;在睡眠状态下,才能恢复精力和体力。睡眠同吃饭、喝水一样重要,而且在某种意义上比吃饭、喝水更重要。

人的睡眠和觉醒是周期性交替的,这与大自然的昼夜变化是一致的。充足的睡眠是消除大脑疲劳,保持旺盛精力的重要保证。儿童少年睡眠时生长激素分泌增多,对促进生长发育意义重大。因学习或工作负担过重等原因,造成长期睡眠不足,医学上称作"睡眠剥夺",会导致一系列的生理和心理障碍,表现为精神萎靡不振、脾气暴躁、食欲减退、学习和工作能力下降,也容易发生各种意外伤害。

科学家考察了一些动物的睡眠时间,发现猫每天要睡 20 小时,狗睡 18 小时,老鼠睡 14 小时,小鸟睡 12 小时。那么,人需要睡多久?睡眠时间与个人的年龄、健康状况等因素有关,一般来说,新生儿需要 20 小时,婴儿 16 小时,2 岁幼儿 12 小时,3~5 岁儿童 11 小时,6~9 岁儿童 10 小时,10~15 岁少年 9~10 小时,成年人一般 7~8 小时,老年人的睡眠时间会更短一些。国家教育部规定:小学生每日睡眠时间应达到 9~10 小时,中学生应达到 8 小时。

然而,也并不是睡眠的时间越多越好。如果睡眠失控,一味贪睡,将会使脑细胞的兴奋与抑制失去平衡,同样会影响正常的心理活动。睡眠与觉醒交替发生是有规律的,它是由人体的"生物钟"来控制的。因此按睡眠规律来休息,注意劳逸结合,才有益身心健康。

充足的睡眠不完全在数量,而且更重要的在于质量。所谓睡眠质量,就是指睡眠深度,睡得深、睡得香,即使时间短些,醒来也会精力充沛,精神抖擞。为了提高睡眠质量,需要做到以下几点:

(1)养成按时睡眠、按时起床的好习惯。

(2)睡前不宜剧烈运动、喝咖啡或浓茶,以免兴奋神经,难以入眠。

(3)睡前温水洗脸、洗脚、刷牙,有助入睡。

(4)保持室内卫生和空气新鲜,勤晒被褥,睡具卫生舒适。

(5)不要蒙头,睡眠姿势要正确。"站如松,坐如钟,卧如弓",睡眠姿势以略弯曲侧位为佳。侧睡时,脊柱略向前弯,形成弓状,全身肌肉放松。

○○○ **相关链接** ○○○

生理学家的动物实验

为了验证睡眠的重要性,生理学家用 3 条孪生狗做实验,结果如下:

实验对象	干预措施	存活时间
1号狗	给水喝，允许睡觉	28天
2号狗	给食物吃，允许睡觉	16天
3号狗	给水喝，给食物吃，不允许睡觉	10天

得出的结论是：在某种意义上，睡眠比吃饭、喝水更重要。

对"头悬梁，锥刺骨"的认识

中国古代有个"头悬梁，锥刺股"的故事，它勉励人们少睡勤学。现在看来，这是不合乎科学规律的。人已经疲倦了，脑细胞处于抑制状态，昏昏欲睡，硬要用强力刺激的方法使人保持觉醒，虽然表面上把睡眠时间转化成了学习时间，但实际上效果却很差，身体健康也受到影响，实在是得不偿失。只有保证睡眠，精力得到充分恢复，工作和学习效率才可能提高。我们不赞成这种疲劳战术，而是要在改进学习方法，提高学习效率上下工夫。

神秘的梦

梦是一种十分独特的心理状态。

人所以会做梦，是因为人在睡眠时大脑皮层没有完全处于抑制（休息）状态，有的区域仍然处于兴奋状态。或者当某些外界刺激（如声音、光线、气味等）作用于我们的感觉器官时，也可能引起做梦。比如，听见乐器声会梦见节日联欢的情景；闻到食品的香味会梦见在餐馆或家中吃饭。人体的器官受到刺激也会做梦。比如睡觉时手放在胸部，就可能梦见有石头或怪物压在身上一致喘不过气来；冬天睡觉时脚露在被子外面，就可能梦见涉水或在雪地行走；腿弯着睡觉，就可能梦见自己被人追赶，但怎么也跑不动。

人在梦境中还有可能得到创造性的成果。门捷列夫梦见许多化学元素排列成周期形式，启示他完成了元素周期表的排列。德国化学家凯库勒研究苯分子的结构式始终没有结果，有一天他梦见一条蛇正在咬它自己的尾巴，从中受到启迪，终于发现了苯的环状结构。

第五节　科学用脑

学生的主要任务是学习，学习是一种艰苦的脑力劳动。有些同学非常勤奋用功，但学习效果却不理想，并因此而烦恼，那是因为学习方法不得当。人类大脑的机能活动有它自己的规律，只有根据大脑活动的规律，学会科学用脑，并注意用脑卫生，才能提高学习效率，达到理想的学习效果。

一、大脑机能活动特点

大脑是中枢神经系统的高级部位，分左右两个半球，覆盖半球表面的灰质称为大脑皮层，它是我们学习时心理（智力）活动的物质基础。大脑皮层约有150亿个神经细胞，神经细胞之间的突触联系密如蛛网，成为大脑皮层进行调节活动的神经基础。学习时大脑皮层的机能活动具有以下五个特点。

（一）有势法则

当人们从事某项工作时，其工作效率取决于大脑皮层的有关区域是否处于良好的兴奋状态。学习时，语言、文字、符号等刺激通过视、听分析器，把兴奋传至大脑皮层的相应区域，形成优势兴奋灶。优势兴奋灶一旦形成，就会将大脑皮层其他部位的兴奋性吸引过来，加强自己的兴奋程度，使学习及工作能力得到保持和提高，这种活动特点称为有时法则。

（二）始动调节

学习刚开始的时候，大脑工作能力较低，然后会逐渐提高。这是因为大脑皮层细胞本身的功能启动需要一定的时间所致。就像汽车一样，刚起步的时候速度较慢，然后会不断加速。大脑皮层的这种始动调节，在学日、学周、学期开始时都能显现出来，所以在学习时要逐渐增加学习的难度。

（三）动力定型

身体外部和内部的条件刺激，依照一定的顺序不变地重复多次后，大脑皮层上的兴奋和抑制过程在空间和时间上的关系就会固定下来，使神经通路变得更加通畅，条件反射的出现愈加恒定和精确，这就形成了动力定型（也称习惯）。年龄越小，越容易形成动力定型，脑越用越灵。

（四）镶嵌式活动

在进行某项活动时，大脑皮层只有相应部分的神经细胞处于兴奋（工作）状态，其他部分则处于抑制（休息）状态，这样就形成了兴奋区与抑制区、工作区与休息区呈互相镶嵌的活动方式。随着工作性质的改变，兴奋区与抑制区、工作区与休息区也会不断轮换，新的镶嵌方式不断形成。大脑皮层的这一活动特点，可使大脑能保持较持久的工作能力。因此，不同性质的课程轮换学习，脑力和体力活动交替，动与静变换，工作与休息穿插等措施，可使大脑保持较长时间高效率的工作能力，是减少疲劳发生，提高学习效率的有效措施之一。

（五）保护性抑制

任何脑力活动都伴随着大脑能量的消耗。持续紧张的脑力劳动，使能量的消耗过程超越恢复过程,这时大脑工作能力就会暂时降低,出现疲劳感,进而出现抑制状态,防止机能的进一步消耗。这种保护性抑制是大脑的一种自我保护性反应。疲劳和正常睡眠都属保护机理的生理反应。因此,当学习出现早期疲劳时,应及时休息,以促进大脑机能的尽快恢复。如果硬撑,则疲劳加深,导致过度疲劳或疲惫不堪。

二、脑力工作能力的变化规律

一天中,脑力工作能力的变化是这样的:开始时处于较低水平,然后逐渐升高,学习约2小时后达到高峰,以后又逐渐下降,经过午休后再回升,以后又逐渐下降,到学日末时下降到全日最低水平。

一周中的变化是:经过周六和周日的休息,脑力工作能力有所恢复,但由于始动调节需要一个过程,所以周一的工作能力并不太高,周二才升高,高峰维持到周三或周四,以后有所下降,周五最低。

根据以上脑力工作能力的变化规律,在安排学习计划时应注意:一周中,周五应安排较轻的学习,周一的学习任务也不宜太重;一天中,把最难的课程安排在上午第二、三节,最易的安排在上午第四节和下午末节。

课间休息,是两节课之间消除脑力疲劳的重要措施。根据大脑皮层镶嵌式活动的特点,课间应走出教室,进行活动性休息,到室外呼吸新鲜空气、游戏、散步、远眺等,这样既可以消除脑力疲劳,使维持坐姿的肌肉得到放松,放松眼睛,又能加强教室的换气。

三、科学用脑

学习是一项繁重的脑力劳动,会消耗神经细胞的大量能量,如果违反了大脑皮层的活动规律,不能做到科学用脑,就会造成大脑机能疲劳,出现视力减退、神经衰落、注意力涣散、记忆力衰退等现象。所以,必须学会科学用脑。科学用脑是青少年学生必须掌握的一项基本的学习技能。

（一）多用脑、勤用脑

人的大脑有150亿个脑细胞,据科学家推论,人一生中所使用的脑细胞仅占其总量的1/100～1/10。也就是说,人脑蕴含着极大的潜力。常言道,"刀不磨会生锈,水不流会发臭"。多用脑、勤用脑,不仅促进大脑的发育,也是保养大脑的最好措施。

（二）经常变换学习内容和方式

经常变换学习内容和方式方法,使大脑皮层不同部位的兴奋和抑制过程有规律地转化,避免长时间使用一个兴奋区域,有利于保持大脑的清醒和灵活,提高学习效果。如学习语文的时间久了,可以改为数学;书写累了,可以改为阅读。即使学习同一内容,也可以变换一下方式,听、写、算、读配合使用,充分发挥大脑的工作能力,提高学习效果。

(三)掌握最佳用脑时间

人的大脑生物节律(生物钟)可分为三种类型:"百灵鸟型"、"猫头鹰型"和"混合型"(图 2-3)。"百灵鸟型"的特点是,早睡早起,一到清晨就情绪高涨、精神焕发、思维活跃、记忆力强;"猫头鹰型"的特点是,一到夜晚就进入适度兴奋状态,思维敏捷,毫无倦意;"混合型"的特点是,全天中用脑效率都差不多,上午9 点至 10 点,下午 4 点至 5 点效率相对更好一点,这类人占绝大多数(95%左右)。我们应该了解自己的最佳用脑时间,探索出适合自己的最佳学习模式,将学习中的难点安排在最佳时间去思考、解答,以提高学习效率。

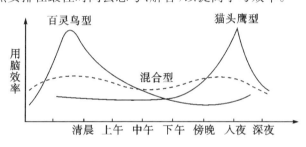

图 2-3　最佳用脑时间分布图

(四)劳逸结合

学习要注意劳逸结合,一张一弛。经过 1 小时左右的学习,大脑就会产生疲劳,这时就需要休息片刻(一刻钟左右),闭目养神,做眼保健操,做一些身体活动。另外,要保证充足的睡眠,良好而充足的睡眠,是消除大脑疲劳最有效的方法。

(五)供给大脑充足的营养

大脑的重量虽然仅占体重的 1/50,但耗氧量却占全身耗氧量的 1/5。如果大脑处于积极活动状态时,其耗氧量可占到全身的 1/3。大脑的能量供应主要依赖于葡萄糖,如果脑供血不足,血中氧气和葡萄糖含量下降,都会导致大脑工作能力下降,影响学习效率。因此,同学们应做到:

不在饥饿状态下学习;不在饭后立刻就学习;注意经常到户外呼吸新鲜空气;不随便乱用"补脑类营养品";不吸烟,不酗酒。

四、掌握科学的学习方法

科学的学习方法,是学习入门的向导,是打开知识之门的金钥匙。要想提高学习效率,取得理想的学习效果,就必须探索一套适合自己的、行之有效的学习方法。

(1)确立目标,制订计划。学会制订学习计划,掌握学习的主动权;既有长远计划,也有短期安排;科学安排学习和复习时间。

(2)四大环节,缺一不可。课前预习、专心听讲、及时复习、认真完成作业是确保学习质量的四大环节。

(3)及时反馈,自我调控。通过课堂提问、测验练习,找出优势和不足,平时做好查缺补漏,根据自己情况及时调整学习方法。

(4)眼耳口手,配合行动。调动多种感官参与,听、说、读、写,综合运用。

(5)积极思考,举一反三。学习中积极思考,敢提问,会提问,知其然,更知其所以然,达到触类旁通,举一反三的程度。

> 学习知识要善于思考、思考、再思考,我就是靠这个学习方法成为科学家的。
>
> ——爱因斯坦

第六节　保护视力

眼睛是人体的视觉器官,通过眼睛我们看到了大千世界,欣赏优美的景色,审视事态万物。人们赞美眼睛,"眼睛是心灵的窗户","透过眼睛可以看到一个人的机灵、自信和智慧","要像爱护自己的眼睛那样,爱护……"然而,现实生活中的青少年学生对自己的眼睛并不是十分爱护,存在许多不良的用眼卫生习惯。视力不良已成为我国青少年学生的一个重要的健康问题,视力不良率居高不下,是征兵体检和升学专业受限的主要原因。我们都有这样的感觉,当你随便踏进某高中的一个教室时,大量的"眼镜"立刻出现在你的眼前,视力正常的学生成了凤毛麟角。我们必须爱惜自己的眼睛,保护视力。

一、眼球的结构

眼球近似球形,直径约 24 毫米。眼球位于眼眶的前半部,由筋膜和框壁联系,周围有脂肪组织垫衬,以减少眼球的震动。眼球前面有眼睑保护。眼球可分为眼球壁和内容物两部分(图 2-4)。

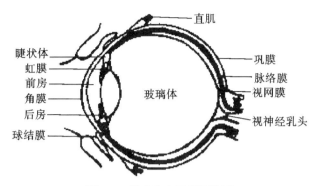

图 2-4　眼球的水平断面模型

眼球壁由外、中、内三层膜构成。

（一）外膜（纤维膜）

外膜是由坚韧致密的纤维组织所构成,有保护眼球外形和内部组织的功能。外膜又由角膜（俗称黑眼珠）和巩膜（俗称眼白）两部分组成。角膜约占外膜的 1/6,凸向前方,可透光线,有折光作用。角膜有丰富的神经末梢,感觉灵敏。巩膜约占外膜的 5/6,为白色不透明纤维膜,质地坚韧。在巩膜前缘连接角膜处,深部有巩膜静脉窦,房水经此排除。

（二）中膜（血管膜）

中膜由血管、神经和色素细胞构成,有营养眼内组织、遮蔽和调节光线、保证视物清晰的作用。

中膜可分为虹膜、睫状肌和脉络膜三部分。虹膜是中膜的最前部,是一个环形膜,中央有一圆孔,称为瞳孔,类似照相机的光圈,可随光线的强弱而缩小或放大。睫状肌是虹膜后方的环形增厚部分,其横断面呈三角形,内有睫状肌。睫状肌收缩时晶状体变厚,松弛时变薄。脉络膜连于睫状肌后方,贴附于巩膜后面,占中膜的 2/3,后部有神经通过。

（三）内膜（视网膜）

内膜是眼球壁的最内层。视网膜贴附于虹膜和睫状体的部分,无感光功能,贴附于脉络膜内面的部分,具有感光功能。在视网膜上视神经穿出处,呈现一个圆盘状区域,称为视神经乳头,此处没有感光细胞,生理学上叫盲点。在视神经乳头外侧约 4 毫米处有一个黄色的小区,叫黄斑。黄斑中心凹陷,是视觉最敏感的地方。

（四）眼球的内容物

眼球的内容物包括晶状体、玻璃体和房水。三者都是透明体,可透过光线,并有折光功能。晶状体位于虹膜后方，无色透明，由周缘的睫状小带（又叫悬韧带）连于睫状体。玻璃体充满在晶状体后方的整个眼球内。房水充满在眼房内（位于角膜和晶状体之间的空隙），有营养角膜、晶状体和维持眼内压的功能。

二、眼睛能看到景物的机理

　　人的眼睛很像一架照相机。巩膜不透光，相当于照相机的暗箱；虹膜能使瞳孔扩大或缩小，相当于照相机的光圈；晶状体相当于照相机的镜头，能够聚光；位于后部的视网膜，相当于胶卷（底片），能够映出物像。外界景物射来的光线进入眼里，通过晶状体集中后射到视网膜上，就显出影像，这个影像的光刺激了视网膜，视网膜将这个信息通过视神经传导给大脑，经过大脑视中枢的综合分析，形成物像，人就感觉到这个物像的光亮，看见了景物。

　　照相机能够拍出一张清晰的照片，要靠焦距的调节作用。如果焦距调节不好，拍出的照片就模糊不清。而人的眼睛能看清景物，主要靠睫状体根据需要随时调节改变晶状体的厚薄以增加或减少屈光度（调节"焦距"），使远近物体的影像都能清晰地反映在视网膜上。健康的眼睛，无论看远或看近，景物的影像都准确地落在视网膜上，这种情况叫正视眼（图 2-5）；近视眼景物影像落在视网膜的前面，只能看清近处的东西，而看不清远处的东西（图 2-6）；远视眼景物影像落在视网膜的后面，看远或看近都不清楚（图 2-7）。裸眼视力低于 5.0 者统称为视力不良，其中绝大部分是近视。

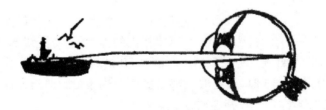

图 2-5　正视眼示意图

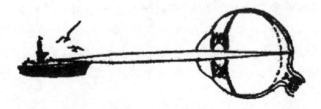

图 2-6　近视眼示意图

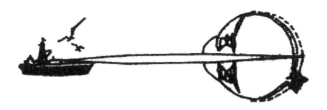

图 2-7 远视眼示意图

三、近视的成因

近视是指眼睛视近物清楚而视远物（5 米以外）模糊的一种眼的屈光不正，在学生中相当普遍。近视对青少年学习、生活和职业选择都带来不利影响。保护视力，预防近视非常重要。导致近视的原因主要有以下几个方面：

（1）长时间的视近工作。长期视近物，又不注意劳逸结合，眼睛就会始终处于疲劳状态，长此下去，得不到恢复，就会形成近视。

（2）不良的用眼卫生习惯。这是导致学生近视的最主要原因。读写姿势不正确，如经常趴在桌子上或歪着头看书写字、躺着看书等，易造成眼书距离过近、两眼与书本的距离不等，导致眼疲劳。在光线太暗或太强的地方看书写字，对眼睛的影响也很大。在光线太暗的地方，要看清字迹，势必书距离很近，加重眼睛的调节负担，导致眼疲劳；在光线太强的地方，瞳孔缩小，调节加强，视网膜受强光线刺激，会产生暗点，眼前产生黑影。乘车或走路时看书是极不好的习惯，由于身体和书都在摆动，眼书距离不断改变，字体不易看清，眼睛调节负荷加大，极易眼疲劳。

（3）不良的学习环境。学习环境中采光照明条件差，课桌椅不适合学生身材，课本、作业本的纸张不白，字体过小，印刷不清等，都会造成眼调节的过度紧张，导致眼疲劳。

（4）迷恋电子游戏。随着电脑和网络的普及，许多青少年过分迷恋网络游戏，连续长时间的上网和电子游戏，已成为导致近视的重要因素。连续长时间看电视，也是引发近视的原因之一。

（5）遗传因素。高度近视的父母，其子女发生近视的可能性较大。尽管遗传因素在近视发生中起到一定作用，但大多是可以控制和预防的。

四、假性近视和真性近视

青少年眼球正处在发育过程中，调节能力很强。如果长时间连续读书、写字，会使睫状肌长期收缩，以至痉挛，晶状体变凸，眼球充血，眼内压升高而出现视力下降、视远物模糊，这种近视称为假性近视，属于功能性近视。如果及时采取有效的保护措施，如改掉不良的用眼卫生习惯、坚持做眼保健操、注意读写卫生、辅以缓解视疲劳的眼药水等，视力会有所改善或恢复正常。相反，如果未引起注意，仍不注意用眼卫生，久而久之，会使眼球壁逐渐伸延，导致眼轴变长，发展为真性近视。一旦到了这个地步，视力就难以恢复正常了。

五、近视眼的预防

近视眼一旦发展到真性近视的阶段就很难恢复，所以，要特别注意做好预防工作。

（一）养成良好的用眼卫生习惯

读写姿势要端正，眼睛与书本的距离应保持1尺左右；连续看书、写字1小时左右要休息片刻或远眺；不要在光线太暗或太强的地方看书；不要躺着看书；不要走路时或在晃动的车厢里看书。连续看电视时间不宜超过60分钟，座位与电视的距离要在2.5米以上，收看30分钟左右要休息片刻。

（二）改善学习环境

改善学习环境的采光和照明条件，课桌椅要适合学生的身材高矮（图2-8）。

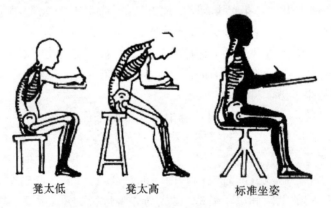

凳太低　　　凳太高　　　标准坐姿

图2-8　坐姿示意图

（三）控制使用电脑和上网时间

眼与电脑屏幕的距离以50～60厘米为宜，屏幕中心高度要比眼的平行视线低一些，腰部要挺直，每次不应超过30分钟。严禁观看三维立体图，因为它要求眼距画面5厘米的情况下数秒钟不眨眼，势必引起眼的极度调节，很快就发生视疲劳。

（四）注意自我保健

（1）每天坚持做眼保健操,按摩睛明、天应、四白、太阳等穴位(图2-9)。手法要缓慢、柔和,先轻后重,以感觉酸胀为宜,每天上、下午及睡前各做一次;

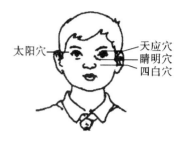

图 2-9　眼保健操穴位

（2）晶体操,通过看远和看近的交替活动,改善眼的调节机能,以达到减轻或消除视疲劳的目的。先看着远处一个目标,数 50 个数,然后将食指放在鼻尖,眼睛盯着鼻尖,再数 50 个数,连续数次,每日 1~2 次。

（3）控制视近时间和强度,增加户外活动和体育锻炼时间,保证睡眠,不要熬夜。睡前滴一点缓解视疲劳的眼药水,可帮助消除视疲劳。每学期检查视力1~2 次,发现视力下降应及早采取措施。

六、近视眼的矫治

青少年近视眼能否矫治和治愈是一个复杂而有争议的问题。目前,各种矫治方法不下 500 种,其中以我国最多。但确实有效的方法却很少。在近视眼矫治的问题上,比较一致的观点是:对假性近视或初发近视,某些矫治措施有一定的控制和延缓其进一步发展的作用;必要情况下佩戴合适的眼镜仍然是矫治近视眼的最佳方法。

假性近视一般不必佩戴眼镜,如因学习时感到不便(如看不清黑板等),可在看远时戴眼镜,看近时则不戴。真性近视,因影响学习、生活和工作,可佩戴眼镜。配镜一定要到正规的专业机构,经过散瞳验光后,佩戴合适的眼镜。

目前,各种防近产品名目繁多,良莠不齐,有些商家为了盈利,不惜采取一些不正当的宣传和促销方法,欺骗消费者。青少年学生要正确认识,谨防受骗。一般认为,角膜接触镜以及角膜手术等矫治方法不适合儿童青少年。

◎◎◎ 相关链接 ◎◎◎

近视眼流行有明显的地域特点

我国儿童青少年近视患病率有明显的地域特点,有的地区患病率较高,有的地区则相对较低。

我国儿童青少年视力不率不断上升

据中国学生体质与健康调查研究发现,我国儿童青少年视力不良的患病率居高不下,并且有不断上升的趋势,预防和控制工作任重道远。

表 2-1　中国青少年视力不良率(%)

年龄/岁	1985 年	1995 年	2005 年
7	7.76	17.73	23.09
8	7.80	15.03	24.66
9	9.13	17.68	26.80
10	12.51	21.70	32.67
11	16.14	27.08	39.05
12	20.24	33.53	43.35
13	30.03	44.78	50.35
14	33.99	50.53	57.54
15	40.52	56.33	65.96
16	47.05	64.35	73.55
17	52.57	68.63	76.50
18	53.94	69.50	77.95

第七节　口腔卫生

口腔是由牙齿、围绕在牙齿周围的牙龈、舌和粘膜组织所组成,是食物消化的重要器官,也是语音系统不可缺少的组成部分。口腔是消化系统开端,食物经过牙齿的咀嚼后,借助于舌头的搅拌将食团与唾液充分混合,唾液中的消化酶对食物起到部分消化的作用。如果没有健康的牙齿,就会加重胃肠的负担,甚至引起消化不良。

只有牙齿健康,你的微笑才甜美

对着镜子照一照,笑一笑,你会看到红红的嘴唇和整齐洁白的牙齿。这是多么甜美的微笑啊!试想,如果牙齿不洁,上面长着黑斑或黑洞,你的微笑还会那么甜美吗?

一、牙齿的发育特点

人的一生中共有两副牙齿。第一副牙齿称为乳牙,于出生后 7~8 个月开始萌出,平均在两岁半左右长齐。乳牙共有 20 颗,在口腔上下颌的左右侧对称分布各 5 颗。第二副牙齿称为恒牙。第一颗恒牙于 6 岁左右开始萌出,随后乳牙便按一定的顺序和年龄逐次脱落而相继被恒牙替换。除了第三磨牙以外,大约在十三四岁乳牙全部脱落,恒牙全部长齐。第三磨牙一般在 17~21 岁时萌出。恒牙共有 32 颗,上下颌的左右侧对称分布各 8 颗(图 2-10)。

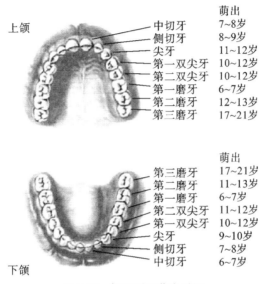

图 2-10　恒牙列及萌出时间

　　牙齿由牙冠、牙根和牙颈三部分组成。牙冠是显露于口腔的能看到的部分,有牙釉质覆盖,牙釉质是全身最坚硬的一种组织。牙根是埋于牙槽窝内的部分,由牙骨质覆盖。牙冠与牙根交界的部分是牙颈。牙齿分为切牙、尖牙、磨牙,其功能分别是切断、撕碎和研磨食物。

乳牙和恒牙同等重要

　　人们对乳牙的认识存在一些误区,认为"乳牙早晚是要替换的,即使发生病变后也没有必要治疗"。这种认识是完全错误的,如果不及时治疗乳牙的病变,不仅影响正常的咀嚼和消化,引起营养不良,还会影响恒牙的正常萌出和排列,造成恒牙排列不齐和其他疾病。

二、龋病

　　龋齿,俗称"虫牙"、"蛀牙",是在口腔内细菌的作用下牙齿硬组织脱钙和有机质分解使受害牙齿组织破坏、崩解,在牙齿上形成龋洞的一种疾病。龋齿的患病率在青少年中可高达 90% 以上,是继心血管疾病和癌症之后,被世界卫生组织列为重点防治的第三大疾病。

龋病的罪魁——牙菌斑

牙菌斑是一层薄的、透明的、粘附在牙齿表面的细菌团块。含糖的食物进入口腔后,牙菌斑里的致龋细菌就会使糖发酵产酸。酸性产物长期作用于牙齿,牙釉质就被溶解,细菌就会侵入牙本质,使牙齿结构进一步遭到破坏,形成龋洞。龋洞如不及时充填,就会进一步扩大,殃及牙髓,造成更严重的后果。

导致龋病发生的因素主要有三个:细菌、食物残渣和牙齿的抗酸能力。口腔的温度、湿度和营养物质为各种细菌的滋生提供了十分有利的条件。导致龋病的最主要细菌是变形链球菌和嗜乳酸杆菌,他们在口腔的食物残渣上繁殖产酸,腐蚀牙釉质,形成龋洞。牙面和牙缝中的食物残渣是产生龋齿的必要条件之一,这些食物残渣(尤其是糖、糕点等)如果得不到及时清除,就为细菌致龋提供了便利的条件。牙齿的抗酸能力是指牙齿对酸性环境的抵抗作用,氟元素能增强牙齿抗龋能力。

预防龋齿应从以下几个方面做起:

(1)养成良好的口腔卫生习惯,饭后漱口,早晚刷牙。

(2)少吃零食和糖果,可以减少龋齿的发生,尤其是睡前不要吃糖果、糕点等零食。

(3)注意合理营养,多吃富含钙、磷、维生素的食物,如黄豆、豆制品、海产品、牛奶、新鲜蔬菜及水果等,这些食物对牙齿的发育大有好处。

(4)在饮食中适当地选择一些粗糙的、含有纤维的食物,使牙面能获得良好的摩擦功效,促进牙面清洁,从而形成抗龋的良好条件。

(5)牙齿表面的间隙、窝沟是龋病的好发部位,窝沟封闭可以预防龋齿。

(6)定期到医院做口腔检查,发现龋洞,及时充填。

保护六龄齿

第一恒磨牙大约在 6 岁时长出,所以叫六龄齿。它的牙冠最大、咬力最大、功能最强。但因为它在恒牙中萌出的时间最早,咀嚼面上又有一些窝沟和裂隙,因而也最容易受到侵蚀。必须保护好我们的六龄齿。

三、牙周疾病

牙周疾病是牙齿周围支持组织的疾病,包括牙龈炎和牙周病。牙菌斑是牙周疾病的主要致病因素。牙菌斑内的细菌、细菌的代谢产物和毒素刺激牙龈,使牙龈发红、易出血,这是牙周疾病的早期症状,称为牙龈炎。此时如果不能有效地清除牙菌斑,不注意口腔卫生,天长日久牙菌斑就会钙化,形成牙石。牙石表面有细菌堆积,牙龈继续受细菌、细菌代谢产物、毒素和牙石本身的刺激,牙龈慢慢地从附着的牙齿上分离而出现牙周袋。牙周袋内充满细菌,有时会有脓液溢出,如再不进行治疗,牙齿周围的牙槽骨就会被破坏,导致牙齿松动、脱落。预防牙周疾病的关键是坚持早晚刷牙,注意口腔卫生,有效地清除牙菌斑。

名词解释

窝沟封闭是一种防龋新技术,利用高科技的防龋涂料把牙面上容易发生龋病的窝沟封闭起来,使细菌不能进入,达到防龋之目的。

口腔健康的标准

牙齿清洁,无龋洞,无疼痛,牙龈色泽正常,且无出血现象。

一个人每年大约要吃掉 700 千克的食物,这么多食物全要依靠我们的牙齿一点一点地咬碎、嚼烂,咽到胃里去,才能被消化吸收,我们的身体才能健壮。牙齿为我们的健康不辞辛劳,可是有些同学根本不知道爱护它,有一些很不好的习惯,如咬指甲、咬笔头、甚至咬瓶盖,这样对牙齿损害极大。我们必须牢记:牙齿健康终生受益。让我们都来爱护自己的牙齿吧!

相关链接

如何选择牙刷?

最好选择保健牙刷。保健牙刷的特点是:刷头小,在口腔内转动灵活;毛束排列稀疏(2~3 排,每排 6~8 束),易于冲洗保洁;刷毛软硬适中,富有弹性,既能洁齿,又能按摩牙龈,有助于牙齿健康。

何为正确的刷牙方法?

正确的刷牙方法应该是像刷梳子一样(竖刷法),上牙里里外外由上向下旋转刷,下牙里里外外由下向上旋转刷,牙齿咀嚼面前后来回刷。

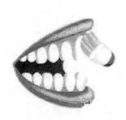 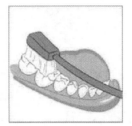 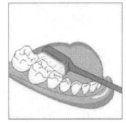

猜一猜

　　圆筒装有白糊糊,每天早晚挤一股。三十二个小弟兄,都夸用它有好处。

第八节　脊柱弯曲异常

　　我们都见证过小树苗的成长过程,在他的成长旅途中不仅需要人们经常的浇水和施肥,还需要我们为其修枝,如果他长歪了,我们要将其扶正。人们常用"挺拔"、"笔直"之类的字眼来赞美小树苗的苗壮成长。儿童少年正如一株树苗,如何才能长成挺拔的参天大树是我们每个人都十分关心的事情,如果他们的身体"长歪"了该怎么办? 让我们在下面的内容中寻找答案吧。

　　脊柱弯曲异常是儿童少年中一种常见的姿势性缺陷,它不仅影响体态和体力,在一定程度上也影响身体的素质,是青年服兵役和从事某些专业技术工作受限的原因之一。

一、我们的脊梁

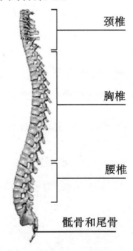

图 2-11　脊柱的三个生理性弯曲

　　脊柱又称"脊梁骨",是身体的中轴,躯干的支柱,由 24 块椎骨(颈椎 7 块、胸椎 12 块、腰椎 5 块)和 1 块骶骨组成。脊柱四周有坚硬的韧带把各椎骨连接在一起。正常脊柱仅有颈、胸、腰三个前后方向的生理性弯曲(图 2-11)。

　　脊柱能够维持身体正常形态,保护脊髓、胸腔、腹腔和盆腔内的脏器。脊柱是人体负重、运动、肢体平衡、缓冲震荡的主要结构。脊柱的弹性装置可使各种冲击,如走、跑、跳时产生的震动减弱或消失,从而保护颅脑免受损伤,是人体的"减震器"。脊柱的生理弯曲和椎间关节可使躯干、四肢的活动度增大,当脊柱发生病变时,躯干的活动就会受到一定限制。

脊柱生理性弯曲的形成

   颈曲:3～4个月的婴儿,由于颈部肌肉的发育而会抬头时,脊柱开始出现向前凸的颈曲。

   胸曲:7～9个月会坐时,由于重力的原因,开始出现向后凸的胸曲。

   腰曲:10～12个月以后,由于直立姿势,开始走步,出现向前凸的腰曲。

二、脊柱长歪了

脊柱弯曲超出了正常的生理范围叫做脊柱弯曲异常,分为脊柱侧弯、脊柱后凸、脊柱前凸和平背四种情况。脊柱侧弯是指脊柱发生左右方向的异常弯曲,又分为左凸、右凸、S形侧弯三种(图2-12)。脊柱后凸,即驼背,脊柱胸段后凸过甚,头部前倾。脊柱前凸是指脊柱胸段不但没有生理性后凸,反而前凸,形似"马鞍",又称"鞍背"。平背,又叫直背,是指脊柱的胸腰段缺乏生理性前后弯曲。

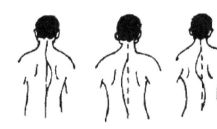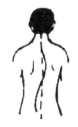

图2-12 脊柱侧弯示意图

脊柱的正常生理弯曲是在出生后,由于向直立姿势变化的重力作用和肌肉、韧带的牵拉而形成的。由于儿童少年脊柱周围的肌肉和韧带发育还比较柔弱,再加上不良的生活和学习姿势,就容易发生脊柱弯曲异常。儿童少年的脊柱弯曲异常绝大多数是姿势性的,与学习和生活条件有密切关系。

(1)不良的读写姿势。有的同学在读书写字时,常歪着身子,致使身体重心偏向一侧,容易导致脊柱侧弯;有的喜欢趴在桌上看书写字,而不能保持正确的坐姿,时间久了,易形成驼背。

(2)课桌椅不适合身材。学生在学习时(包括学校和家庭)使用的桌椅过高或过低,都容易导致脊柱弯曲异常。桌子过高,迫使学生写字时右肩上抬,背部肌肉牵拉脊柱偏向一侧,这种不良的强迫体位,容易形成脊柱侧弯;桌子太矮,容易引起驼背。

(3)负荷过重。儿童少年过早进行负重劳动或劳动负荷过大,会影响脊柱的正常发育,导致驼背;长期固定单肩负重,强迫脊柱凸向对侧,会引起脊柱侧弯。

(4)缺乏体育锻炼。有些儿童喜欢看书、学习而不爱活动,使用电脑时,常一坐就是几小时。由于缺乏体育锻炼,背部肌肉、韧带的力量薄弱,也容易引发脊柱弯曲异常。

(5)书包的问题。书包是中小学生的贴身伙伴,背书包的方式与脊柱的健康也有密切关系。单肩背书包,使脊柱两侧的生物力学平衡被打破,容易发生脊柱侧弯;而双肩背书包的,很少发生脊柱侧弯。但是,如果书包太重,也会引起驼背。学生学习负担过重是一个普遍的社会现象,减轻书包重量有利于脊柱健康。

三、脊柱弯曲异常的矫治

脊柱弯曲异常的青少年可在全面锻炼的基础上,有针对性地通过矫正体操来进行矫正。矫正体操的种类很多,目标有四:

(1)全面增强脊柱两侧、前后各肌群、韧带的紧张力。

(2)消除或减轻患侧肌肉的痉挛,增强另一侧肌肉的紧张度。

(3)纠正已成习惯的不良姿势,练习对双侧肌肉的平衡感觉。

(4)通过活动,使脊柱充分伸长,与此同时消除其不良扭转。

矫正应在医生或体育老师的指导下科学进行。根据弯曲异常的性质和方向,一般分为脊柱左凸、脊柱右凸、驼背和脊柱前凸4组。脊柱左凸组应多做上半身向左弯的运动;右凸组应多做向右弯的运动;驼背组多做脊柱的伸展运动。动作要缓慢、舒展,切忌动作生硬、粗暴。要有足够的运动量,并长期坚持效果才会明显。

四、脊柱弯曲异常的预防

脊柱弯曲异常不仅影响体态美,而且体力和身体素质也会受到不良影响。尤其是青春期的少年,由于身体发育速度加快,而且骨骼长度的增长领先,而肌肉、韧带的发育相对滞后,如果不注意正确的坐、立、行姿势或缺乏体育锻炼很容易发生脊柱弯曲异常。

(1)注意学习卫生。读书、写字时要保持正确的姿势,养成良好的阅读习惯。学校和家庭要为学生提供适宜的桌椅和良好的照明条件。连续读写40分钟或使用电脑 30 分钟,应起身活动性休息。

(2)消除单侧肌肉紧张的因素。使用双肩背包,避免书包过重;避免持久性单肩用力或负重;避免日常生活和劳动过程中的单一体位和偏侧姿势。

(3)体育锻炼。体育锻炼是预防脊柱弯曲异常的有效方法。除上好体育课、广播体操外,每天都应坚持 1 小时的体育锻炼。体育锻炼的内容要多样化,尽量多参加一些单双杠、平衡木、跳箱、垫上运动等项目。

第九节 拒绝烟酒

日常生活中,吸烟、嗜酒的现象十分普遍。在我们的周围,包括家人和亲朋好友,吸烟和嗜酒的人随处可见。吸烟和嗜酒是极不文明、极不健康的两种生活方式。青少年朋友必须保持清醒的头脑,树立正确的健康观和价值观,在烟酒和健康之间做出明确的选择,从我做起、从现在做起,拒绝烟酒,促进健康。

一、人类健康的头号杀手——烟草

人类的许多严重疾患都与某些不良生活行为有关。吸烟几乎危害人体的全部重要器官,与肺癌、喉癌、胃癌、膀胱癌等十几种癌症有关,与呼吸系统疾病、心脑血管疾病、糖尿病及其他严重的慢性疾患都有密切关系。吸烟是最不文明、最不健康的生活行为,有百害而无一利。烟草是威胁人类健康的头号杀手。

> 当你在吞云吐雾时,可曾意识到烟草正在蚕食你的生命和健康。

(一)庞大的烟民队伍

当发达国家的吸烟率以每年 1%～2% 的速度下降时,我国的吸烟率却在以每年 2% 的速度增长。目前中国的吸烟者有 3.2 亿,15 岁以上人群的吸烟率为 37.62% 大体相当于所有发达国家吸烟者的总和,占全世界吸烟者的 1/3,是当之无愧的"烟民大国"。更令人担忧的是,青少年吸烟也相当普遍。在中国的烟民中,青少年吸烟人数高达 500 万,大有"长江后浪推前浪"之势,控烟形势任重道远。

(二)吸烟等于慢性自杀

烟草是一种茄科植物,其成分比较复杂,燃烧时可产生 3000 余种有害物质,其中最为主要的有害物质是尼古丁(烟碱)、焦油、一氧化碳、一氧化氮、氢氰酸、丙烯醛等,其中,尼古丁是一种能使人成瘾的物质。

烟草的自白

我是一种茄科植物,专门侵蚀你们人类的生命与健康。在每年的死亡人口当中,我的"功劳"最大! 我是全世界最大的隐形杀手。你们人类也真是愚蠢,还给了我一个美丽的称呼——"香烟"。我最喜欢侵蚀青少年的健康和生命,因为他们机体稚嫩、知识缺乏,最容易上当。

吸烟是多种慢性疾病的根源,更是多种癌症的罪魁,如吸烟者肺癌发病率比不吸烟者高10~20倍,喉癌发病率比不吸烟者高10倍。

青少年正处在生长发育期,各系统、器官尚未完全发育成熟,对各种有害因素的抵抗力较弱。所以,青少年吸烟危害更大,开始吸烟的年龄越早,危害越大。另外,吸烟对健康的危害不会马上表现出来,而是长期、慢性的危害。吸烟就等于慢性自杀!

尼古丁的毒性试验

一支香烟所含的尼古丁为0.3~2.0毫克,足以毒死一只小白鼠;20支香烟中的尼古丁可毒死一头牛。

表 2-2　吸烟的危害

呼吸系统	支气管炎、肺气肿、肺癌、喉癌等
循环系统	冠心病、高血压等
消化系统	口腔癌、食道癌、胃癌、胃肠溃疡等
泌尿系统	膀胱癌等
大脑	中风、脑缺氧、思维迟钝、记忆力下降等

(三)吸烟的社会危害

(1)巨大的经济浪费。吸烟造成的经济浪费也是十分巨大的。全世界的吸烟者每年约花费1000亿美元,我国的烟草消费也在200亿元以上。尤其在一些尚未脱贫的地区和家庭,吸烟的浪费更加令人痛心! 试想,如果将这笔开支节省下来,能建多少座希望小学呢!

(2)引发火灾和灾难。因乱扔未熄灭的烟头,造成火灾的案例屡见不鲜,最典型的莫过于1987年5月震惊中外的大兴安岭森林火灾。此次大火共造成69.13亿元的惨重损失。事后查明,这次特大森林火灾,最初的五个起火点中,有四处系人为引起,其中两处起火点是三名"烟民"的烟头引燃的,教训十分惨痛!

（3）危害他人健康。吸烟不仅损害吸烟者本人的健康,还会给家庭成员和周围人群的健康带来威胁,使这些无辜的人们"被动吸烟",深受毒害。目前,中国有5亿多人正在忍受被动吸烟的危害。当你的身边有人在吸烟,从自我保护的角度出发,你应该委婉劝阻他不要吸烟,或离开他。

名词解释

被动吸烟是指生活和工作在吸烟者周围的人们不自觉地吸进烟雾尘粒和各种有毒的物质。吸烟者在吸烟时,约把70%的烟雾吐到空气中,供旁人"分享",使无辜者深受其害。

世界无烟日

世界卫生组织将每年的5月31日定为"无烟日",号召人们在烟草和健康之间必须做出选择。

（四）戒烟——全世界共同的呼唤

青少年吸烟是一种严重的社会现象。青少年辨别是非和自我控制的能力较差,往往在以下心态的驱动下开始吸了第一支烟,如好奇心和尝试欲望,希望亲自尝试吸烟的感觉;模仿影视明星吸烟时的"潇洒风度";认为吸烟可以显示"男子汉"风度;认为吸烟可以提神、解愁;周围的人都吸,自己不吸显得不合群等。青少年朋友,吸烟危害健康,害己害人,为了我们的健康,摒弃这些错误的心态和认识吧! 要烟草还是要健康,我们必须做出明确的选择! 让我们一起,共同发出勇敢的呐喊——拒绝烟草!

教你一招　　　　　　　**拒绝第一支烟**

面对别人递来的香烟,你可以这样做:

（1）微笑着说:"不,谢谢!"

（2）找借口拒绝吸烟,如"我最近有点咳嗽,不能吸烟"。

（3）在别人敬烟时,立即找借口暂时走开。

（4）冷静拒绝,让对方知道你是坚定的不吸烟者。

（5）改变话题,对方如果说:"我们吸支烟吧。"你可以说:"不,还是喝茶吧。"

（6）与不吸烟者在一起,为自己创造一个不吸烟的环境。

（7）避开吸烟的场所,避免和吸烟者单独在一起。

名人名言

要知道,人在身强力壮的青少年时代所养成的不良嗜好,将来到了晚年要一并算总账的。　　　　　　　　　　　　——培根

人应该支配习惯,而不能让习惯支配人。　　——保尔·柯察金

●●● 相关链接 ●●●

我国控制青少年吸烟的法规

(1)《中华人民共和国未成年人保护法》规定:任何人不得在中小学、幼儿园、托儿所的教室、寝室、活动室和其他未成年人集中活动的室内吸烟。

(2)《烟草专卖法》规定:不应向18岁以下未成年人出售香烟。

(3)《中学生日常行为规范》规定:养成良好卫生习惯,不吸烟、不喝酒。

二、酒精会"扼杀"健康的头脑

酒的种类主要有白酒、啤酒和果酒等,酒精是各种酒类的主体,化学名为乙醇。酗酒是指没有节制的饮酒,即过量饮酒。我国的"酒民"人数至少在3亿以上,每年有4万多人因酗酒而致酒精中毒,因纵酒死于心脑血管病的人数高达10万多人。酗酒不仅有害健康,是一种极不文明的生活行为,更是一个社会不安定因素,酒后闹事、酒后驾驶肇事已屡见不鲜。

(一)酒精对人体健康的影响

酒精进入人体后,迅速被胃和小肠吸收,对各系统和器官发生作用。酒精对人体的影响主要表现在三个方面:对消化道黏膜的刺激作用,表现为充血和炎症,导致胃炎、胃溃疡等;长期过量饮酒,会损害肝脏,导致脂肪肝、肝硬化;对神经系统的影响非常敏感,少量饮酒会出现兴奋现象,表现为面色红润、心跳加快,过量饮酒会使人进入抑制状态,反应迟钝,嗜睡甚至昏迷,少数因急性酒精中毒而死亡。

酒精扼杀了大脑

酒精能够通过血脑屏障进入大脑组织,直接杀伤脑细胞。正常人大约有140亿个脑细胞,到大脑发育成熟后,每天要死亡1000个左右。长期饮酒会大大加快脑细胞的死亡速度。

酒精对青少年大脑造成的伤害程度远远超过对成人大脑的伤害,过早大量饮酒会对青少年的神经功能造成伤害。酒精不仅影响青少年的身体健康和学习成绩,还会导致应对愤怒、焦躁、沮丧等情绪感觉的能力下降,影响与家人、朋友的沟通能力。青少年饮酒的另一个危险是发生意外事故的可能性增加。

(二)青少年不要饮酒

青少年正处在心理和生理的发育和完善时期,千万不要沾染嗜酒的恶习。当遇到一些不顺心和令人烦恼的事情时,不要模仿他人"借酒消愁",因为过量饮酒会使人思维混乱,做出错误的判断,带来更多的烦恼,正所谓"借酒消愁愁更愁"。即使在喜庆的日子里,为了我们的健康,也不要饮酒。

吸烟和嗜酒是人类健康的两大杀手,这两大杀手每年杀死的人比车祸还要多得多。我们已经了解到它们的危害,就应该下决心摒弃这些坏习惯,健康的金钥匙就掌握在我们自己的手中!

你问我答

(1)有人说"少量饮酒,对身体有益。"

答:世界卫生组织声明:"少量饮酒对人体有益"是没有根据的,不存在不影响健康的饮酒最低限量。

(2)有人说"啤酒是液体面包,可以暴饮。"

答:一瓶啤酒只相当于半个面包所产生的热量,啤酒喝多了,肚子发胀,就不想吃饭了,反而影响营养素的摄入,对健康不利。

活动园地

创建无烟家庭

我的家人中有吸烟者,从今天开始,我要实施我的无烟行动。

我的行动计划是:_____

_____

_____

_____

第十节 远离毒品

毒品是指出于非治疗目的而反复、连续使用,能够产生依赖性(即成瘾性)

的物质。我国《关于禁毒的决定》中明确指出,毒品是指鸦片(阿片)、海洛因、吗啡、大麻、可卡因以及国务院规定管制的其他能使人形成瘾癖的麻醉药品和精神药品。

毒品犯罪是指违反毒品管理法规,从事与毒品有关的危害公民身心健康和社会治安秩序的活动。毒品犯罪活动包括从事走私、贩卖、运输、制造毒品;非法持有毒品;包庇毒品犯罪分子;为犯罪分子窝藏、转移、隐瞒毒品或者犯罪所得赃物;掩饰、隐瞒出售毒品获得财务的非法性质和来源;非法运输、携带制毒化学品进出境;非法种植毒品原植物;引诱、教唆、欺骗、强迫他人吸食、注射毒品;非法提供毒品;容留他人吸食、注射毒品并出售毒品等活动。我国《刑法》对毒品犯罪活动都有明确的处罚规定。吸毒,是指行为人明知是毒品仍然自愿予以吸食、注射的行为。

一、罂粟——美丽外衣下隐藏着罪恶

罂粟,是一种2年生的草本植物。罂粟的植株高一般0.5～1米,夏季开花,花朵较大。罂粟花生于枝顶,花色有红、粉、紫、白等颜色,鲜艳美丽。罂粟花凋谢之后,结出球形的果实,这就是罂粟果。鸦片、吗啡、海洛因等毒品都出自罂粟果。

鸦片又称阿片,俗称大烟、烟土、福寿膏等。鸦片是从罂粟未成熟的果实中,用利刀割破果皮将流出的乳汁逐渐凝固成糊状物,再经风干成膏状物,即为鸦片。一个果实通常可采浆3～4次。

鸦片内含有多种生物碱,含量最多的是吗啡,可达$10\%\sim20\%$,将鸦片进一步提炼即可获得吗啡。作为药品,吗啡是医疗上的麻醉性镇痛药;当变成毒品时,它比鸦片更易使人上瘾,更易产生精神依赖和身体依赖,最终因抑制呼吸而死亡。

海洛因,俗称白粉、白面,被认为是"毒品之王"。它是用吗啡进一步加工、提炼而成的,其毒性和成瘾性是吗啡的2～3倍。

非法种植罂粟是一种犯罪行为。我国《刑法》规定:非法种植罂粟、大麻等毒品原植物的,一律强制铲除。并按情节轻重分别处以5年以下有期徒刑、拘役或者管制,并处罚金;或者处以5年以上有期徒刑,并处罚金或者没收财产。

二、吸毒,危害自己、毁灭家庭、祸国殃民

(1)吸毒,自掘坟墓。毒品是撕咬人类躯体的蛀虫,更是蚕食人类灵魂的幽灵,吸毒等于追赶死亡,自掘坟墓。毒品的最大危害就是它的成瘾性,一旦沾上它就会成瘾,而且很难戒掉,身心备受摧残和折磨,吸毒者的下场真是目不忍

睹。它就像毒蛇一样,一旦缠上将无法逃脱。有道是"福祸无门,唯人所招",选择吸毒,无疑是召唤灾祸,召唤死神!

(2)吸毒,毁灭家庭。毒品使吸毒者变得思想堕落、意志薄弱、精神萎靡、心理变态。为了满足自己的吸毒需求,他们变得极端自私,早把家庭抛到九霄云外,不惜给父母兄弟、爱人子女带来沉重摧残和痛苦。吸毒,需要极大的开销,为了弄到钱,对家庭实行骗光、偷光、抢光的"三光"手段。吸毒——→弄钱——→吸毒,是所有瘾君子至死也跳不出的怪圈,他们丧失了亲情和理智,变得不择手段,最终导致家破人亡。

(3)吸毒,社会的公害。吸毒是诱发犯罪和引起社会治安不稳定的重要因素之一。一个吸毒者,毒资花费巨大,而且是绝大多数吸毒者所无法支付的。然而,对吸毒者而言,毒品又是他们生活的唯一需要!为了获得毒品,他们必然不择手段,铤而走险。一般男性吸毒者到社会上偷盗、抢劫,甚至杀人;女性吸毒者大多数通过卖淫获取钱财。而所有的吸毒者,都希望发展新的吸毒者,这样,他们就能把自己本来就已经高价买来的毒品,用更高的价格卖给新的吸毒者,用赚来的钱供给自己购买更多的毒品,"以贩养吸"。于是,抢劫、卖淫、贩毒,这些罪恶活动就会无休止地危害社会。

这是一个真实的故事:他姓陈,25 岁,中学毕业的第二年,在坏人的教唆下开始吸食海洛因。很快就把家里所有的积蓄花光,接下来他想到了诈骗和抢劫。先是诈骗了 2 万元,买了海洛因和一把手枪,然后又开始了他的抢劫行动,开枪打死一人,打伤三人,抢劫六辆汽车,最后驾车逃窜时,又撞翻两辆摩托车、三辆自行车,将一名 15 岁少年撞出几米开外……

吸毒,不仅摧残自己,毁灭家庭,而且危害他人,危害社会,危害国家。所有有良知的人,绝不能宽恕吸毒行为!

三、禁毒斗争在行动

炎黄子孙永远不会忘记鸦片给我们带来的巨大侵害,更不会忘记"东亚病夫"的屈辱。中华民族与毒品不共戴天,我们的禁毒斗争也从来没有停止过。

请记住 1839 年 6 月 3 日至 6 月 25 日这段特殊的日子吧!它是人类禁毒史上值得纪念的伟大的日子。在这 23 天的时间里,在中国广东的虎门,清朝钦差大臣林则徐,一举将收缴外国鸦片贩子的鸦片全部销毁,共计 1188127 千克。如果用现代 4 吨的卡车装载,需要 297 车。销毁鸦片的冲天大火,向全世界庄严宣告:中国人与鸦片不共戴天!

虎门销烟距今已一个半世纪了,中华民族的反毒、禁毒斗争从来就没有停止过。新中国成立不久,就发布了《关于严禁鸦片烟毒的通令》。1990 年颁布的

《关于禁毒的决定》,是我国人民反毒、禁毒的纲领性文件。《中华人民共和国刑法》,是我们反毒、禁毒的法律准绳。

四、构筑永不染毒的心理长城

毒品是毒蛇,吞噬着一条条无辜的生命;毒品是豺狼,毁灭着一个个温馨的家庭;毒品是魔鬼,制造着一幕幕骇人听闻的人间悲剧。那么,吸毒者到底为什么染上赌瘾,走上这条不归路呢? 他们吸毒之初的心理又是怎样呢?

(1)愚昧无知。文化素质低,根本不知毒品为何物,迷迷糊糊地就步入吸毒者行列。正如一个年仅 14 岁的吸毒少年所说,"我根本不懂什么是毒品,没有谁告诉过我毒品有多可怕,我以为吸毒和吸烟一样!"

(2)好奇心理。在好奇心的驱使下,产生一种体验欲望,看到别人吸毒,自己也想尝试,体验一下吸毒的感觉。

(3)追求时髦。"任何恶习只要一时髦,有人就把它视为美德。"这是法国剧作家莫里哀说过的一句话。改革开放使人们富裕起来,有人竟把吸毒当成炫耀自己的资本。

(4)寻求刺激。最容易被毒品俘虏的,是那些涉世不深的青少年。他们往往生活目标不甚明确,对生活只有浪漫的憧憬,如果遇到挫折和打击,往往精神先会垮掉,吸毒被视为一种解脱。

(5)从众和逆反心理。别人能做的,我也要学着做;别人说不许做的,我非要去做一下! 一个吸毒的中学生是这样回答警察质问的:"我看到朋友们都吸,我就想试试","他们都吸,我当然也得吸啦!"

(6)交友不慎。"近朱者赤,近墨者黑。"许多青少年是由于交友不慎,受到坏人引诱或教唆,而开始吸毒的。

青少年要充分认识到毒品的危害,自觉构筑强大的心理长城,远离毒品。

(1)生活有规律,保持健康的生活方式。

(2)积极参加集体活动、文体活动和公益活动。

(3)了解有关毒品的知识,有防范心理。

(4)有良好的决策能力,坚决拒绝伙伴提出的不良要求。

(5)交友慎重,不交坏朋友。

(6)不吸第一支烟、不饮酒。

(7)不占小便宜,不随便接受陌生人的食品和礼物。

(8)不要随便吃药,生病时服药应遵医嘱。

(9)自信、自尊、自爱。

第三章　营养与健康

第一节　营养给你健康、智慧和力量

人类为了生存和繁衍,需要不断从外界摄取各种食物,经过体内的消化、吸收和新陈代谢,得以维持机体的生长、发育和各种生理功能,这一连续过程就叫做营养。人类最重要的基本权利是得到足够的有营养的食物。人民的营养水平是一个国家国民经济、科学技术、文化教育和社会进步的综合标志。

摄食是人类的本能,也是生活的第一需要,故有"民以食为天"之说。然而,人类文明发展到今天,不能把吃饭仍旧停留在本能阶段,怎样吃合理包含着很多学问,需要掌握科学的营养知识。现实生活中,由于缺乏营养知识,人们的营养状况出现了两个极端,既有营养不良造成的各种营养缺乏病,也有营养过剩导致的"现代文明病"(如心血管疾病、脑血管疾病、糖尿病、肥胖症等)。所以,从某种程度上说,健康和疾病都是吃出来的,在健康和疾病之间,我们必须做出明智的选择!

一、我国的饮食文化誉满全球

我国的饮食文化博大精深,享誉全球。许多电视作品,如《食神》、《满汉全席》、《中华一番》等都是反映饮食文化的。中国的每个传统节日都有特定的食物,饮食已经融合在了我国的文化之中。关于中国的食物,有名人故事,有神话传说,其中不仅包含了中国的历史,还散发着我们的文化精神和民族气质。

例如,粽子是纪念屈原的食物,蕴含着一种爱国的精神以及人们对爱国者的尊重。饺子原名"娇耳",相传是我国医圣张仲景首先发明的,起初是为了治疗穷人冻伤的耳朵而做的药,后来,逐渐演化成了我国的一种民俗。月饼代表了中华民族团圆的家庭理念和抗击外敌的民族精神。苏东坡的绝句"但愿人长久,千里共婵娟",道出了家人盼团圆的美好愿望。

我国的饮食文化是一种悠久的文化,是中华各族人民在食源开发、食具研制、食品调理、营养保健和饮食审美等方面所进行的创造与发明的集锦,是人们日常生产和生活的生动写照,而且对周边国家和世界各国的饮食产生了深刻的影响,极大地丰富了人类的物质和精神财富宝库。我们为此感到无比的自豪。

但是我们也要清醒地认识到,在传承中华饮食文化的过程中,不能因循守旧,故步自封,逐步融入现代营养科学知识是当务之急,这是全面提高膳食质量,促进公众身体健康的明智之举。

二、人体成分源自食物精华

随着对自然科学知识的不断学习和积累,我们会理解这样一个事实,即生命是化学反应的产物,构成生命体的一切物质都来自于大自然。正所谓"你即你所食"。

古时候,人们都想找一块能使自己的家族繁衍兴旺的"风水宝地"。有人在地形、水源、光照等方面选择到合适的地方以后,并不急于在那里安营扎寨,而是先在那里放几年牧,期间观察动物的生长情况,最后把羊、牛、马等宰杀了,再仔细观察动物的所有内脏器官有没有发生病变,如果一切正常,他们就正式在那里安居乐业。所以,有人把这种做法叫做"牧羊择居"。

这种"牧羊择居"的做法听起来似乎有点神奇,其实是很有道理的,这是因为我们人类从胎儿起到成人的整个过程中,都需要从食物中吸取各种必要的营养物质,而不论是植物性食物还是动物性食物都离不开那里的水土。那么构成人体的主要物质是什么呢? 现代科学研究证实,人体是由水和其他多种物质构成的,而这些物质都来自饮水和食物,都是食物中的精华——营养学家称之为营养素。

人体中的各种营养素都在发挥着各不相同的不可代替的重要作用,如碳水化合物、脂类和蛋白质都可为人体提供能量。营养素在人体中的含量和比例是相对固定的,如果摄入过多或者过少,都会严重影响人体的健康,甚至导致营养性疾病。例如,缺乏维生素 D、钙可以导致佝偻病;缺乏铁可导致缺铁性贫血;摄入过多的脂肪和能量则可导致肥胖症;摄取不安全、不卫生的食物可导致食物中毒,甚至癌症等。我们必须牢记,科学饮食、合理营养是身体健康的主要"基石"之一。

三、饮食与智力

我们都知道,大脑是人体的智慧中心。大脑细胞就像电子计算机中安装的那些电子元件一样,复杂而有秩序地组合、排列与连接着。计算机的灵敏与否,取决于电子元件的先进性和它们之间的连接是否严密与精巧。与计算机相似,我们人的智力基础就是脑细胞的巧妙装配与畅通联系,而构成这智慧库中脑细胞的材料就是蛋白质、脂类和碳水化合物等营养物质。

在人体的新陈代谢过程中,大脑组织需要不断地更新、补充,这些新的蛋白质和脂质等只能是通过饮食获得,否则脑细胞的发育和代谢就不能正常进行下去。鸡蛋中的蛋白质是天然食物中最优良的蛋白质之一,它富含氨基酸(蛋白质的组成成分)、卵磷脂、维生素 A、维生素 B_1、维生素 B_2、硒等,每天吃 1～2 个鸡蛋很有必要;动物脑组织都含有大量的脑磷脂和卵磷脂,这是对脑神经生长发育极其重要的物质;鱼类脂肪含有的一种多不饱和脂肪酸叫二十二碳六烯酸(广告宣传时称为 DHA),同样在脑发育和提高智力方面起着非常重要的作用。即便是膳食中缺乏维生素 B_1,也会对中枢神经功能产生不良影响,明显缺乏者会引起严重的神经病变。

大脑还有一个"怪脾气",那就是它最喜欢"吃糖",因为糖是大脑唯一可以利用的能源。大脑的"偏食"并不是它格外挑剔,而是因为只有糖才能顺利透过血脑屏障进入脑组织而被脑细胞利用。儿童青少年每日需要的能量是 8500 千焦耳(千焦耳是一个类似于千克、千米的法定计量单位)左右,人在用脑时会大量地增加人体的能量消耗,以满足大脑高效率的思维活动,虽然大脑重量只占体重 2%,但却能消耗人体 20% 的能量,这些能量来自葡萄糖。幸好我们每天吃的米、面中的碳水化合物都可以转化为葡萄糖。由此可见,合理饮食对维持大脑的正常结构和功能是多么重要,我们应学会如何给大脑更科学的支持与呵护。

四、饮食与体力

我们每天除了躺着睡觉之外,要做很多体力活动,包括走路、做游戏、体育运动、家务劳动等,在这些体力活动中消耗的能量,要比脑力活动时消耗的能量多,因为体力活动实际上是以肌肉收缩带动骨骼运动为主的过程,而肌肉收缩活动时物质代谢旺盛,需氧量高,能量消耗就多。

那么人体活动时肌肉所需要的能量是什么能量呢? 是人体自身的化学能。这里必然要涉及一个专用医学名词——三磷酸腺苷,该词的英文缩写是 ATP。ATP 是一种化学物质,是人体内能量的直接来源。在我们吃的米、面类等食物里,淀粉之类的物质经过消化转变为葡萄糖被小肠吸收,经由血液运送到全身各个组织细胞,在细胞中专门的细胞器(主要是线粒体)内通过一系列氧化反应转化为人体能直接利用的 ATP。我们不妨把 ATP 看做是食物中蕴藏的能量和人体利用的能量之间的纽带。

在人体活动刚开始时,肌肉所需要的能量由 ATP 提供。肌肉收缩就是利用肌肉细胞内 ATP 分解释放的能量供肌肉克服阻力来做活动,以实现化学能向机械能的转化。然而体力活动所需能量大大高于体内以微量 ATP 形式储备的能量,所以,在身体长久或者剧烈活动时,储存在肌肉内的肌糖元(体内葡萄糖的储备形式之一)就要不断地分解为葡萄糖,再通过发生在线粒体中的有氧呼吸(需有氧气的参与,氧气来自血液)将葡萄糖氧化分解以获得更多的能量。

前面已经提及,来自食物的碳水化合物、脂类和蛋白质都可为人体提供能量,这些能量的大约60%以热能的形式向外界散失,在这一点上,人的皮肤就像个具有散热功能的暖气片一样,而其余40%左右的能量就暂时储存在ATP里。我们还可以这样理解,整个人体相当于一部汽车,人所吃下的食物就相当于车上的油箱,食物中含有的碳水化合物、脂类和蛋白质就类似于加油站提供的各种油料。汽车上的发动机在运转时,除了驱动车轮运动,必然也要散热,转动的发动机还要带动发电机,此时发出的电能总要储存在蓄电池中备用,照此看来,前面说到的ATP是不是很像这充过电的蓄电池啊?

如何保证身体有充足的体力,是每个同学都很关心的事情。人们的亲身体会相当一致,每当感觉肚子饿的时候,就会感觉浑身无力,无精打采,可见饮食与体力有着直接的关系。要达到身体强壮的目的,下面的建议对你很有帮助。

首先,每天要摄入充足的蛋白质,因为蛋白质是一切生命的物质基础,对儿童青少年的生长发育非常重要。蛋白质是肌肉的主要组成部分,肌肉群的构成、生长和变得结实有力,离不了高质量的食物蛋白质。鸡蛋、肉类、鱼类、牛奶、豆制品等食物中的蛋白质含量高,质量好,对增强肌肉力量有很大好处。

其次,要摄入大量的能量,以满足身体发育和肌肉活动的需要。人体能量主要来源于米、面类主食中的碳水化合物,也来源于肉类等食物中的脂肪。主食要做到粗细粮搭配、花样翻新,以增加食欲。如果由碳水化合物和脂肪提供的能量过少,肌肉组织中的蛋白质就会分解成氨基酸为身体供应能量,必然影响肌肉的力量和耐力。

再者,要摄入足够的维生素和矿物质,以强壮骨骼,调节身体生理机能。新鲜的蔬菜、水果和动物内脏食品都是这些微量营养素的良好来源。体育运动时往往大汗淋漓,体内容易缺乏维生素C、B族维生素以及氯和钠等,造成营养素比例失调。因此,更应该多吃些新鲜蔬菜和水果,咸蛋、咸小菜、海鲜汤等,

此外,在保证科学饮食,合理营养的基础上,同学们还要经常参加各种体育锻炼,促进肌肉生长和强壮,焕发青春活力和精神。

第二节　营养素家族

我们每天必须要做的重要事情之一就是吃饭,只有摄入充足的食物,人才会有精力学习,有力气工作。如果把人比做机器,食物就好比是让机器发动起

来的汽油。食物中究竟含有什么物质,能让人体这个神秘的有机机器自由运转呢? 答案就是各种各样的营养素。营养素家族包括六个成员,他们是碳水化合物、蛋白质、脂类、维生素、矿物质和水。另外,近年来人们对膳食纤维的了解日益加深,有的科学家也将膳食纤维称作第七营养素。

> 饮食是生命之父母。　　　　　　　　　　　　　——德国谚语

一、碳水化合物

碳水化合物是自然界存在最多、分布最广的一类重要的有机化合物,主要由碳、氢、氧所组成。可以笼统理解为能为人体提供能量的糖类,如淀粉,葡萄糖等。分单糖、双糖、低聚糖、多糖四类。单糖主要包括葡萄糖、果糖等。葡萄糖是细胞动力的来源,绿色植物进行光合作用也会产生葡萄糖。双糖由两个单糖组成,就像两个小朋友手拉手在一起,主要包括蔗糖和麦芽糖。蔗糖是使用最广的甜味剂,糖果和糕点中都加入了蔗糖。我们在吃馒头的时候,馒头在嘴里会越嚼越甜,这就是因为嘴里的唾液将馒头分解成了麦芽糖。低聚糖由 3～10 个单糖聚合而成,主要包括低聚果糖、低聚半乳糖、大豆低聚糖等。低聚糖有甜味但其热量低于蔗糖,最难能可贵的是低聚糖拥有像油脂一样的粘稠性,可以给予食品良好的风味和口感。低聚半乳糖就是人们经常说的“双歧因子”的一种,可以促进肠道健康。多糖,顾名思义,是由多个单糖聚合而成,主要包括淀粉、糖元、纤维素等。人们炒菜的时候经常会用淀粉勾芡,这样可以起到让汤汁粘稠的作用,这是因为淀粉在加热过程中发生了叫做糊化的化学反应。

碳水化合物是人体能量的主要来源,每克葡萄糖在人体内氧化可产生 16.7 千焦耳能量,人体所需要能量的 60% 左右都是由碳水化合物提供的。碳水化合物的主要食物来源有谷物(如水稻、小麦、玉米、大麦、燕麦、高粱等)、水果(如甘蔗、甜瓜、西瓜、香蕉、葡萄等)、坚果、蔬菜(如胡萝卜、番薯等)等。

不同的人对碳水化合物的需求量差异很大,主要是强调应该从碳水化合物中获得合理比例的能量。过多的能量和碳水化合物摄入可引起肥胖、糖尿病和血脂异常症等。中国营养学会推荐中国居民碳水化合物所提供能量的适宜比例是 55%～65%。青少年正处于生长发育期,每天大概需要 400～500 克谷类食物,而且应适量选择杂粮和豆类。

二、蛋白质

蛋白质是由氨基酸组成的大分子物质。来自于植物性食品(如谷类、豆类)

的称为植物性蛋白质,来自于动物性食品(如肉类、奶类)的称为动物性蛋白质。我们吃的鸡肉、猪肉,喝的牛奶、豆浆,都是蛋白质的良好食物来源。机体的每一个细胞和所有重要组成部分都需要有蛋白质参与,它是生命的物质基础,没有蛋白质就没有生命。

蛋白质是人体组织细胞的构成成分。人体的任何组织和器官都以蛋白质为基本组成成分,从细胞膜到细胞内的各种结构,从心、肝、肾到肌肉,从牙齿、骨骼到头发、指甲均含有蛋白质,可以说,蛋白质是人体的主要"建筑材料"。蛋白质是酶和抗体的主要组成成分。酶是人体代谢反应的催化剂,实际上就是一种特殊蛋白质。抗体是一种具有免疫功能的球蛋白,它是体内的"士兵",当受到外来物如细菌等病原体入侵的时候,人体就会产生抗体将外来物消灭。蛋白质也是人体能量的来源之一,当体内需要时蛋白质可被分解代谢,释放出能量。每克蛋白质在体内产生 16.7 千焦耳的能量。

动物性食物(如奶、鱼、蛋、肉)的蛋白质含量高(10%~20%)、质量优、利用率高。我国人均牛奶摄入量很低,营养学家大力提倡人们注重增加牛奶摄入量。植物性食物(如谷类、薯类、豆类等)中,大豆的蛋白质含量较高(20%~40%),是唯一能够代替动物性蛋白的植物蛋白,属于优质蛋白质。儿童青少年正处在生长发育的关键时期,更应当注重蛋白质的摄入。按能量计算,摄入蛋白质的量应占膳食总能量的 12%~14%,也就是说每天应摄入 60~80 克食物蛋白质。

一杯牛奶强壮一个民族

"九一八事变"前的 1931 年,当时日本 18 岁男女青年的平均身高分别只有 161.8 厘米和 151.2 厘米。以前日本民族没有大量喝牛奶的习惯。第二次世界大战后,百业萧条、财政拮据、民众生活困苦。但是,政府出资,每天为中小学生免费提供一杯牛奶。当时的口号是:"一杯奶强壮一个民族。"仅仅 1960~1980 年的 20 年中,该国 6~18 岁中小学生的牛奶日消费量增加 6~7 倍。到了 1985 年,18 岁男女身高已分别达到170.8厘米和 157.8 厘米。

三、脂类

脂类也叫油脂,是机体内的有机大分子物质,不溶于水,主要包括脂肪、磷脂、糖脂、等。在常温下,来自植物的脂类通常为液态,如花生油;来自动物的一般为固态,如猪油。脂类中的磷脂,糖脂和等在动物的脑和蛋类中含量丰富,大

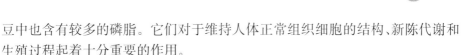

豆中也含有较多的磷脂。它们对于维持人体正常组织细胞的结构、新陈代谢和生殖过程起着十分重要的作用。

脂肪的主要生理功能是氧化供能和储存能量。每克脂肪在体内氧化释放出的能量为 37.6 千焦耳,比每克碳水化合物或蛋白质所释放的能量多两倍以上。此外脂肪还具有维持体温和保护身体器官的作用。

人类膳食脂肪主要来源于动物的脂肪组织和肉类以及植物的种子。相对而言,动物脂肪主要由饱和脂肪酸组成,多不饱和脂肪酸含量较少,而植物油主要由多不饱和脂肪酸组成。饱和脂肪酸摄入过多可导致肥胖、心血管疾病、高血压和某些癌症发病率的升高。《中国居民膳食营养素参考摄入量》规定,我国中小学生膳食脂肪提供的能量以占每日摄入总能量的 25%~30% 为宜。

四、维生素

食物中含有的某些少量有机化合物,对机体的新陈代谢、生长发育和健康有极为重要的作用,我们把它们称作维生素。维生素是人体必需的微量营养素,在人体物质代谢中起重要的调节作用。人体对维生素的需要量很少,常以毫克计,但由于人体不能自行合成或合成量不足,所以必须每天由食物供给。

维生素分为脂溶性和水溶性两大类:脂溶性维生素包括维生素 A、维生素 D、维生素 E 和维生素 K。脂溶性维生素进入机体后通常贮存于体内脂肪组织内,只有少量的脂溶性维生素随胆汁的分泌排出体外。水溶性维生素可溶解于水中,包括维生素 C 和 B 族维生素。随饮食摄入的水溶性维生素极少在体内贮存,大部分随尿液排泄出体外,因此机体所需的水溶性维生素必须每日由饮食提供。

(一)维生素 A

维生素 A 是视网膜上视觉细胞内感光色素的组成物质,能够调节视觉以适应外界光线的强弱。我们都有这样的体验,刚刚进入电影院昏暗的放映厅时什么都看不见,过一会儿之后才慢慢看清周围的事物。这说明我们的眼睛对黑暗环境有一定的适应能力。如果一个人维生素 A 缺乏,眼睛的暗适应能力就会下降,进入黑暗的环境后眼睛适应的时间要比一般的人长得多。很多孩子在小时候父母会给他们吃含有丰富维生素 A 的鱼肝油,为的就是保护孩子的视力,让孩子有明亮的眼睛。

维生素 A 可促进细胞膜糖蛋白的合成,进而促进身体生长发育,强壮骨骼,保护皮肤以及胃肠道、呼吸道粘膜的正常结构和功能。由于人的毛发、皮肤主要靠维生素 A 来滋养,所以多吃含维生素 A 和类胡萝卜素的食物有利于皮肤健康。

维生素 A 主要存在于动物肝脏中。我们吃的胡萝卜、橘子等蔬菜水果中有一种物质叫类胡萝卜素,其中一部分类胡萝卜素可以转化为维生素 A,所以有时父母让孩子多吃含类胡萝卜素的水果,其实就是为了防止孩子发生维生素 A 缺乏症。

(二)维生素 D

维生素 D 是调节人体钙、磷正常代谢的重要物质,可以加速小肠中钙、磷的吸收,促进钙化,使骨骼和牙齿正常生长。父母经常给孩子喝 AD 钙奶,就是因为它可以让孩子骨骼强壮,个子长高。维生素 D 还可以维护身体活力,当人体维生素 D 不足时,下肢的肌肉力量与身体活动能力便会减弱。

如果缺乏维生素 D,儿童可发生佝偻病,表现为骨骼变软和弯曲变形,严重时可形成 X 或 O 型腿。但若摄入大剂量维生素 D 制剂或浓缩鱼肝油丸,又极易发生维生素 D 中毒症,表现为食欲下降、恶心、呕吐、腹泻、头痛等。慢性中毒则表现为体重减轻、皮肤苍白、便秘或腹泻,并出现肾功能减退、高血压等症状。一般从饮食中摄入维生素 D 极少引起中毒问题,需要补充维生素 D 制剂的话,应该在医生或者营养师指导下,以防止维生素 D 摄入过多而中毒。维生素 D 可以在体内合成,只要每天接受一定时间的阳光照射,皮下脂肪中的胆固醇就可以在阳光紫外线的作用下转化成维生素 D。

(三)维生素 E

维生素 E 有抗氧化,增强免疫,维持动物正常生殖的功能。目前普遍认为维生素 E 的抗氧化作用是其具有抗衰老功效的主要原因。人体的细胞因为氧化作用而衰老,氧化作用的罪魁祸首就是自由基,维生素 E 可以与自由基斗争,清除自由基,延缓细胞的衰老。维生素 E 还可有效维持大脑健康旺盛的工作能力,预防动脉粥样硬化。

维生素 E 缺乏在人群中较为少见,一般出现在低体重的早产儿和有脂肪吸收障碍的人身上。只要我们每天摄入一定量的植物油和坚果类食品,就能获得足够的维生素 E。

(四)B 族维生素

B 族维生素是人体组织必不可少的营养素,是食物释放能量的关键,它们相互紧密合作维持人体的代谢,因此被列为一个家族。维生素 B 大家族的主要成员有维生素 B_1、B_2、烟酸、B_6、叶酸、B_{12}。B 族维生素的主要作用是:促进能量产生,维护神经系统和肝脏的功能正常;可促进体内氨基酸正常代谢,具有"血管清道夫"的作用,被视为预防心血管疾病的利器。

B族维生素主要存在于粗粮(如小麦、谷类、豆类)的表层,粗粮加工得越精细,B族维生素的损耗越大。大家常吃精细白面馒头、面条,其中的B族维生素已经所剩无几。为此英国政府就曾下达禁令,禁止对小麦、稻谷进行精致加工,目的就是为保存粮食中的营养素。

（五）维生素C

维生素C又叫抗坏血酸,是一种水溶性维生素。在所有维生素中,维生素C是最不稳定的一种,在贮藏、加工和烹调时容易被氧化和分解。维生素C具有维持皮肤和骨骼健康的功能,还能促进肠道对食物中铁的吸收,有助于治疗缺铁性贫血。维生素C缺乏会导致坏血症,主要表现为皮下出血,牙龈肿胀出血,牙床溃烂,牙齿松动,骨骼畸形,易骨折,伤口难愈合等。

维生素C的发现

哥伦布是16世纪意大利伟大的航海家,他常常带领船队在大西洋上乘风破浪,远航探险。那时,航海生活不仅非常艰苦,而且充满危险。船员们在船上只能吃到黑面包和咸鱼。最可怕的是在航海期间很容易得一种怪病,病人先是感到浑身无力,走不动路,接着就会全身出血,然后慢慢地死去。船员们都把这种怪病叫做"海上凶神"。后来,海员们发现,吃野果子可以让得了这种怪病的人起死回生。经过研究发现,野果子里含有一种叫维生素C的物质,就是这种物质治疗了船员的怪病,这种病也就是后来人们通常称作的"坏血病"。

不同维生素的食物来源差异较大,维生素A主要来源于动物肝脏、鱼肝油、牛奶、奶酪、奶油等。类胡萝卜素主要来自于胡萝卜、西红柿、菠菜、莴苣、大豆、青豌豆、橙子、杏等深颜色蔬菜和水果。B族维生素主要来源于酵母、谷物、肝脏、大豆、肉类、蔬菜、蛋类、米糠等。维生素C主要来源于鲜枣、柑橘、草莓、西红柿、青椒、花菜、苦瓜等。维生素D主要来源于蛋黄、蘑菇、鱼、鱼肝油等。维生素E主要来源于各种植物油、花生、核桃、豆类等。

五、矿物质

矿物质是人体内无机物的总称,是地壳中自然存在的化合物或天然元素。矿物质和维生素一样,是人体必需的微量营养素。矿物质在人体内无法自行产生,必须通过食物摄取。人体对矿物质的需要量因年龄、性别、身体状况、环境和工作状况等因素不同而不同。人体虽然对矿物质的需求量很小,但却必不可少。人体如果长期缺乏某种矿物质,就会出现各种相应的疾病。如果水土环境中缺少某种矿物质,也会影响食物中的含量水平。中国营养学会推荐儿童青少年每天膳食钙、铁、锌、碘的摄入量分别为800~1000毫克,12~20毫克,13.5~19毫克,90~150微克。儿童青少年只要注重食物多样化,不偏食、不挑食,就能够满足以上要求。

　　人体内矿物质种类很多,表现形式各异,生理功能及缺乏症表现千差万别,食物来源也各不相同。现汇总如表3-1:

表3-1　人体矿物质种类表现形式汇总表

元素	生理功能	缺乏时的症状	食物来源
钙	构成骨骼、牙齿,维持神经肌肉兴奋性,调节酸碱平衡和渗透压	软骨病、肌肉痉挛、流血难止。	乳制品、小虾皮、豆类、蔬菜
磷	构成骨骼、牙齿、酶的组成成分,参与物质和能量代谢,调节酸碱平衡	软骨病、食欲不振	各种动物性和植物性食物
钠	调节体内水分和渗透压、维持酸碱平衡和神经肌肉兴奋性	倦怠、晕眩、厌食、无力、血压下降	各种动物性和植物性食物、食盐
钾	维持体内酸碱平衡和渗透压,加强肌肉兴奋性,参与蛋白质、糖类代谢	倦怠、肌肉无力、心律失常	各种动物性和植物性食物
氯	胃酸的主要成分,维持体内渗透压和酸碱平衡,唾液淀粉酶激活剂	很少见	食盐
镁	多种酶的激活剂,维持神经肌肉兴奋性,促进骨骼生长	肌肉震颤、心跳过速、情绪不安	谷类、豆类、蔬菜
铁	血红蛋白组成成分,运输氧和二氧化碳	疲乏无力,面色苍白,智力低下	肝、肾、蛋类、瘦肉、动物血液
碘	甲状腺素成分,参与能量和物质代谢,促进身体生长发育	甲状腺肿大、生长迟缓、智力低下	海带、紫菜及其他海产品、碘盐
锌	酶的构成成分和激活剂,参与核酸、蛋白质代谢,增强免疫功能,维持正常味觉	生长停滞、厌食、少年期性发育不全	动物性食物、谷类
铜	酶的构成成分,促进造血功能,维持神经系统健康	贫血、生长迟缓、情绪易激动	动物性食物、谷类、坚果类
硒	抗氧化,保护心血管健康,维持正常免疫功能,解除重金属毒性、抗癌	心肌坏死、心功能不全、心律失常	动物性食物、豆类
氟	构成牙齿、骨骼的成分	牙齿发育不全,龋齿	饮用水、茶叶、海产品

六、水

水是人体内含量最多和最重要的组成部分,是保持细胞外形、构成各种体液、维持人体生理活动所必需的。婴幼儿体内的水分含量为 75%～80%,成年人体内含水约占其体重的 70%。当人体内水含量减少 1%～2% 时,就会感到口渴;当减少 5% 时,皮肤开始出现皱折,感觉唇焦口干;当减少达到 10% 时,生理功能即发生严重紊乱;减少达到 20% 时,就会危及生命。

水在体内有很大的流动性,是各种水溶性营养素和各种代谢产物的溶剂。水一方面把溶于其中的氧气、营养素、激素、酶等运送到组织细胞,发挥其有效的营养生理作用;同时又把体内代谢废物、有害物质通过呼吸、汗液和大小便等途径排出体外。

人体水分的来源有 3 个。首先饮水或其他饮料是人体水分的主要来源,占人体水分总来源的 50% 以上。其次膳食即饭菜、水果中的水,占人体水分总来源的 30%～40%。我们还应知道,体内碳水化合物、脂肪、蛋白质在氧化分解时也会产生一些水,只不过数量很少,约占人体水分总来源的 10% 左右。

人体每日所需要的水量,与人的年龄、体重、活动量和环境条件等因素有很大关系。一般情况下,健康成年人每日水的需要量约为 2500 毫升,大约相当于 4 瓶矿泉水的量。相对成人而言,年龄小、活动量大、代谢旺盛的儿童青少年需要更多的水。判断体内水分充足与否的简单方法是,要经常注意排出尿液的特性,量少、色深、味浓时表示身体已经处于脱水状态。在高温环境下,由于丢失的水量多,身体就会发出警告,也就是让人有口渴的感觉,此时我们可要及时喝水哦!

> 一周无水人则虚;一年无水国则损;百年无水将如何?
>
> ——请珍惜每一滴水

七、膳食纤维

膳食纤维包括纤维素、半纤维素、树脂、果胶及木质素等。膳食纤维是健康饮食不可缺少的,它们在保持机体健康方面上扮演着重要的角色。膳食纤维可以清洁胃肠道和增强消化功能,同时可稀释包括致癌物质在内的有毒物质浓度,并加速它们的排出。营养学研究证实,高脂、高蛋白、高能量膳食是危害人体健康不可忽视的原因,含有丰富膳食纤维的粗杂粮和薯类开始备受人们青睐。

第三节　平衡膳食

　　世间一切生命活动都必须保持一定的平衡状态,这种平衡一旦被打破,将对生命活动带来严重影响,甚至是危及生命。人体必需的营养素有 40 多种,并且各种营养素的需要量也各不相同,有的每天需要数百克,有的仅是几微克。同样,每种天然食物中营养成分的种类和数量也各不相同,除母乳对 0~6 月龄婴儿外,还没有一种食物能包含人类所需要的全部营养素。因此,人类要摄取多种食物,在食物的种类和数量上也需要一种平衡。

一、平衡膳食的概念和要求

　　日常饮食看似简单,实则不易,因为我们追求的是对食物进行科学搭配,做到平衡膳食。平衡膳食是指选择多种食物,经过适当搭配做出的膳食,这种膳食能满足身体对能量及各种营养素的需要而又不过量。

　　儿童青少年的平衡膳食应满足下列条件:

　　(1)一日膳食中各种营养素应品种齐全,包括可提供能量的碳水化合物、脂肪、蛋白质和非供能营养素矿物质、维生素、膳食纤维。

　　(2)各种营养素必须满足儿童青少年生长发育的需要,既不能缺乏,也不能过剩。

　　(3)营养素之间比例应适当,如蛋白质、脂肪、碳水化合物提供的能量占总能量的比例分别为 12%~15%、25%~30%、55%~60%;优质蛋白质应占蛋白质总量的 30%~50%;三餐提供能量的比例为早餐占 30%左右,中餐占 40%左右,晚餐占 25%左右,午后点心占 5%~10%。

二、中国居民膳食指南

　　我国的饮食文化源远流长,千百年来凝集了诸多宝贵的膳食营养观念。所谓膳食指南就是营养学家根据平衡膳食理论和我国居民的饮食特点而制定的饮食指导原则,是合理选择与搭配食物的科学建议,其目的在于优化居民饮食结构,减少与膳食失衡有关的疾病发生。

　　我国营养学会制定的一般人群膳食指南共有 10 条,适合于 6 岁以上的正常人群。

(一)食物多样,谷类为主,粗细搭配

　　人类需要多种多样的食物,各种各样的食物都各有其营养优势,食物没有

好坏之分,所以必须由多种食物合理搭配才能组成平衡膳食。

谷类食物包括米、面、杂粮,是中国人传统膳食的主体,是人体能量的主要来源。谷类主要提供碳水化合物、蛋白质、膳食纤维及 B 族维生素。坚持谷类为主是为了保持我国膳食的良好传统,避免高能量、高脂肪和低碳水化合物膳食的弊端,有利于预防相关慢性病(如心脑血管病、糖尿病、肥胖症等)的发生。人们应保持每天适量的谷类食物摄入,一般成年人每天摄入 250～400 克为宜。

粗细搭配含有两层意思:一是要适当多吃一些传统的粗粮,即相对于大米、白面这些细粮以外的谷类和杂豆;二是要适当增加一些加工精度低得米面。相对于大米白面,其他粗粮中膳食纤维、B 族维生素和矿物质的含量要高得多。粮食在经过加工后,会损失一些营养素,特别是膳食纤维、维生素和矿物质,而这些营养素和膳食成分也正是人体容易缺乏的。以精白面为例,其膳食纤维和维生素 B_1 的含量只有标准粉的 1/3。所以,要注意粗细搭配,经常吃一些粗粮、杂粮和全谷类食物。稻米、小麦不要研磨得太精,以免所含维生素、矿物质和膳食纤维流失。

(二)多吃蔬菜水果和薯类

新鲜蔬菜和水果是人类平衡膳食的重要组成部分,也是我国传统膳食重要特点之一。蔬菜、水果水分多、能量低,是维生素、矿物质和膳食纤维的重要来源。薯类含有丰富的淀粉、膳食纤维以及多种维生素和矿物质。富含蔬菜、水果和薯类的膳食对保持身体健康,保持肠道正常功能,提高免疫力,降低患肥胖、糖尿病、高血压等慢性疾病风险具有重要作用。推荐成年人每天吃蔬菜 300～500 克,最好是深色蔬菜约占一半,水果 200～400 克,并注意增加薯类的摄入。

每类蔬菜各有其营养特点,根据蔬菜颜色的深浅可分为深色蔬菜和浅色蔬菜,深色蔬菜是指深绿色、红色、橘红色、紫红色蔬菜,深色蔬菜的营养价值一般高于浅色蔬菜。同一蔬菜中,叶部的维生素含量一般高于根茎部。叶菜的营养价值一般高于瓜菜。蔬菜的品种很多,不同蔬菜的营养价值相差很大,只有选择不同品种的蔬菜合理搭配才有利于健康。蔬菜的烹调要注意:先洗后切,急火快炒。

新鲜水果是维生素、矿物质和膳食纤维的重要来源,尤其水果中含有较多的果胶,有降低胆固醇的作用,有利于预防动脉粥样硬化。尽管蔬菜和水果在营养成分方面有很多相似之处,但他们毕竟是两类不同的食物,其营养价值各有特点,不能相互代替。要做到:每餐有蔬菜,每日吃水果。

(三)每天吃奶类、大豆及其制品

奶类营养成分齐全,组成比例适宜,容易消化吸收。奶类除含丰富的优质蛋白质和维生素外,含钙量较高,且利用率也很高,是膳食钙质的极好来源。各年龄人群适当多饮奶有利于骨健康,建议每人每天饮奶平均 300 毫升,饮奶量多或有高血脂和超重、肥胖倾向者,应选择低脂、脱脂奶。

区分奶与含奶饮料

含乳饮料不是奶,购买时要看清食品标签,认清食品名称。一般来说,牛奶和酸奶的营养价值高于乳饮料,含乳饮料高于乳酸饮料和汽水。

目前,我国居民奶类的摄入量远远低于推荐摄入量,应大力提倡饮奶。在各类食品中,奶类营养最为齐全,所含的蛋白质、脂肪、碳水化合物、矿物质、维生素等营养素的配比十分平衡,为儿童少年的体格和智力发育提供了良好的物质基础。实验观察表明,同一年龄组饮奶组儿童的身高、体重平均比未饮奶组儿童高 2~3 厘米,重 1~2 千克。我国自 2000 年正式启动了"学生饮用奶计划",通过有组织的推广学生奶,已有 500 万学生受益,体质健康状况明显改善。

大豆包括黄豆、黑豆和青豆,含有丰富的优质蛋白质、必需脂肪酸、多种维生素和膳食纤维,且含有磷脂、低聚糖,以及异黄酮、植物固醇等多种植物化学物质。大豆是我国居民膳食中优质蛋白质的重要来源,建议每人每天摄入 30~50 克大豆或相当量的豆制品。

喝豆浆必须煮透

大豆中含有一些抗营养因子,如胰蛋白酶抑制因子、脂肪氧化酶和植物红细胞凝集素。如果喝生豆浆或未煮开的豆浆,容易引起中毒,出现恶心、呕吐、腹痛、腹胀和腹泻等症状。这些抗营养因子通过加热即可消除,所以生豆浆必须先用大火煮沸,再改用文火维持 5 分钟左右,使这些物质彻底破坏后才能引用。

(四)常吃适量的鱼、禽、蛋和瘦肉

鱼、禽、蛋和瘦肉均属于动物性食物,是人类优质蛋白质、脂类、脂溶性维生素、B 族维生素和矿物质的良好来源,是平衡膳食的重要组成部分。

鱼类含脂肪量一般较低,且含有较多的多不饱和脂肪酸,对预防血脂异常和心脑血管病有一定作用。鱼油和鱼肝油是维生素 A 和维生素 D 的重要来源。海产鱼类含碘丰富,而淡水鱼含碘较少。除鱼类外,其他水产动物如虾、蟹、各种贝类等也含有丰富的蛋白质。牡蛎、扇贝中锌含量较高。

禽类食品是指鸡、鸭、鹅等的肌肉及其制品,禽类脂肪含量也较低,且不饱和脂肪酸含量较高;蛋类富含优质蛋白质,各种营养成分比较齐全,是很经济的优质蛋白质来源;畜肉类一般含脂肪较多,猪肉的脂肪含量最高,羊肉次之,牛肉最低。牛羊肉蛋白质含量高于猪肉。畜肉类铁含量高且利用率好,是铁的良好食物来源。猪肉的肥肉和荤油摄入过多往往会引起肥胖,并且是某些慢性病的危险因素。

目前我国城市居民食用动物性食物过多,尤其是食入的猪肉过多,应当调整肉食结构,适当多吃鱼、禽肉,减少猪肉摄入。推荐成人每日摄入量:鱼虾类50~100 克,畜禽肉类 50~75 克,蛋类 25~50 克。

(五)减少烹调油用量,吃清淡少盐膳食

烹调油包括植物油和动物脂肪,是我们日常饮食不可缺少的食物之一,是提供人们所需脂肪的重要来源。经烹调油烹制,可以做出许多美食。脂肪是人体能量的重要来源之一,并可提供必需脂肪酸,有利于脂溶性维生素的消化吸收,但是脂肪摄入过多是引起肥胖、高血脂、动脉粥样硬化等多种慢性疾病的危险因素之一。食盐的摄入量过高容易导致高血压。因此,应提倡清淡少盐饮食,即膳食不要太油腻,不要太咸,不要摄入过多的动物性食物和油炸、腌制食品。建议每天每人烹调用油量不超过 25 克或 30 克,食盐摄入量不超过 6 克,包括酱油、酱菜、酱中的食盐量。

(六)食不过量,天天运动,保持健康体重

进食量和运动是保持健康体重的两个主要因素,食物提供人体能量,运动消耗能量。如果进食量过大而运动量不足,多余的能量就会在体内以脂肪的形式积存下来,增加体重,造成超重或肥胖;相反,若食量不足,可由于能量不足引起体重过低或消瘦。体重过高和过低都是不健康的表现,要保持健康体重必须保持进食量和运动量的平衡。我们必须认识到,肥胖是多种严重疾病(高血压、冠心病、糖尿病等)的根源,预防和控制肥胖是人类 21 世纪面临的一个艰巨挑战。"胖子是一口一口吃出来的",饮食要注意食不过量,即吃饱而不吃撑。

由于生活方式的改变,人们体力活动减少,进食量却相对增加,导致肥胖率逐年上升。应改变久坐少动的不良生活方式,养成天天运动的习惯,坚持每天多做一些消耗能量的活动。

(七)三餐分配要合理,零食要适当

合理安排一日三餐的时间和食量,做到定时定量。早餐提供的能量应占到全天总能量的 25%～30%，午餐应占 30%～40%，晚餐应占 30%～40%。天天吃早餐，午餐要吃好，晚餐要适量。零食作为一日三餐之外的营养补充，可以合理选用，但不宜过多。

（八）每天足量饮水，合理选择饮料

一般来说，健康成人每日需要水 2500 毫升左右，在温和气候条件下生活的轻体力活动的成年人每日最少饮水 1200 毫升（约 6 杯）。在高温或强体力劳动的条件下，应适当增加饮水量。饮水应少量多次，要主动饮水，不要感到口渴时才喝水。饮水最好选择白开水。

饮料多种多样，需要合理选择，如乳饮料和纯果汁饮料含有一定量的营养素和有益膳食成分，适量饮用可以作为膳食的补充。有些饮料添加了一定的矿物质和维生素，适合热天户外活动和运动后饮用。有些饮料只含糖和香精香料，营养价值不高。多数饮料都含有一定量的糖，大量饮用会在不经意间摄入过多能量，造成体内能量过剩。有些人尤其是儿童青少年，每天喝大量含糖的饮料代替喝水，是一种不健康的习惯，应当改正。

（九）饮酒应限量

在节假日、喜庆和交际的场合，人们饮酒是一种习俗。高度酒含能量高，白酒基本上是纯能量食物，不含其他营养素。无节制的饮酒，会使食欲下降，食物摄入量减少，以致发生多种营养素缺乏、急慢性酒精中毒、酒精性脂肪肝，严重时还会造成酒精性肝硬化。过量饮酒还会增加患高血压、中风等疾病的危险；并可导致事故及暴力的增加，对个人健康和社会安定都是有害的，应该严禁酗酒。建议成年男性一天饮用的酒精量不超过 25 克，成年女性一天饮用酒的酒精量不超过 15 克，孕妇和儿童青少年应忌酒。

（十）吃新鲜卫生的食物

食物放置时间过长就会引起变质，可能产生对人体有毒有害的物质。另外，食物中还可能含有或混入各种有害因素，如致病微生物、寄生虫和有毒化学物质。吃新鲜卫生的食物是防止食源性疾病、实现食品安全的根本措施。

三、中国居民平衡膳食宝塔

中国居民平衡膳食宝塔是根据中国居民膳食指南，把平衡膳食的原则转化成各类食物的重量，便于人们在日常生活中实行。平衡膳食宝塔给我们展示了一个对健康成年人来讲在营养上比较理想的膳食模式，对青少年也有重要参考价值。它所建议的食物量，特别是奶类和豆类食物的量可能与大多数人当前的实际膳食还有一定的距离，对某些贫困地区来讲可能距离还很远，但为了改善中国居民的膳食营养状况,这是不可缺的,应把它看作是一个奋斗目标,要努力争取,逐步达到。

平衡膳食宝塔共分五层,包含每天应摄入的主要食物种类。膳食宝塔利用各层位置和面积的不同,反映了各类食物在膳食中的地位和应占的比重。谷类食物位居底层,每人每天应摄入 250～400 克;蔬菜和水果居第二层,每天应摄入 300～500 克和 200～400 克;鱼、禽、肉、蛋等动物性食物位于第三层,每天应摄入 125～225 克(鱼虾类 50～100 克,畜、禽肉 50～75 克,蛋类 25～50 克);奶类和豆类食物合居第四层,每天应吃相当于鲜奶 300 克的奶类及奶制品和相当于干豆 30～50 克的大豆及制品。第五层塔顶是烹调油和食盐,每天烹调油一般为 25～30 克,食盐不超过 6 克(图 3-1)。

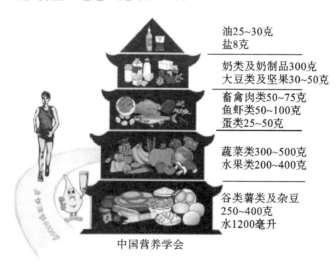

油25~30克
盐8克

奶类及奶制品300克
大豆类及坚果30~50克

畜禽肉类50~75克
鱼虾类50~100克
蛋类25~50克

蔬菜类300~500克
水果类200~400克

谷类薯类及杂豆
250~400克
水1200毫升

中国营养学会

图 3-1 中国居民平衡膳食宝塔

由于我国居民现在平均食糖摄入量不多,对健康的影响不大,故膳食宝塔没有建议食糖的摄入量。但是需要知道,吃糖过多容易发生龋齿,儿童青少年不应吃太多的糖和含糖高的食品及饮料,我们要特别重视这一点。

活动园地

我要将学到的营养知识讲给妈妈听,使我家的膳食安排更科学、合理。

第四节　儿童少年膳食指南

儿童青少年时期是一个人体格和智力发育的关键时期,也是一个人行为和生活方式形成的重要时期。儿童青少年在青春期生长速度加快,对各种营养素的需要增加,应给予充分关注。充足的营养摄入可以保证其体格和智力的正常发育,为成人时期乃至一生的健康奠定良好基础。前面已经讲到一般人群的膳食指南,根据儿童青少年的生长发育特点及营养需求,还应该做到一日三餐定时定量,保证吃好早餐,避免盲目节食。也就是说,要做到平衡膳食,建立合理的膳食制度。膳食是由多种食物组成,平衡膳食是指所吃的各种食物的品种、数量搭配合适,与我们身体的需要平衡。膳食制度,就是规定进餐的次数和时间以及各餐的能量分配。在合理膳食制度下,定时定量进食,才容易引起食欲,促进食物的消化和吸收,有利身体健康。

一、养成健康的饮食行为

儿童青少年应该建立适应其生理需要的饮食行为,一般为每日三餐,两餐间隔 4～6 小时。三餐的比例要适宜,早餐提供的能量应占全天总能量的 25%～30%,午餐应占 30%～40%,晚餐应占 30%～40%。正餐不应以糕点、甜食取代主副食。

(1)进餐定时定量。有利于保持胃肠道的良好功能和食物的消化吸收,饭量要适度均衡,不要遇到喜欢的食物就暴食一顿,不喜欢的就少吃或不吃。

(2)不挑食、不偏食。这是实现平衡膳食、各种营养成分合理搭配的关键,只有这样才能满足机体的全面营养需要。

(3)不要过多吃糖。糖果主要含碳水化合物,其他营养素很少,过多吃糖会妨碍正常进餐。尤其不要在饭前吃糖或甜食,血糖很快升高,会降低食欲。此外,吃糖过多也是引起龋齿的一种因素。

(4)吃饭要细嚼慢咽。咀嚼对食物的消化吸收有重要作用,尤其对富含蛋白质的食物,如果咀嚼不充分,可明显降低吸收率。充分咀嚼还可品尝食物的滋味,满足食欲,增加饱腹感。

二、早餐问题

不吃早餐或早餐简单对付在青少年学生中较为普遍。由于早晨时间仓促,尤其在冬季天亮得迟,有些同学往往是早晨起床匆匆吃几口便往学校赶,有的同学甚至不吃早餐就去上学。经常看到有些同学在上学的路上,随便买个烧饼或别的什么东西,边走边啃。这种早餐状况势必影响其正常的身体发育和学习效果。

(一)重视早餐

学习是繁重的脑力劳动,大脑在高度紧张之中,不断消耗能量和营养素。血糖是大脑直接利用的能源,血糖过低就会产生饥饿感,出现四肢无力、思维迟钝、面色苍白、心慌多汗等"低血糖"现象,此时如果做剧烈运动还可能出现低血糖休克。

人的大脑对血糖波动最敏感,因为脑细胞消耗的能量只能来自血糖,而不能从脂肪和蛋白质中获得。所以,血糖下降会引起大脑兴奋性降低,思维迟钝,注意力不集中,学习成绩下降。"一天之际在于晨。"早餐是起床后的第一顿饭,一顿营养丰富的早餐可以提供身体所需的热量和营养素,使人有充沛的精力去迎接一天的学习和工作。

(二)不吃早餐影响健康和学习

吃好早餐对中小学生的健康和学习十分重要。一般学校上午四节课,有的学校还有早自习,学习任务繁重,活动量大。清晨,经过一夜,食物消耗殆尽,必须从早饭中获取足够的热量和营养素以供脑力和体力活动的需要。有调查显示,学生中吃好早饭的,身体健壮,精力充沛,学习效率高,上课专心听讲。反之,不很好吃早餐的学生,第二或第三节课时就饿了;不吃早餐者,第一节课就饥肠辘辘了,上课注意力不集中,学习效率降低。

早餐是一天中能量和营养素的重要来源,对人体的营养和健康状况有着重要的影响。每天食用营养充足的早餐可为儿童青少年提供体格和智力发育所需的能量和各种营养素。不吃早餐或早餐营养不充足,不仅会影响学习成绩和体能,还会影响消化系统的功能,不利于健康。因此,应该天天吃早餐,并保证早餐的营养充足。

(三)关注早餐质量

早餐的质量和学生的饥饿感有密切关系。如果早餐只是吃些含碳水化合物的食物,如面包、饼干、馒头、米饭、面条等,那么吃后很快就被吸收利用释放能量,一小时以后,血糖开始下降,并出现饥饿、疲倦、注意力不集中等现象。如果早餐吃的是平衡膳食,食物中不只有饭、面包,还有奶、蛋或香肠等富含蛋白质和脂肪的食物,那么能量释放时间就会延长,血糖要到3～4小时以后才会下降,这样,在上午的学习过程中就不会有饥饿的感觉,学习效率得到有效保证。

　　美国的一位营养学家将83名8～13岁少年分成3组进行实验观察。

A组：不吃早餐；

B组：两片高糖奶油面包＋橙汁饮料（高糖饮食）；

C组：奶油面包＋两个炒鸡蛋＋橙汁饮料（高蛋白饮食）。

早餐后30分钟、2小时、4小时，分别进行智力测验，

结果：C组平均智力得分最高，B组一般，A组最低。

结论：早餐不仅要吃，而且要吃好，要含有一定量的蛋白质和维生素。

　　早餐应该是有粮食，也有含蛋白质丰富的食物，喝奶当然很好，干稀搭配，主副食兼顾。经常变换花样，才能满足营养，增进食欲。下面是一些适合作为早饭的食物。

　　主食：馒头、包子、油饼、烧饼、豆沙包、泡饭、鸡蛋挂面、鸡蛋炒饭等。

　　富含蛋白质的食物：鸡蛋、火腿肠、豆腐丝、炒花生米、煮黄豆、豆腐干等。

　　稀的食物：牛奶、豆浆、米粥、鸡蛋汤、挂面、麦片粥等。

　　小菜：泡菜、拌胡萝卜丝、拌黄瓜、拌雪里红、拌西红柿、拌白菜丝、拌海带丝等。

　　总之，谷类食物是早餐不可缺少的，合理的早餐最好应包括牛奶或豆浆，还可加上鸡蛋或豆制品或瘦肉等富含蛋白质的食物，水果和蔬菜的摄入也很有必要。

三、关于晚餐

　　晚餐摄入食物的量，与上床时间的迟早有关，即使睡眠较迟的青少年，也不宜吃过多的食物，因为晚间一般没有很多的体力活动。许多家庭白天忙于外出工作、学习，晚上才能聚在一起吃顿好饭，常常食物比较丰盛，但也不宜吃得过多，尤其不应该吃油腻不易消化的食物。晚餐摄入过多的能量是导致肥胖的原因之一，对那些有肥胖倾向的青少年，更要多加注意，不要吃得过多。当然，这并不是说晚餐可以不注意营养，相反，应该是一顿平衡的膳食。

四、关于零食

　　关于青少年吃零食的问题，不应该绝对化。首先要看吃什么零食，如花生、核桃、瓜子、水果等，可以增加营养素的摄入；但吃太多的糖块，只能增加碳水化合物的摄入。其次，要看吃零食的时间，在两餐之间吃些零食可防止饥饿，在饭

前吃则会降低食欲,对正餐影响较大。零食的营养成分总不会全面,因为零食吃得太多,而不好好吃正餐,则会影响其生长发育。对于肥胖的青少年,热量已经过度了,更不应该再吃零食。睡前吃零食是一种很不好的习惯,一定要克服。

五、不要盲目节食

有些青少年受错误审美观和健康观的影响,为了片面追求体型美,有意进行节制饮食。这种情况多见于青春期女生。青春期少女伴随第二性征的发育,其体型也发生了一些正常的变化,这使她们感到羞涩和恐惧不安,为了追求所谓的"苗条"身材,采取了节食这一错误的方法,有的女生甚至采取吃减肥药等更加极端的方法,引发营养不良,骨瘦如柴,对生长发育和身心健康都造成严重后果。

是的,预防肥胖是我们应该面对的重要的健康问题。但现实生活中,有许多体重正常的青少年也盲目进行节食减重,对其健康成长带来巨大危害。因此,儿童青少年不应盲目进行节食减重。在不能确定自己的体重是否正常、需不需要控制时,可以向营养专家、医生或家长咨询。

六、科学饮食预防贫血

贫血是世界上最常见的一种营养缺乏病,也是当前最为人们关注的公共卫生问题之一。2005 年中国学生体质与健康调查显示,无论是城市还是农村,贫血患病率都相当高,城市儿童青少年贫血患病率为 11.7%,农村为 17.4%。

(一)儿童青少年中缺铁性贫血发生率较高

铁、叶酸和维生素 B_{12} 等营养素缺乏都会引起营养性贫血,其中最常见的是缺铁性贫血。

我国儿童青少年中缺铁性贫血患病率较高,主要有三个原因。

(1)铁需要量增加:处于生长发育期的儿童青少年生长迅速、血容量增加,对铁的需要量明显增加,而体内铁相对不足,容易发生贫血;

(2)摄入或利用不足:我国膳食中含较多植酸和膳食纤维,影响铁的吸收,而且我国膳食中的铁大部分为非血红素铁,吸收率低于 10%,铁的实际利用率也较低,从而引起铁的摄入相对不足;

(3)铁丢失:青春期女孩月经来潮后的生理性失血、儿童青少年如感染钩虫等寄生虫后会造成肠道失血。

（二）贫血影响儿童青少年的发育和健康

贫血的症状包括皮肤黏膜苍白、头晕、眼花、耳鸣、心慌、气急,还可引起舌炎、口角炎、胃炎、胃黏膜萎缩、胃酸缺乏、指甲凹陷、反甲(匙状甲)、皮肤干燥、头发干枯少光泽和脱发等症状。

儿童青少年贫血的危害更大,可影响体格和智力的发育,导致活动和劳动耐力降低、机体免疫功能和抗感染能力下降,常常出现食欲减退、厌食、异食癖、体重不增甚至下降,畏寒等症状,导致注意力不集中、逻辑思维和记忆力下降、学习效率低下,成绩不佳,免疫水平下降,容易诱发各种疾病,尤其是感冒、气管炎等上呼吸道感染。

（三）积极预防贫血

儿童青少年应注意饮食多样化,注意调换食物品种,经常吃含铁丰富的食物,如动物血、肝、瘦肉、蛋黄、黑木耳、大豆等。另外,还可以增加铁强化食品的摄入,如铁强化酱油、铁强化面包来改善铁营养状况。维生素C可以显著增加膳食中铁的消化吸收率,儿童青少年每天的膳食均应含有新鲜的蔬菜、水果等维生素C含量丰富的食物,也可以通过摄取强化食品或营养素补充剂补充维生素C。诊断为缺铁性贫血的儿童青少年,应在医生指导下采取改进膳食和服用药物等综合治疗措施。

自我评价

通过学习,对照自己的实际情况,我的膳食制度存在以下问题:

_____

_____

_____

我的改进计划是:_____

_____

_____

第五节　低脂饮食

青少年朋友,你想知道什么是"低脂饮食"吗? 你关心为了身体健康每天应该吃多少烹调油吗? 当你了解到低脂饮食的重要性,你兴许会开始改变自己不良的饮食习惯;当你和家人再次围坐在桌前吃饭时,你也许会在意炒菜时烹调油的用量,并将你的知识告诉父母。

一、脂肪

在了解低脂饮食前,首先让我们看看脂肪是什么。

脂肪是人体必需的营养物质之一,是构成人体组织的重要成分。在人体的每一个细胞上,我们都能找到脂肪的身影。

知识回顾

食物的营养成分

虽然食物种类繁多,但它们都是由基本营养成分组成的。营养学家认为,食物中含有的主要营养成分包括以下几种:

碳水化合物:米饭、面条、馒头等;蛋白质:鱼、肉、蛋、奶、豆类;脂肪:油脂类食物;维生素和矿物质:蔬菜、水果类。

(一)脂肪有哪些作用?

(1)脂肪保护着我们身体的所有脏器免受外力冲击,并维持我们的体温恒定。

(2)脂肪为我们带来餐桌的美味,不仅使食物改善口味,还能促进食欲和增加饱腹感。

(3)脂肪是产生能量最高的营养物质。同等重量的脂肪产生的能量比碳水化合物和蛋白质产生能量的两倍还要高。

(4)脂肪能促进脂溶性维生素的吸收和利用;如果不能摄入足量的脂肪,就会导致脂溶性维生素的缺乏。

(二)脂肪主要来自哪些食物?

很多日常食物中都含有脂肪,根据存在方式,粗略分为看得见的脂肪食物和看不见的脂肪食物。

看得见的脂肪食物是指我们从感官上就知道的含油多食物,如动物油、花生油、豆油、玉米油、橄榄油等。

看不见的脂肪食物,顾名思义,就是不易为我们觉察的含脂肪食物,如肉类、蛋类、奶制品、动物内脏,还有硬果类食物,如花生、瓜子、核桃、松子、开心果等均含有较多的脂肪。

生活小知识

10克纯油脂(约1勺油)＝40颗瓜子＝20粒花生＝2个核桃

二、低脂饮食

你可能会产生这样的疑问:既然脂肪对我们身体这么重要,为什么我们还要提倡"低脂饮食"呢? 这是因为:

(一)脂肪有"好"和"坏"之分

在结构上,脂肪由甘油和脂肪酸构成。根据脂肪酸结构不同,可以分为饱和脂肪和不饱和脂肪。

饱和脂肪有破坏人体心血管的作用,故称为"坏"脂肪,常见于动物脂肪,如猪、牛、羊肉,尤其是肥肉。

不饱和脂肪即"好"脂肪,可降低有害的血脂成分含量,对心血管产生好的作用,常见于花生油、橄榄油。

> **知识角**
>
> "在营养中,不存在什么好的食物、好的营养素和坏的食物、坏的营养素,只存在好的膳食和坏的膳食。"
>
> ——美国营养师学会《营养指南》

(二)脂肪(尤其是"坏"脂肪)摄取过多在肥胖、高血脂等慢性病的发生中扮演了重要的反派角色

因此,高脂肪饮食是人类健康的大敌(图 3-2)。对于超重或肥胖的朋友们,就应该提倡"低脂饮食"了。

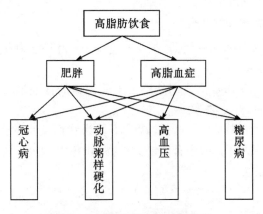

图 3-2　高脂肪饮食的健康危害

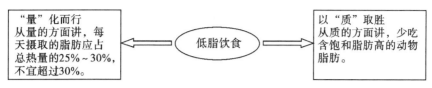

图 3-3 低脂饮食作用图

所谓"低脂饮食",就是要求限制每日食物中总脂肪的摄入量,同时提高摄入脂肪的质量,即先做到"量"化而行,再以"质"取胜(图3-3)。这样既吃得美味,又吃得健康。

思考题

一名12岁的男孩,每天从食物中摄取2600千卡[①]的总热量,则脂肪每天应摄取多少千卡?若以每克脂肪产生9千卡热量换算,每天应吃多少克脂肪?

三、低脂饮食三步走

既然认识到"低脂饮食"对我们健康的重要性,那么,在生活中我们应如何实践"低脂饮食"呢?且看下面的"低脂饮食三步走"。

第一步:每人每天半两油(25～30克油)

一项调查显示:目前,我国居民每人每天烹调油消费量为41.6克,其中植物油32.9克,动物油8.7克。农村和城市总消费量相差不大,但农村居民动物油消费量高于城市。

专家认为,每人每天半两油(25～30克油),既可满足身体对脂肪的需求,又不会产生过多的热量影响健康。

如何使用控油壶

控油壶上有划好的刻度,每个刻度为25克。采用总量控制的概念,按当天用餐人数,在烹调前将全天全家用油量倒至相应的刻度,以控制烹调油用量。

第二步:油炸食品不多吃

正如前面所提,脂肪是高能量的营养素,因此,经烹调油煎炸后的食物能量会增加很多(见表3-2)。

---

① 1千卡＝4.187千焦。

表 3-2　油炸前后食物供能的变化

原材料	食物 1	供能	食物 2	供能
100 克面粉	馒头	360 千卡	油条	626 千卡
100 克鸡翅	炖鸡翅	240 千卡	炸鸡翅	337 千卡
100 克土豆	蒸土豆	70 千卡	薯条	150 千卡

　　能量过剩导致的超重、肥胖及相关疾病已成为我国儿童青少年特别是城市和富裕农村地区面临的新问题,控制能量摄入是防止能量过剩的重要手段之一。因此,应少吃油炸食物。

生活小知识

　　富含淀粉类的食品,如面粉类、薯类食品等,油炸时可能会产生丙烯酰胺等有害成分,不宜多吃。

　　第三步:配合锻炼身体棒

　　体育锻炼可以让你的血液流得更加顺畅,心脏跳动得更加有力。开始锻炼吧,哪怕只是简单的步行,也会让"低脂饮食"取得事半功倍的效果。

用油小窍门

　　习惯于大量用油的人在每人每天半两油的限制下,如何制作出美味佳肴?

　　(1)合理选择健康烹调方法,如用蒸、煮、炖、焖、急火快炒代替煎炸。

　　(2)控制家庭用油总量。

活动园地

　　你知道你家每人每天吃多少油吗?

　　方法:将全家每天食用的烹调油倒入一量具内,炒菜用油均从该量具内取用。记录开始时量具内的油量,一周后,称量量具内剩余的油量,计算出这一周的用油量,除以天数和用餐人数,即可得出每人每天的用油量。

　　结果怎样?

　　如果你家每人每天用油量不超过半两,那就继续坚持这个好习惯。

　　如果你家每人每天用油量超过半两,那就开动脑筋,用你学到的知识,向你的父母宣传用油知识,做一名健康小使者。

第六节　低盐饮食

青少年朋友,想必你对高血压这种疾病已经并不陌生,你的家人或朋友中可能就有人患有高血压。可是,你了解导致高血压的影响因素吗？现代医学研究证实,人类高血压病的发病和流行与膳食不合理有关,长期吃偏咸的膳食是导致高血压的重要因素之一。所以,从维护身体健康的角度出发,我们应提倡"低盐饮食"。让我们从这里开始低盐饮食的健康之旅吧。

一、我们为什么要吃盐

食盐的主要成分是氯化钠,他给我们的表面感觉是"咸"。无论何种菜肴大多以咸作基础味,如在熏肉、腊肉制品,以及奶酪中就含有相当高的食盐。因此,是食盐让我们享受到了美味佳肴。

氯化钠中的钠元素是我们体内不可缺少的一种矿物质,我们体内有 6200～6900 毫克的钠,这些钠广泛存在于体内各种组织器官内,具有调节体内水分,增强神经肌肉兴奋性,维持酸碱平衡和血压正常等功能。人体需要的钠主要从食物和饮水中来,食盐、酱油、味精、酱和酱菜,腌制食品等都可以提供较多的钠。

二、"咸"的危害

既然盐对我们如此重要,那是不是应该多吃一些？为何提倡低盐饮食呢？

(1)高血压流行病学调查证实,人群的血压水平和高血压患病率均与食盐的摄入量密切相关。如我国北方居民食盐摄入量高于南方,高血压的患病率也高于南方;农村居民食盐摄入量高于城市,高血压的患病率也高于城市。

> **小常识**
>
> ### 南北方饮食特色
>
> 北方:偏咸,味重,喜欢有面食来陪衬,炖菜比较普遍。
>
> 南方:讲究鲜美、味淡,菜式比较精细,有南甜北咸之说。

据统计我国居民高血压患病率 2002 年比 1992 年上升 31%,高血压患者已达 1.6 亿,平均每年增加 300 万人。为了预防这种危害严重的慢性病,倡导清淡少盐膳食已经成为当务之急。

(2)吃得过咸,直接影响儿童对锌的吸收,导致缺锌,而缺锌又影响生长发育,降低机体的免疫力。

(3)食盐销售量与当地支气管哮喘病死亡率成正比,也就是说吃食盐量越多,支气管哮喘的发病率和死亡率也就越高。

当你和家人再次围坐在餐桌前吃饭时,你可以告诉父母"有味并不一定健康",将"咸"的负面作用告诉父母。

三、如何减少食盐摄入量

世界卫生组织在 2006 年提出了每人每日摄入 5 克食盐的建议。鉴于我国居民的实际情况,中国营养学会建议健康成年人一天食盐(包括酱油和其他食物中的食盐量)的摄入量是 6 克。

(1)首先要自觉纠正口味过咸而过量添加食盐和酱油的不良习惯,对每天食盐摄入采取总量控制,用量具量出,每餐按量放入菜肴。

(2)一般 20 毫升酱油中含有 3 克食盐,10 克黄酱中含盐 1.5 克,如果菜肴需要用酱油或酱类,应按比例减少其中的食盐用量。

(3)习惯过咸味食物者,为满足口感的需要,可在烹制菜肴时放少许醋,提高菜肴的鲜香味,帮助自己适应少盐食物。

(4)烹制菜肴时,如果加糖会掩盖咸味,所以不能仅凭品尝来判断食盐是否过量,应该使用量具更准确。

(5)注意减少酱菜、腌制食品以及其他过咸食品的摄入量。

小常识

限盐罐和盐勺的用法:一个人炒菜就用 2 克的盐勺取盐,一顿饭一勺,一天 3 勺。

两口人以上者用 6 克盐勺取盐,每人每天一勺,几口人就取几勺,放入限盐罐内,炒菜时从盐罐的小孔散盐,一天用完即可。

活动园地

计算每日食盐的摄入量

当你买 500 克食盐后,记下购买食盐的日期,当这 500 克食盐被吃完后,再记下日期,那么你就知道这 500 克食盐吃了多少天,用所吃盐量除以吃盐的天数,再除以家中就餐人数,就可得出人均粗略的食盐摄入量。

结果怎样?

如果你家每人每天用盐量不超过 6 克,那就继续坚持这个好习惯。

如果你家每人每天用盐量超过 6 克,那就开动脑筋,用你学到的知识,向你的父母宣传用盐知识,做一名健康小使者。

注意:酱油也是我们膳食中钠的另一主要来源,所以在计算食盐量时,也应加上通过酱油所摄入的食盐量,计算方法同上。但要说明一点,酱油中食盐含量为 18% 左右,你只要将酱油用量乘以 18%,即得出人均通过食用酱油摄入的食盐量。将此量加上食盐量,便是你家中每人日均的食盐量。

第七节　营养缺乏病

儿童青少年正处在生长发育的关键时期,对各种营养素的需求量较大,必须不断从膳食中获取充足的营养才能保证正常的生长发育和身体健康。营养是构筑青少年"健康大厦"的基石,如果基石不牢固,我们的健康就会出现"安全问题"。我们已经了解平衡膳食和膳食制度的相关知识,如果膳食搭配不合理或存在某些不健康的饮食习惯,就会导致某些营养素摄入不足,发生营养缺乏。

一、蛋白质—热能营养不良

汽车行驶需要汽油来提供能量,人体的一切生命活动,包括说话、吃饭、运动、学习和工作也都需要能量,即使在睡眠中,人体的呼吸、心跳、维持体温等基本生命活动也都离不开能量。在营养学上,把这种能量叫做热量。人体的热量是由一日三餐的食物提供的,能提供热量的营养素是碳水化合物、蛋白质和脂肪,被称为人体的三大能量营养素。当这三大营养素供给不足时,热能就不能满足人体的需要,就会出现营养不良。热能不足引起营养不良时,绝大部分情况下也同时存在着蛋白质供给不足,因此,把这种营养不良叫做蛋白质—热能营养不良。

蛋白质—热能营养不良常见于儿童或婴幼儿,严重时可使儿童或婴幼儿生长发育障碍和智力迟钝。病儿抵抗力低,易感染,死亡率高。

(一)病因

(1)长期摄入不足。儿童处于不断生长发育的阶段,对营养素的需要相对较多,一旦摄入不足就会导致营养不良。

摄入不足的原因

对于幼儿：

　　母乳不足而又未及时添加其他乳品；

　　奶粉配制过稀；

　　突然断奶而未及时添加辅食。

对于儿童青少年：

　　长期以淀粉类食品(粥、奶糕)为主；

　　不良的饮食习惯如偏食、挑食、吃零食过多或早餐过于简单等。

(2)消化吸收不良。胃肠道疾病会影响食物的摄入及消化吸收。如胃液、胰液缺乏或胃被切除后,机体消化吸收能力下降从而导致营养素吸收减少。

(二)表现

蛋白质—热能营养不良可表现为消瘦型和水肿型。然而大多数患者的表现介于上述两者之间。

(1)消瘦型。多见于婴幼儿,主要是由于膳食中长期缺乏蛋白质、热能和其他多种营养素所致。以消瘦为特征,患者体重明显减轻,皮下脂肪消失,肌肉萎缩,为"皮包骨",生长迟缓。

(2)水肿型。常见于儿童,膳食中长期缺乏蛋白质,而热能的供给基本足够。其特征为水肿、肌肉松弛、皮炎、毛发干枯易脱落、肝大、腹泻。

(三)治疗

在病因治疗的基础上,全面加强营养,供给足够热能和优质蛋白质,补充维生素和无机盐,积极治疗感染等其他疾病。消化功能减退者用流质食物,少量多餐,循序渐进,随病情好转,逐渐过渡到高热能、高蛋白膳食。蛋白质的来源以牛奶、奶粉、蛋类和鱼类为主(见表3-3)。

表3-3　几种常见的富含蛋白质的食物(克/100克)

食物	含量	食物	含量
黄豆	35.0	河虾	16.4
牛肉	19.9	猪肉	13.2
鸡	19.3	鸡蛋	12.8
羊肉	19.0	豆腐	12.2
对虾	18.6	黄豆芽	4.5
带鱼	17.7	牛乳	3.0
鲤鱼	17.6	酸奶	2.5

二、缺铁性贫血

铁是血红蛋白合成的重要原料,血红蛋白的生理功能是运送氧气,当机体缺铁时血红蛋白合成减少,就会造成缺铁性贫血。缺铁性贫血是儿童少年常见的营养缺乏病,2005 年中国学生体质与健康调查显示,无论是城市还是农村,贫血患病率都相当高,城市儿童青少年贫血患病率为 11.7%,农村为 17.4%。

（一）病因

（1）对铁的需要量增加而摄入量却相对不足。儿童青少年处于生长发育阶段,机体对铁的需要量较多(约比成人增加一倍),而铁的摄入量不足,易发生缺铁性贫血。

> **铁的吸收**
>
> 　　铁在食物中有两种存在形式:一种是血红素铁,来源于动物性食物,如禽畜血、肉及其内脏。血红素铁的吸收率较高,肉类食物中铁的吸收率可达 22%～25%,因为动物肉中的"肉因子"能促进铁的吸收;另一种是非血红素铁,主要来源于植物性食物,如粮食、蔬菜、水果等。非血红素铁的吸收率较低,一般都在 10% 以下,如大米仅 1%,菠菜不到 2%,黄豆及其制品 3%～7%。人奶铁的吸收率高达 49%,是所有食品中最高的。
>
> 　　维生素 C、动物肉类可促进膳食中非血红素铁的吸收,混合食用有利于提高铁的吸收率,这一点,对预防缺铁性贫血十分重要。

（2）铁的吸收不良。许多食物本身存在抑制铁吸收的成分,如大米和蔬菜中铁的吸收率仅为 1% 左右,以这些食物为主的膳食结构易引起缺铁性贫血。

（3）铁的丢失增加。长期腹泻、创伤、大便潜血、肠道寄生虫病及女生经期生理性失血等情况下,若人体丢失的铁超过正常范围,而未得到及时补充,易发生缺铁性贫血。

（二）表现

一般有疲乏无力,烦躁,心悸,气短,头晕,头疼等症状。儿童表现为生长发育迟缓,注意力不集中。部分病人有厌食、胃灼热、胀气、恶心及便秘等胃肠道症状,还可见到指甲脆薄、皮肤干燥等。患有缺铁性贫血的学生,其大脑活动能力下降,学习效率低下,智力发育也会受到影响。

（三）治疗

（1）病因治疗。尽可能消除引起缺铁和贫血的原因。

(2)补充足够量的铁以供机体合成血红蛋白。一是膳食中增加含铁量高的食物(如动物肝脏、瘦肉、血、鱼类等);二是补充铁剂,以加速康复。在医生指导下口服补铁药物,如硫酸亚铁、富马酸铁、柠檬酸铁铵等,为增加铁的吸收,可同时服用维生素 C。

(四)预防

合理膳食和养成良好的饮食习惯(不挑食、不偏食)是预防缺铁性贫血的关键所在。肉类食物不仅含血红素铁容易被吸收,而且还能促进其他食物中非血红素铁的吸收,可将肉类和蔬菜等混合食用。多吃一些富含维生素 C 的水果,促进铁吸收,对预防缺铁性贫血也很有意义。青春期少女更要多吃一些含铁丰富且吸收率高的食物,以弥补因月经造成的生理性缺铁。合理使用铁强化食品(如铁强化酱油)对改善机体的铁营养状况也有积极作用(见表3-4)。

表3-4　几种常见的富含铁的食物(毫克/100 克)

食物	含量	食物	含量
木耳(干)	97.4	牛肉	3.3
蘑菇(干)	51.3	豆腐	2.5
鸡血	25.0	羊肉	2.3
猪肝	22.6	鸡蛋	2.3
羊血	18.3	鲤鱼	2.2
鸡肝	12.0	猪肉	1.6
猪血	8.7	对虾	1.5
黄豆	8.2	鸡	1.4
河虾	4.0	带鱼	1.2

三、锌缺乏症

锌是人体必需的一种重要的微量元素,它是构成人体多种酶的组成成分,被称为"生命之花"。人体中含锌的酶有 50 多种,这些酶参与人体骨骼发育、组织代谢、红细胞生长以及多种激素的合成,对儿童少年的生长发育,尤其是性发育,具有十分重要的作用。锌还具有调节维生素 A 代谢,参与机体免疫的功能。锌缺乏是引起儿童生长发育迟缓的重要原因,表现为身材矮小。对性发育的影响主要表现在性器官发育迟缓、第二性征发育不全,女子月经来潮延迟等。缺锌还可能引起智力低下。

(一)病因

(1)摄入量不足。生长发育期和营养不良恢复期,机体对锌的需求量增多,如摄入不足,可致机体缺锌。

(2)吸收不良。各种原因所致腹泻皆可减少锌的吸收,尤以慢性腹泻最容易引起缺锌。

(3)丢失过多。如反复失血、溶血、外伤、烧伤皆可使大量锌随体液丢失。

(二)表现

患者多有厌食、食欲不振、异食癖、味觉迟钝甚至丧失、生长发育落后、皮炎或伤口不易愈合等。青春期性发育迟缓、易感染、腹泻、皮疹等症状。

(三)预防

坚持合理膳食。动、植物食物几乎都含锌,动物性食物中锌的含量丰富,且利用率高,因此要保证膳食中动物性食物占一定比例。建立良好饮食习惯,不挑食、偏食。母乳含锌丰富,且能促进锌的吸收,因此提倡母乳喂养,并注意及时添加辅食。缺锌患者除改进膳食搭配外,还应在医生指导下使用药物补锌(见表 3-5)。

表 3-5 常见含锌量较高的食物(毫克/100 克)

食物	含量	食物	含量
生蚝	71.2	木耳(干)	3.2
松子(生)	9.0	对虾	2.4
山核桃(干)	6.4	河虾	2.2
蘑菇(干)	6.3	猪肉	2.1
蚕蛹	6.2	小麦粉	1.6
牛肉	4.7	鲤鱼	1.1
羊肝	3.5	鸡	1.1
羊肉	3.2	鸡蛋	1.0

四、维生素 A 缺乏病

维生素 A 可维持正常的视觉功能。人的眼睛能看到外界的景物,是因为视网膜上有对光敏感的杆状细胞和锥状细胞,在这两种细胞内都有对光敏感的色素,而这些色素的形成和生理功能的表现,都必须有适量的维生素 A 存在。缺乏时,一到黄昏、阴天或夜晚,视力就不好,看不清景物,这种病叫"夜盲症"。

维生素 A 还与上皮细胞的正常形成有关,缺乏时,皮肤粗糙。眼球发干(干眼病)。

维生素 A 可促进骨骼、牙齿的生长发育,缺乏时生长发育迟缓,牙齿发育障碍。

胡萝卜素在体内可转化为维生素 A,具有和维生素 A 同样的功能,又称维生素 A 原。

维生素 A 缺乏病是体内缺乏维生素 A 而引起的全身性疾病。当前我国城乡 3~12 岁儿童大约每 10 个人中就有 1 个缺乏维生素 A。

(一)病因

维生素 A 缺乏可因膳食中维生素 A 或胡萝卜素摄入不足而引起,也可因某些因素干扰了维生素 A 的吸收、运输以及在肝中的储存所致。

(二)表现

维生素 A 缺乏病主要表现为眼睛和皮肤症状。

(1)眼睛症状。维生素 A 缺乏首发的症状是暗光下视物不清,即夜盲症。最明显的后果是干眼病,患者角膜干燥、皱褶、混浊,进而出现角膜软化和溃疡,甚至失明。

(2)皮肤症状。主要表现为毛囊角化与皮肤干燥,两者可以单独发生或同时并存。毛囊角化时皮肤形似鸡皮,是皮脂腺分泌减少的结果。

(三)预防

合理膳食,保证维生素 A 的摄入量。维生素 A 最好的来源是各种动物肝脏、鱼肝油、鱼卵、全奶、奶油、禽蛋等;胡萝卜素主要存在于深绿色或红黄色的蔬菜和水果中,如菠菜、胡萝卜、西红柿、红薯、青辣椒等。

除膳食来源外,维生素 A 补充剂(如鱼肝油)也常使用,但应注意:维生素 A 是脂溶性维生素,能在体内蓄积,如果用量过大会引起中毒。所以,最好在医生指导下使用。

五、其他营养缺乏病

除了以上介绍的 4 种营养缺乏病以外,还有其他一些营养缺乏病。

(1)维生素 B_1 缺乏及预防。长期食用碾磨过于精细的米、面,缺乏其他杂粮和副食补充,容易发生维生素 B_1 缺乏,诱发脚气病。主要表现是:多发性神经炎、肌肉萎缩、水肿。预防措施是:多吃些粗粮、杂粮;淘米次数不可太多,以防维生素 B_1 从淘米水中流失;煮粥、蒸馒头时,不要加碱,以防维生素 B_1 被破坏;瘦肉和动物内脏富含维生素 B_1,膳食中应保证一定的摄入量。

(2)维生素 B_2 缺乏及预防。维生素 B_2 缺乏,易患阴囊炎、舌炎、唇炎、口角炎、皮炎等疾病。预防措施是:多吃些动物性食品,如肝、肾、蛋、乳品等,豆类和新鲜的绿叶蔬菜中含维生素 B_2 也较多,膳食中应保证一定的供给量。

(3)维生素 C 缺乏及预防。维生素 C 缺乏可引起坏血病。表现为牙龈红肿出血,易感染化脓,牙齿松动脱落;皮下出血,受压部位有淤血点;骨膜下出血,关节和肌肉疼痛;疲倦,烦躁等。由于维生素 C 缺乏,可影响体内铁的吸收,容易发生缺铁性贫血。预防措施是多吃新鲜的蔬菜和水果。

(4)维生素 D 缺乏及预防。维生素 D 对骨骼的生长极为重要。婴幼儿如果缺乏维生素 D,可引起佝偻病,表现为鸡胸、X 型腿、O 型腿等。成人如果缺乏维生素 D,可引起骨质软化病。预防措施是经常晒太阳,因为皮肤中的 7-脱氢胆固醇在紫外线的照射下,可产生维生素 D。适当多吃些动物肝脏、禽蛋等富含维生素 D 的食物,以补充机体的需要。

(5)碘缺乏病及预防。碘是人体必需的微量元素。在某些地区,由于水土中的碘含量很低,生产的粮食、蔬菜、瓜果、禽畜、肉类和鱼虾等也都含碘很低,所以长期生活在这些地区的人们就容易缺碘,发生碘缺乏病,严重影响身体和智力发育。最经济方便的预防措施是食用碘盐。多吃些海带、海藻等富含碘的食物,对预防碘缺乏也很有帮助。

> **碘盐的使用方法**
>
> 碘化食盐是在食盐中按比例加入碘化钾,一般在 1 吨食盐中加 10 克碘化钾。
>
> 由于碘的性质活泼,受热、受潮、风吹、日晒,都可使碘挥发掉。正确的储存和使用方法是:将盐装入有盖的容器中,放在阴凉干燥处。炒菜煮汤时,不要先放盐,应该待菜或汤出锅时才放。

第八节　食品卫生与安全

一个健康人一生需要从自然界获取大约 60 吨食物、水和饮料。人体一方面从这些饮食中吸收利用本身必需的各种营养素,以满足生长发育和生理功能的需要;另一方面又必须防止其中的有害因素损害我们的健康。也就是说,我们必须高度重视食品的卫生问题。"卫生"的概念涉及内容非常广泛,对于食品而言,就是防止食物中含有的或混入的各种有害因素对人体健康产生危害。简单地说,食品卫生就是确保食品对人体安全无害、营养、卫生,并使食品有益于机体对营养健康的正常要求。

一、食品污染对人体健康的危害

食品污染是指一些有毒、有害物质进入正常食品的过程。能够通过食物进入人体的有害因素很多,常见的有致病微生物、天然毒素、寄生虫和有毒化学物质等。这些因素引起人体的感染或中毒称为食源性疾病。

根据食品污染物毒性大小、污染量及人体的进食量,食品污染对人体健康的危害可分为三类。

(1)急性中毒,指病毒、细菌和其毒素、霉菌及其毒素和化学毒物随食物进入人体,在短时间内就造成人体损害,出现临床症状。

(2)慢性中毒,指长期进食含有有害物质的食物造成毒物在体内蓄积并对人体产生慢性损害,一年或更长时间才表现出中毒症状。如慢性铅中毒、慢性汞中毒等。

(3)致畸、致癌,有些有毒物质可使孕妇的胎儿发生畸形,使体细胞的遗传物质发生突变,导致各种肿瘤的发生。

有毒有害物质进入食品的途径有三条:有些食物本身含有有毒物质,如河豚、毒蘑菇等;从食品生产、运输、销售等环节进入食品;有些不法商贩,为牟取暴利,粗制滥造,甚至有意掺入有毒物质,以改变食品外观和性状,引起消费者中毒甚至死亡。随着社会的发展,人们可以享用的食物品种大大增加,但也增加了各种有害物质对食物的污染机会,如残留农药、工业废水、生活垃圾、非法使用有毒有害的添加剂等。食品卫生问题引起的疾病甚至死亡事件,更促使人们提高对饮食卫生的关注。苏丹红、三鹿奶粉等事件曾让我们震惊万分,我们必须重视食品卫生与安全,提高防范意识,维护身体健康。

二、把好第一关——食物的选购

食品卫生与安全的第一关是选购新鲜卫生的食物。所谓新鲜食物,是指存放时间短的食物,例如,收获不久的粮食、蔬菜、水果,新近宰杀的畜、禽肉或刚烹调的饭菜等。储存时间过长就会引起食物的内在质量及感官品质发生变化,即食物变质。导致食物变质的主要原因有微生物的生长繁殖、化学反应以及食物自身的代谢作用。

食物变质可以产生不同的结果:一类是对人体相对无害的变质,如食物在外观、结构和香味上的变化以及某些营养素的消耗等;另一类则是对人体有害的变质,如某些微生物、霉菌大量生长繁殖产生毒素,或某些食物中的油脂氧化而酸败,或某些食物发生分解产生有害成分等,这一类变质常常产生有毒有害物质。提倡选择新鲜食物,主要是为了防止后一类食物变质引起的健康危害。

在条件许可的情况下，即使食物没有发生有害于健康的变化，也应选用新鲜的、色香味俱佳的食物。

> 某些水果和蔬菜放置一定时间后可以发生一定程度的糖化作用，使酸涩味变小而甜度增加，这种有意识地储存引起的良性改变不属于食物变质的范畴。

（一）鉴别食物的新鲜度

鱼、禽、肉、蛋、乳等动物性食物含有丰富的蛋白质，容易滋生细菌而发生腐败，因此大部分食物中毒都是由动物性食物引起的。采购食物时应特别注意鉴别这类食物是否新鲜。

1. 看、触、闻——鉴别禽畜肉类的新鲜度

（1）看颜色。肉色发暗，脂肪缺乏光泽。

（2）试手感。外表干燥或粘手，指压后的凹陷恢复慢或不能完全恢复。

（3）闻气味。有氨味或酸味，甚至有臭味。

发现上述现象就表明肉类不新鲜或已变质腐败。如果发现猪肉肉色较深，肉质鲜亮，后臀肌肉饱满突出，脂肪层非常薄，很可能是使用过"瘦肉精"的猪肉。

2. 从五个部位鉴别变质鱼

不新鲜的鱼其 5 个部位出现明显变化，是我们鉴别的主要依据：

（1）体表发暗无光泽。

（2）鳞片不完整，易脱落。

（3）鱼鳃颜色暗红，有腥臭，腮丝粘连。

（4）眼球浑浊或凹陷，角膜浑浊。

（5）肌肉松弛，弹性差。

3. 识别变质蛋类

鸡蛋、鸭蛋等禽蛋受到微生物的污染会发生变质，出现以下五种形态上的改变：

（1）蛋白质分解导致蛋黄移位，形成"贴壳蛋"。

（2）蛋黄膜分解形成"散黄蛋"。

（3）继续腐败，蛋清和蛋黄混为一体成为"浑汤蛋"。

（4）蛋白质进一步被细菌破坏分解产生硫化氢和氨类，出现恶臭味，形成"臭鸡蛋"。

（5）真菌在蛋壳内壁和蛋膜上生长繁殖，形成暗色斑点，称为"黑斑蛋"。

4. 乳类食物变质的鉴别

乳类食物可从色泽、气味、形状等方面鉴别是否变质。如果发现有异味、沉淀或凝块出现,或乳中混杂黏稠物,说明已经变质,应当丢弃。酸奶表面生霉、有气泡和大量乳清析出时也不得食用。

5.蔬菜、水果新鲜度的鉴别

蔬菜和水果大多颜色鲜艳,含水量较高,放置时间过久可引起颜色和形态的改变。果皮或蔬菜表面发皱,整体发蔫,说明水分减少;本来绿色的蔬菜变得发黄,水果的颜色变得暗淡,甚至出现软化,发黏,有汁液渗出,腐烂,这样的蔬菜和水果不宜食用。

6.鉴别变质豆腐

豆腐含有丰富的蛋白质,储存稍久就会发生变质。随着新鲜度的下降,豆腐颜色发暗、质地溃散,有黄色液体析出,产品发黏、变酸、有异味。

7.警惕"胖听"罐头

放置时间过长的罐头,由于内部微生物生长,或马口铁受到腐蚀,会导致食物腐败产气,肉眼可以看到的表现是罐头膨胀发胖,这种现象叫做"胖听"。可以通过敲击和观察,发现罐头食品有无"胖听"现象,以鉴别是否出现了变质。另外,罐头食品在生产过程中经过高热蒸煮杀菌的工序,已使这类食物尤其是蔬菜、水果类的营养成分损失很大;一般都加入防腐剂、添加剂(人工合成色素、香精、甜味剂等),不宜多吃。

(二)如何采购新鲜卫生的食物

食物采购是确保食品卫生的第一关,为了采购新鲜卫生的食物,必须注意以下几点。

1.认准市场和品牌

一般来说,大型商场和连锁超市为了长久发展而比较注重自身的声誉,将食品质量和卫生要求放到重要的位置,相对于传统的菜市场、小摊贩而言,他们在食品卫生方面具有较好的安全性。

随着食品生产企业的竞争和发展,各种食品的生产领域都形成了一些有名的品牌,这些企业比较注重而且有条件控制产品的质量。同时,名牌企业还更多地接受着政府和消费者的监督。因此购买品牌食品,卫生质量较有保障。

2.注意食品包装的标识

按照国家要求,预售食品必须在包装标识或者产品说明书上标出品名、配料、产地、厂名、生产日期、规格、保质期限、食用方法等内容。消费者购买时需要留心察看上述内容,特别应注意有无保质期和生产单位,不要选购无厂名、厂址、生产日期的"三无"产品及超过保质期的食品。散装食品容易受到污染,采

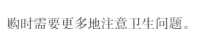

购时需要更多地注意卫生问题。

3.正确认识食品添加剂,警惕非法添加物

按照国家标准合理使用食品添加剂,对于防止微生物污染、延缓食品变质以及改善食品的感官性状具有重要意义,所以不应该简单地排斥一切食品添加剂。需要警惕的是有些企业违反国家规定,过量或滥用食品添加剂,误导消费者。还有些不法分子,在食品中加入有毒有害的非法添加物,危害消费者健康。因此,在采购食物时应注意色香味的鉴别。例如,看起来特别白净鲜亮的鱼、虾、毛肚、鱿鱼等产品或许用甲醛浸泡过;烧、烤、酱等肉类制品若有诱人的鲜红色,要提防使用了过量的亚硝酸盐;过于鲜艳的辣椒红色或蛋黄红色可能加入了苏丹红;颜色很白或口感过分筋道的面食,则可能添加了过量的增白剂或增筋剂。

购买食品时要注意些什么呢?

(1)购买食品时要看食品包装标识,看外包装的名称、配料表、净含量、生产企业信息及产品标准号;

(2)重要的是要看食品的生产日期、保质期;

(3)要看食品的感观和色泽,是否新鲜;

(4)理性购买"打折"、"低价"、"促销"食品。

三、把好第二关——食物的储藏

食物做好后应尽快吃掉,减少储藏对食物质量的影响。如果需要存放4小时以上,特别是在气温较高的夏、秋季节,应在高温或低温条件下保存。食物合理储藏的目的是保持新鲜,避免污染。

(一)高温灭菌防腐

食品经高温处理,可杀灭其中的大部分微生物,有效控制食品腐败变质,延长保存时间。如将食品在60℃~65℃加热30分钟,可杀灭一般致病性微生物,并能基本保持食品的原有品味。

(二)低温储藏

低温储藏分为冷藏和冻藏。常用的冷藏温度是4℃~8℃,冻藏温度为-12℃~-23℃。冷藏一般只能抑制微生物生长繁殖和酶的活动,并不能杀灭微生物,所以只能减缓食物的变质速度,适用于短期储藏;冻藏的食物能保持原始的新鲜状态,在形状、质地、色泽和风味方面基本不会发生明显变化,适用于食物的长期储藏。例如,肉类在4℃只可存放数日,但在-10℃以下可存放数月,在-20℃以下可长期保存。

（三）贮存食品的容器和环境要求

盛放食品的容器和包装物必须安全、无害,易保持清洁,防止食品污染;塑料容器应纯度高,不释放有害物质(如酚、甲醛),不得使用再生塑料容器。油质较多的食物不宜在塑料容器内长期储存。储藏食物要做到生、熟分开。

粮食、干果类食品储藏的基本原则是:低温、避光、通风、干燥,并采取防尘、防蝇、防鼠、防虫及防霉变措施。

储藏食物特别要注意远离有毒有害物品。农药、杀虫剂、灭鼠药、消毒剂和亚硝酸盐等,不要接近食物存放场所,以防错把其当成食盐、面碱或调料而误食中毒。

四、把好第三关——食物的烹调加工

烹调加工过程是保证食物安全卫生的重要环节,需从以下六个方面严格要求:

（一）保持良好的个人卫生

烹调食物人员应经常洗澡更衣,专业厨师须着干净的工作服上岗。烹调食物前应注意洗手,接触生鱼、生肉和生禽后必须再次洗手。手部患局部化脓性感染的人,不能从事食品加工,以防对食品造成污染。患有传染病或皮肤病者不能担任厨师工作。

就餐者的个人卫生习惯也很重要。要做到饭前便后洗手,患病时避免与他人共餐。集体就餐时应尽量实行分餐制,不能分餐时应设公用餐具,和个人餐具分开使用,以防疾病传播。

（二）烹调环境和用具清洁卫生

厨房和食品库房应当清洁卫生,无苍蝇及其他有害昆虫滋生和老鼠出没,地面、墙壁和顶面采用无毒无害建筑材料并配置防蝇防鼠设备。餐具、饮具和盛放直接入口食品的容器,使用前必须洗净、消毒;炊具使用后应立即洗净,保持清洁;加工冷荤凉菜的用具、容器应当事先消毒并保持专用。擦拭餐具的抹布使用时间不应超过一天,下次使用前应蒸煮消毒。

（三）避免食物交叉污染

(1)直接入口食品、待加工食品和原料三者之间不得混放或混合加工。
(2)洗菜盆、刀、砧板、盛放菜的碗盆等必须做到生熟分开,避免交叉使用。
(3)食品不得接触有毒物和不洁物。

(4)加工生食后,应及时洗手后方能接触熟食。

（四）慎重处理动物性食物

生吃或食用未熟透的动物性食物是很危险的,如未熟透的禽肉可能带有旋毛虫、囊虫或绦虫,未熟透的淡水鱼可能带有肺吸虫、肝吸虫等。因此,在对卫生状况没有确切把握的情况下,肉、禽、鱼、奶等动物性食物必须加热熟透再吃。所谓加热熟透,就是要使食物的温度达到 100℃并保持一定时间。特别是当食物的体积较大时,更要注意延长加热时间,保证熟透,以免外熟里生。

有些人认为,生鸡蛋和刚挤出的牛奶含有更多的营养成分,因此不加热而直接食用。这种习惯对健康有很大的危险性,很可能因为细菌的污染而引起食源性疾病。

（五）改变不良的烹调方式

煎、炸、烤等烹调方法使食物接触的温度达到摄氏几百度以上,不仅会破坏较多的维生素,而且容易引起蛋白质和脂肪高温变性,生成苯丙芘、杂环胺等致癌物质。例如,当烹调温度从 200℃升至 300℃时,食物中杂环胺的生成量可增加 5 倍。所以在食物烹调时应尽量避免将鱼、肉等食物煎煳或烤焦。

（六）腌制食物的注意事项

食物经过高浓度的食盐腌制,可以阻止微生物生长,延长保存期。但如果腌制方法不当,反而容易产生危害。例如,食盐浓度不够高,容易导致蔬菜或肉类发霉变质。腌菜时放盐过少、腌制时间过短都可能产生亚硝酸盐。一次食入过多亚硝酸盐会发生急性中毒;长期少量摄入亚硝酸盐也会对人体产生慢性毒性作用,甚至致癌。因此,腌制食物时要注意加足盐,并低温储存;大量腌制蔬菜至少要腌制 20 天以上才能食用。

> **小常识**
>
> 熏制、腌制、酱制食物不宜多吃
>
> 熏鱼、熏肉、火腿等食品在加工过程中需利用各种材料焖烧产生的烟气来熏制,以提高其防腐能力,而且使食品产生特殊的香味。但是,烟熏气体中含有致癌物质苯丙芘,容易污染食品。腌制和酱制食品中含有亚硝酸盐。因此,这类食物可以品尝,但不宜多吃。

（七）制作凉拌菜的卫生要求

凉拌菜是家庭常做的菜,制作时要注意以下几点:

（1）食品原料和油脂、调料要新鲜，品质良好，无腐败变质。

（2）使用专门做熟食的刀和菜板，使用前洗净并用开水烫洗一遍。

（3）若要用手直接接触食品，必须将手彻底洗净。

（4）盛装凉拌菜的容器和餐具应清洁卫生。

（5）加入适量的醋和大蒜，既可调味又有一定的杀菌作用。

（6）凉菜制成后，宜尽早食用，不要超过 1 小时，否则会给细菌繁殖提供足够的时间，导致变质。

五、预防食物中毒

食物应是无毒无害的，但在生产、加工、贮存、运输、销售等环节容易受到各种有害因素的污染，食用被污染的食物就会引起食物中毒。食物中毒是指人们食用了有毒食物在短期内引起以急性过程为主的疾病。食物中毒具有以下特点：

（1）发病急骤，在短时间内多数病人同时发病。

（2）所有病人的症状及表现类似。

（3）所有病人都在相近时间内吃过同一种或同几种食物，没吃者不发病。

（4）一般无人与人之间的直接传染。

（一）食物中毒的分类

根据中毒食品，食物中毒可分为以下 4 类：

（1）细菌性食物中毒。是由各种致病菌污染食物所引起的食物中毒。细菌性食物中毒最为常见，约占全部食物中毒的 60%～70%。引起食物中毒的致病菌很多，如沙门氏菌属、变形杆菌、副溶血性弧菌、葡萄球菌、致病性大肠杆菌等。夏秋季节，由于气温较高，病菌繁殖快，如果不注意食品卫生，经常会发生细菌性食物中毒。

（2）化学性食物中毒。主要是因农药、化肥、鼠药、亚硝酸盐以及镉、铅、砷等有毒化学物质大量混入食品所致。这类食物中毒的症状一般都比较严重。

（3）有毒动植物中毒。有些动植物本身含有有毒物质，如果加工不当，食用后就会引起中毒。如河豚鱼中毒、毒蘑菇中毒、四季豆中毒、发芽土豆中毒等。

（4）真菌毒素中毒。主要是因为食物在生长、收割、运输、贮藏、加工、销售过程中，被产毒霉菌污染并在食物中产生大量毒素引起的，如霉变甘蔗中毒、霉变花生或玉米中毒等。

（二）常见的有毒动植物

1.河豚

河豚鱼肉鲜美，但其内脏含有一种能致人死命的神经毒素——河豚毒素。

这种毒素能使人神经麻痹、呕吐、四肢发冷,进而心跳和呼吸停止,其毒性比剧毒药品氰化钠还要强 1250 倍,不足 1 毫克即可致人死命。为了预防误食河豚中毒,学会鉴别很重要。河豚体形长、圆,头方、扁,鱼体光滑无鳞,有斑纹,肚腹黄白色。国家卫生部规定,禁止食用河豚鱼。

2.毒蘑菇

毒蘑菇有 100 多种,可致人死亡的至少有 10 几种。在夏秋季节,因误采毒蘑菇食用而中毒的事件经常发生。因此,不要轻易品尝不认识的蘑菇,必须请教有实践经验者分辨清楚之后,确认无毒后方可食用。如果不慎误食有毒蘑菇,应及时采取催吐、洗胃、导泻等措施,并尽快到医院治疗。

3.发芽的马铃薯

马铃薯又称土豆或洋山芋,是我们经常食用的一种薯类食物。未成熟或发芽的马铃薯含有一种叫龙葵素的毒素,食用后会引起中毒。因此,不要食用未成熟(青紫皮)和发芽的马铃薯。龙葵素在高温下可解除其毒性。少量发芽的马铃薯要将其发芽部分深挖去掉。

4.鲜黄花菜

鲜黄花菜中含有秋水仙碱,食用后引起中毒。食用鲜黄花前,要用水浸泡或开水浸烫后弃水炒煮食用。

5.未熟的四季豆

生的四季豆中含有皂甙和血球凝集素,如果烹调时加热不彻底,食用后易引起中毒。所以,应充分加热、彻底炒熟,使其外观失去原有的生绿色。

(三)食物中毒的预防

(1)认真把好食物采购第一关,不买不新鲜、变质及病死的禽畜肉。

(2)合理储存食物,食物加工科学卫生。

(3)养成良好的个人卫生习惯,不吃变质或不洁食物。

(4)增强辨别有毒动植物的能力,不吃不认识的东西。

(5)一旦发生食物中毒,立即向卫生部门报告,并及时采取抢救措施。

◗◗◗ 相关链接 ◗◗◗

食品安全标志

质量安全标志　"QS"是英文"Quality Safety"的缩写,意为"质量安全",表明食品符合质量安全的基本要求。据国家规定,国内从事米、面、油、酱油、醋的加工食品,肉制品、乳制品、饮料、调味品、方便面、饼干、罐头等必须有"QS"标志方可出厂销售。

无公害农产品标志　图案由麦穗、对勾和"无公害农产品"字样组成。麦穗代表农产品,对勾表示合格,金色寓意成熟和丰收,绿色象征环保和安全。

无公害农产品能够把有毒有害物质控制在一定范围内,主要强调其安全性,是最基本最起码的市场准入标准,普通食品都应达到这一要求。

绿色食品标志　与环境保护有关的事物,国际上通常都冠之以"绿色"字样,目的是突出这类食物与良好的生态环境有关,涉及食品的事物定名为"绿色食品"。绿色食品的级别比"无公害农产品"高。

有机食品标志　有机食品包括粮食、蔬菜、水果、奶制品、水产品、禽畜产品、调料等。这类食品在生产加工过程中不得使用人工合成的化肥、农药和添加剂。对生产环境和品质控制的要求非常严格,是更高标准的安全食品。目前,在我国产量还非常少。

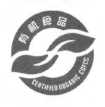

《中华人民共和国食品安全法》于 2009 年 2 月 28 日经第十一届全国人民代表大会常务委员会第七次会议通过,于 2009 年 6 月 1 日起正式实施。这是我国为防止、控制和消除食品污染以及食品中有害因素对人体的危害,预防和控制食源性疾病发生,保证食品安全的一部法律。

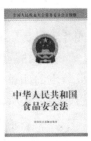

第四章　心理与健康

第一节　青春期心理发展

健康是一个具有强烈时代感的综合概念。现代健康观认为:健康不仅仅是躯体没有疾病和虚弱,还要具备心理健康、社会适应良好和道德健康。人的心理活动是看不见、摸不着的,但却是每个人都能切身体验到的"现象"。生理健康和心理健康两者之间的关系是相当密切的,生理上的疾患和衰落,可使人忧郁、烦恼,影响心理健康;反过来,整天愁眉不展、悲观、焦虑等消极的心理情绪,也会导致生理上的异常和病态。正如英国戏剧家莎士比亚所说:"隐藏的忧伤如熄火之炉,能把心烧成灰烬。"

一、心理与健康

怎样的心理才算健康呢? 心理健康的标准包括以下几个方面。

(一)了解自我、接纳自我,能体验自我存在的价值

有自知之明,对自己的能力、性格中的优缺点能够做出客观、恰当的自我评价,既不自傲,也不自卑;有切合实际的理想和目标,不会提出苛刻的期望和要求,因而对自己总是满意的;努力发挥自己的智慧和道德潜能,对自己的不足能坦然处之。一个人,如果缺乏自知之明,目标和理想超越现实,为达不到十全十美而自责、自怨、自卑,就会失去心理平衡,面临心理危机。

(二)正视现实、接纳他人

面对现实不逃避,客观认识和评价周围的事物和环境,妥善处理学习、生活和工作中的困难;乐与交往,悦纳他人,为人处世态度积极。一个人,如果不敢面对现实(总是以幻想替代现实),总是抱怨自己"生不逢时",或责备社会对自己不公,他的心理就有问题了。心理不健康的人,总是游离于集体之外,与周围的人格格不入。

(三)控制情绪、心境良好

愉快、乐观、开朗、满意等积极情绪占优势,虽然因挫折和不幸也会有悲、

忧、愁、怒等消极情绪,但很快就从消极情绪中开拓出来,更不会因过度悲观而轻生。能适度表达和控制自己的情绪,喜不狂、忧不绝、胜不骄、败不馁、谦而不卑、自尊自重。在社会交往中,既不妄自尊大,也不退缩畏惧;对于无法得到的东西不过于贪求,对于得到的感到满意;争取在社会允许的范围内满足自己的需要。

(四)有积极向上的人生目标

有积极向上的、现实的人生目标,对生活充满信心。能驾驭自己的生活,即使遇到挫折,仍坚持从事有意义的事业。不会因挫折而郁闷、因达不到目标而焦虑。

(五)有社会责任心

热爱自己的工作、学习和事业,并从中体验生活的充实和自身的价值。把自己作为社会的一员,有社会责任心,遵守社会公德。

(六)心地善良、有爱心

有良好稳定的人际关系,能理解、同情、尊重、关心和帮助他人,与人为善,心地善良。

(七)有独立、自主的意识

对事物有自己独立、自主的观点,不盲从他人;对自己的生活负责,不过分依赖他人。

在当今社会中,学习、就业、工作的竞争和压力越来越大,心理因素对健康的影响也愈加明显,许多严重疾患都是由长期不良的心理因素引起的。某些细菌、病毒并不可怕,我们有办法对付它,可怕的是不良的心理状态。在一切不利的条件中,对人威胁最大的莫过于不良的情绪和恶劣的心境。为此,世界卫生组织提出了一个响亮的口号:健康的一半是心理健康。

二、青春期心理发展特点

青春期少年在生理和心理方面都发生着剧烈变化,尤其是性发育和性成熟。所有这些变化,对青少年的心理、情绪及行为都产生着重要影响,也可能会遇到各种暂时的困难和问题,如果不能及时发现并妥善解决,将对身心健康带来不良影响。

青春期最大的特点就是变化。这种变化不仅来自躯体,还来自于心理。在青春期身体形态和生殖器官迅速发育的同时,不能忽略的另一个问题就是青少年的心理也在发育。青春期少男少女的心理发育具有以下特点。

（一）认知深化，但仍不成熟

青春期少年不仅在感觉、知觉和观察力上有明显提高，在智力上也相应地发育成熟。最明显的特点是思维活动已从儿童期的具体、直观、形象思维向抽象、逻辑思维过渡。能够对问题进行分析、综合、判断、推理及论证等复杂的思维活动，也能对假设性的未来和理论问题进行思考。不过，这一时期还不能说认知活动已经完善，仍存在一定的局限性。另一个特点是独立思考和批判能力有了明显提高，能够批判地对待别人和书本上的观点；独立地表达自己的不同见解；常常对别人的问题提出自己的看法和疑问，甚至进行辩论。但是，这种思维的独立性和批判性同样很不成熟，看问题容易片面和肤浅，容易得出比较绝对和偏激的看法。

（二）情感丰富，但很易冲动

青春期少年精力旺盛、充满活力，情感活动也日益丰富。表现在对新鲜事物充满情趣，钦佩英雄，憎恨坏人，既能为人世的不平而愤慨，也能为自然景物的美丽而动心。但是，由于心理发展尚未成熟，其情感活动带有明显的易变性和冲动性，而且不善于用理智来调控情绪。经常因一点成功而欢欣雀跃，得意忘形，却又因一点挫折而心灰意冷，沮丧泄气。此外，还常常出现相互矛盾的情感表现：有时能对别人表现出很强的同情心，但有时却又讥笑、欺侮他人。

（三）意志增强，但缺乏自制

良好的意志品质是造就强者的必要条件。青春期少年的意志品质（自觉性、果断性、坚持性、自制力等）比儿童期有了明显发展，但尚未达到成熟。这一时期，意志活动的特点是常立志，志无常，果断与轻率并存；在各种活动中反应迅速，能及时见诸于行动，但又很容易受别人和外界因素的影响而改变自己的决定与行动。在学习上，向往坚强的人，并视之为榜样，但在具体行动中，又往往缺乏坚韧性和自制力，容易见异思迁，忽冷忽热，有始无终，常常是"雷声大，雨点小"。

（四）自我意识进一步增强

（1）出现成人感：感到自己已经长大成人，不愿再被当做小孩，不愿成人过多询问自己的行动；并以成人自居，要求别人尊重自己，这就是"心理断乳期"。

（2）出现闭锁心理：不想让别人知道自己的秘密，即使是对自己最亲近的人也很少吐露真情；对自己的东西上锁，与父母关系疏远。

心理断乳期

人一生中有两次"断乳期",第一次是"生理断乳期",一般在1~2岁。婴儿在断奶时是被动的,是妈妈硬性给断的。第二次是"心理断乳期",大约在初中阶段。这次是自己主动的,总想从父母的束缚下解脱出来。"心理断乳"是走向成熟的过渡,是心理发展的一个进步阶段。

---

(3)自尊心增强:自尊心是一种积极向上的心理品质,可成为一个人不断进取的内部动力。

(五)独立意向逐渐形成

能够独立地发表意见,独立地处理自己面临的一些问题;希望成年人少过问自己的事,要求有一定的自由度。

(六)性意识的觉醒

青春期少年在两性问题上有了朦胧感和好奇感,开始由对异性的排斥、反感进而发展到对异性的吸引和倾慕,对异性产生兴趣、关心和亲近。

总之,青春期少年在认知、情感、意志方面的心理发展还处于一种半成人、半成熟的阶段。主观上想独立,但在实际生活上又不能真正独立。面对这样的矛盾,需要在家长的帮助下,先学会自己划桨,再学会自己升帆,具备一定条件后,才可以自己掌舵。

三、青春期常见心理问题

青春期是从有依赖性的儿童期向独立自主的成年期过渡的一个阶段,此时的青少年经历着身心各方面的急剧变化,其心理往往表现出某些矛盾倾向,既有儿童期的一些痕迹,又有成年期的一些萌芽,常表现为似成熟又不成熟。既要适应生理变化带来的问题,又要适应社会环境变化带来的问题。青春期常见的心理问题大致表现为以下几个方面。

(一)对性发育的困惑

生殖系统的迅速发育是青春期的突出特点,有些青少年对自身的性发育及性成熟的生理变化常感到困惑,如有的男生对本属于正常生理现象的遗精产生种种疑虑,"一滴精,十滴血",认为遗精会伤元气,还有的认为自己患了什么见不得人的怪病而惶惶不可终日。有些少女对月经初潮缺乏认识,当初潮光顾时,惶惑害羞,甚至产生种种苦恼和焦虑。紧张的心理压力使他们失去了往日的欢笑。青春期少年,一方面表现为对性发育的好奇和性知识的渴求,另一方面又难于启齿询问,往往从一些不正当的途径去探索两性知识。有的受淫秽书刊和音像制品的影响,发生过早性行为、性暴力、少女怀孕等问题,甚至走上犯罪道路。

(二)情绪问题

青少年常因外界环境因素而导致情绪不稳。如家长和老师的忽视、压制和不公平以及学习压力等,容易引起烦恼、焦虑和抑郁。青少年的情绪特点就是反应强度大,而且容易变化,容易狂喜、愤怒,也容易极度悲伤和恐惧,情绪来得骤然,去得也迅速。

(三)学业问题

在当今竞争激烈的社会中,青少年面临着升学和就业的压力。学习负担过重是我国青少年普遍存在的问题,过重的学习负担常给他们带来沉重的心理压力,也常因学习问题造成亲子关系紧张。有些家长望子成龙心切,对子女要求过严,甚至对学习成绩差的孩子打骂、体罚,用过激的言语伤害孩子的自尊心;有的家长对孩子学习失去信心,放任不管,走向另一个极端,这些做法都会引起孩子的反感,有时会产生焦虑、紧张、厌学、逃学、离家出走等心理问题。总之,因学习压力、生活枯燥乏味带来的心理问题,在青少年中相当普遍。学校应适当减轻学生的学习负担,家长要对孩子正确引导,期望值要切合实际,不要在过重的学习负荷上再给他们增加心理上的压力。

(四)人际关系问题

随着年龄的增长,青少年与社会的接触和交往日益增多,他们渴望独立的愿望也日益增强。他们与父母、老师、同学、朋友之间的关系也同以前有所不同。

青春期的少年,与家庭的关系逐渐疏远,不再是事事听从父母指挥的“乖孩子”,他们对父母的教导产生了疑问,对家庭的一些传统习惯不愿适应,家长常常抱怨对自己的孩子管不了了,更为他们的“叛逆”而恼火。孩子感到自己已经长大了,对事物有了自己独特的理解和认识,希望摆脱家长和老师的意志,就像小鸟渴望自由的天空一样。在经济上,青少年由于社交需要,很希望自己支配一些钱和物,但他们的经济尚未独立,还需要依靠家庭。这种独立和依存的矛盾心理常常使其情绪不愉快,甚至造成亲子关系紧张。在学校,他们有时对老师的话持怀疑态度,使师生关系紧张;相反,与伙伴的关系日渐密切,有时甚至出于哥们义气而发生一些不理智的行为。

(五)不良习惯和嗜好

青少年好奇心和模仿性强,但对事物的认识还带有片面性、直观性和易感性,很容易被新奇、有趣、刺激的事物所吸引,明辨是非的能力不够强,这种心理状态使他们很容易受他人影响,沾染一些不良的习惯和嗜好。以吸烟为例,青少年常受家庭、伙伴和社会的影响,认为吸烟意味着"魅力"和"成熟",男生吸烟有"男子汉气概",女生吸烟意味着"男女平等",当遇到烦恼时,想从吸烟中得到精神"放松"和"乐趣"。当前青少年吸烟率呈上升趋势,已成为青少年心理卫生的重要问题之一。青少年可塑性大,如何正确引导是家庭、学校和社会的共同责任。

四、心理调适

心理调适是一种对"不顺心"进行自我调解和主动适应的能力。每个人都会遇到各种各样的麻烦和挫折,进而影响心理状态。我们必须学会自我调适,尽快地把自己从不良心境中解脱出来,才能有利于健康,有利于我们的学习和生活。

(1)冷静对待:当学习或生活中遇到困难的时候,首先要保持冷静,不要脑子发懵,乱了阵脚,更不能在困难面前失去信心,被困难所击倒。

(2)找准对策:冷静下来以后,要认真分析琢磨,理清思路。"为什么会发生这个问题? 我该怎么办?"要结合自己的实际,找出一个解决问题的办法来,必要时可争取家长或老师的帮助,征求他们的意见,找准解决问题的办法和对策,用在以后的学习和生活中。

(3)放下包袱:问题解决以后,就要放下包袱、轻装前进,千万不要沉湎于过去,更不能陷入无限的痛苦而不能自拔。过去的就让他过去吧,不要"念念不忘"那点"问题",切不可"一朝被蛇咬,十年怕井绳"。

学习心得

不愿牵着妈妈的手逛街

小时候我特别喜欢妈妈牵着我的小手逛街,心里美极了。可现在不一样了,我感觉自己已经长大,不愿再牵着妈妈的手,那样会让人笑话。"好孩子"、"真听话"……这样的夸奖,过去我特别喜欢;可现在听起来却感到很别扭,认为是贬低了自己,父母还把我当小孩子看待。

为什么会出现这样的变化呢? 我现在明白了,这就是我的"心理断乳期"。

活动园地

　　假如在一次考试中我"考砸了",心里非常难受。对于这样的"坏心情",我将这样进行心理调适:＿＿＿＿＿＿＿＿＿＿＿＿＿＿＿＿＿＿

＿＿＿＿＿＿＿＿＿＿＿＿＿＿＿＿＿＿＿＿＿＿＿＿＿＿＿＿＿＿＿＿＿＿＿＿

＿＿＿＿＿＿＿＿＿＿＿＿＿＿＿＿＿＿＿＿＿＿＿＿＿＿＿＿＿＿＿＿＿＿＿＿

＿＿＿＿＿＿＿＿＿＿＿＿＿＿＿＿＿＿＿＿＿＿＿＿＿＿＿＿＿＿＿＿＿＿＿＿

第二节　情绪与健康

　　情绪是一种心理现象,是人对客观事物是否满足自身需要进行判断后产生的一种态度体验。人有各种物质上或精神上的需要,当这些需要受客观条件或人为因素制约而得不到满足时,就会产生失意、焦虑、悲哀和愤怒等不愉快的感受交织在一起的复杂情绪。如学生因考试不及格而感到羞愧,这就是一种情绪表现。

一、人类的基本情绪

　　情绪是心理活动的表现形式。我们都有这样的体验:称心如意的时候就高兴,不满意的时候就生气;遇到难办的事情会愁眉不展,碰到痛苦的事情会伤心落泪。高兴、生气、发愁、难过等心理状态就是情绪,常常通过表情、语言或行动体现出来。祖国医学把情绪的变化归纳为喜、怒、忧、思、悲、恐、惊,也就是常说的"七情"。心理学上将快乐、愤怒、恐惧和悲哀称为人类的四种基本情绪,这四种基本情绪可以表达人们的内心世界,调节人与人、人与社会的关系。

二、青少年的情绪特点

　　情绪不稳定是青少年的最大特点。有人把青春期称为"疾风骤雨的时期"。这个时期的少年情绪波动较大,往往带有两极性,好走极端,如肯定与否定、积极与消极、愉快与悲伤等,情绪忽冷忽热,一会儿在波峰,一会儿在波谷。取得成绩时就会表现得兴高采烈,遇到困难或挫折时则心灰意冷,垂头丧气。这种两极性的形成,既有生理上的原因,也有其社会性的一面。

　　从生理上来看,青春期正是内分泌的旺盛时期,甲状腺素、肾上腺素、性激素等能促使人的情感剧烈波动,表现为易躁动和不安;从社会学的观点来看,青少年对社会、人生的认识不断深化,渴望得到社会的承认,体现自身的存在价值,有极强的表现欲,伴随着愿望的实现与落空,情绪也会有较大的波动。另外,随着年龄的增长,还会有许多深层次的需求,这些需求能否满足,也是导致其情绪波动的重要原因。

三、情绪对健康的影响

人的情绪分为两类:一类是积极、愉快的情绪,如愉快、满意、幸福、欢笑、喜悦、高兴等;另一类是消极、不愉快的情绪,如悲伤、忧愁、愤怒、焦虑、抑郁、急躁等(图 3-4)。

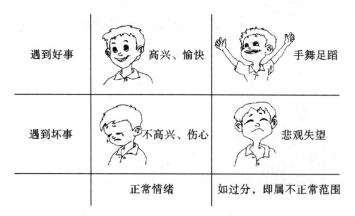

遇到好事　高兴、愉快　手舞足蹈

遇到坏事　不高兴、伤心　悲观失望

正常情绪　如过分,即属不正常范围

图 3-4　健康影响图

(1)积极良好的情绪有益健康。俗话说:"笑一笑,十年少"。乐观和愉快的情绪,可以增强人体对疾病的抵抗力,增强适应环境的能力。著名化学家法拉第由于长期紧张工作,劳累过度而患上了头痛失眠症。但医生并没有给他开药,只送他一句谚语"一个小丑进城,胜过一打医生"。法拉第悟出了其中的道理,就经常去看马戏、喜剧、滑稽戏,经常被逗得哈哈大笑。不久,他的头痛失眠症好了,并把健康保持到了晚年。

名人名言

愉快的笑声——这是精神健康的可靠标记。　　　——高尔基

(2)不良情绪有害健康。人的情绪无处不在,消极情绪无处不害。过度的焦虑和喜怒哀惧可使人体生理功能减弱,免疫功能受损,继而出现亚健康状态,如心劲不足、力不从心、烦躁不安、疲惫不堪、坐立不安、学习和工作效率低下、

生活情趣低沉等。如果不及时进行调整,则会导致许多疾病的发生,如高血压、冠心病、胃及十二指肠溃疡、月经异常等,肿瘤的发生也与长期不良的情绪有关,可以说,不良情绪是癌细胞的"催活剂"。

有人曾对 30 位"百岁老人"进行了 17 项指标的追踪调查,其结论之一是:笑口常开,是生理和心理健康的最佳卫生方法。笑,能使肌肉放松,增强肺的呼吸功能,能调整循环系统活动,给机体注入活力;笑,有利于抒发健康的情感,"喜则气和志达";笑,能减轻忧虑和紧张,促进身心健康。正所谓:"恼怒郁闷催人老,经常笑笑变年少。"

动物实验

把松鼠放在滚笼里,人工转动滚笼,强行让松鼠跑动,结果跑了 2 千米后松鼠的血压就升高了;如果让松鼠自行跑动,跑上 8 千米血压也不会升高。

分析:松鼠在强迫跑动和自愿跑动时的情绪不同,前者是带的焦虑、紧张的不良情绪,后者是愉快的情绪。不良情绪对心血管系统会产生不良影响。

调查报告

医学家将 45 名大学生按性格分为 3 组:A 组的学生性格谨慎持重,B 组的学生活泼开朗,C 组的学生多愁善感。

30 年后,C 组的学生中有 77.3% 的人患有癌症、高血压、冠心病;而 A 组为 25%,B 组为 26%。

结论:不良情绪有害健康。从某种程度上说,情绪主宰着人类的健康。

四、怎样调节自己的情绪

三国时代,功名显赫的吴国大将军周瑜,面对诸葛亮所施展的几个花招,暴跳如雷、怒不可遏,一气之下,在"既生瑜,何生亮"的哀怨声中,命丧黄泉。如果他能把握自己的情绪,及时调整心态,冷静待之,也许不会导致如此令人惋惜的悲惨后果。

（一）认识自己

当自己的某种情绪刚一产生，就要意识到将给自己带来什么样的后果，并尽早、尽快地进行主动调控，驱散情感乌云，驾驭自己的行为。要认识自己、反省自己，随时调整心态。坚持喜乐为本，制怒有方，忌愁宽心，除恐强身。

（二）自我调控的方法

（1）转移调控。转移调控又分注意目标的转移和活动转移两种形式。注意目标的转移是指把注意力从引起不良情绪反应的刺激情境上转移到其他事物上来，如可以看电影，听音乐，外出旅游等，以此来调节消极的情绪。活动转移是指借其他活动，把不良情绪积聚起来的力量排遣出去。当不良情绪产生后，它会刺激体内器官产生出能量。这种能量如果不及时释放，就会危害身体。所以，当不良情绪产生时，不妨到操场上猛跑几圈，猛踢一阵足球，或干一会体力活。当你累得满头大汗、气喘吁吁时，气恼的心情就会基本平静下来。

（2）宣泄调控。为了不让消极的情绪影响我们的身体健康，就需要通过适当的途径进行发泄。宣泄也是表露情绪的一种方式。宣泄调控指的是合理宣泄，要求对不良情绪的宣泄要做到有理、有度，既不损害他人，也不损害自己。

投入地哭一次：哭是自我心理保护的一种措施，它可以释放积聚的能量，调整机体的平衡，促进新陈代谢。

痛快地喊一回：通过急促、强烈的，无拘无束的喊叫，可将内心的积郁宣泄出来。

向朋友倾诉：把不愉快的事情隐藏于心，会增加心理负担。找人倾诉烦恼，诉说衷肠，不仅可以使自己的心情感到舒展，而且还能得到安慰、开导以及解决问题的方法。

找枕头出气：摔枕头也是一种宣泄的方法，柔软的枕头可以消除你内心的不悦。

（3）幽默和自慰。幽默使人感到轻松和亲切，能使尴尬的场面得到缓和，使涌向心头的火气得以缓解。自慰即自我安慰，找一个冠冕堂皇的理由，掩饰自己失望的心情，从而使内心得以慰藉。有时"塞翁失马，焉知非福"，"失败是成功之母"，"宰相肚里能撑船"等类似的话语能使你的心情得以安慰。

（4）代偿：用成功的喜悦来弥补心中的不快，从不良的情绪中解脱出来。

认识自己

完成下面的句子，认识一下自己的情绪。

1. 当＿＿＿＿＿＿＿＿＿＿＿＿＿＿＿时，我感到很高兴。

2. 当＿＿＿＿＿＿＿＿＿＿＿＿＿＿＿时，我感到很难过。

3. 当＿＿＿＿＿＿＿＿＿＿＿＿＿＿＿时，我感到很气愤。

4. 当＿＿＿＿＿＿＿＿＿＿＿＿＿＿＿时，我感到很烦躁。

5. 当＿＿＿＿＿＿＿＿＿＿＿＿＿＿＿时，我感到很为难。

6. 当＿＿＿＿＿＿＿＿＿＿＿＿＿＿＿时，我感到很尴尬。

7. 最令我担心的事是＿＿＿＿＿＿＿＿＿＿＿＿＿＿＿。

8. 最令我兴奋的事是＿＿＿＿＿＿＿＿＿＿＿＿＿＿＿。

9. 最令我苦恼的事是＿＿＿＿＿＿＿＿＿＿＿＿＿＿＿。

10. 我遇到过的最不幸的事是＿＿＿＿＿＿＿＿＿＿＿＿＿＿＿。

11. 我遇到过的最幸运的事是＿＿＿＿＿＿＿＿＿＿＿＿＿＿＿。

探究学习

《红楼梦》中的林黛玉，自幼羸弱多病，平时多愁善感，郁郁不乐。当听说贾宝玉和薛宝钗结婚时，一气而厥，悲愤而逝。

结合林黛玉的心理状态，体会过度焦虑、抑郁等不良情绪对健康的危害。

第三节　培养良好的意志品质

常言道：有志者，事竟成。一个人如果想成才、成功，就必须有坚强的意志。坚强的意志是一种十分可贵的精神，是一种优良的心理品质。

坚强的意志来源于伟大的目的

一、什么是意志

意志就是自觉地确立目标，并根据目的调节和支配自己的行动，克服各种困难,从而实现预定目标的心理过程。意志品质包括以下四个方面。

（一）自觉性

自觉性是指一个人在行动中具有明确的目的性,并充分认识自己行动的社会意义,使自己的行动服从于自己的认识和社会要求的品质。这种品质反映了一个人坚定的立场和信念,它贯穿于意志行动的始终,是坚强意志的源泉和动力。

具有自觉性的人,坚信自己的目的正确,前途光明,因而能把全部热情和力量投入行动,"不到长城非好汉","不达目的誓不休"。有自觉性的人,同时也具有独立性。表现在能排除诱惑,不轻易受外界影响,但也不拒绝一切有益的经验。也就是,既能坚持真理,也能修正错误。

与自觉性相反的品质是受暗示性和独断性。受暗示性,是指缺乏信心和主见,轻信别人的意见,很容易接受别人的影响,即"你说是灯,我就填油,你说是菩萨,我就磕头"。独断性则表现为,置别人的合理建议于不顾,固执己见,一意孤行。这是两种不良的意志品质。

（二）果断性

果断性是指一个人善于适时地、坚定地进行决断,并采取行动的意志品质。果断性以正确的认识为前提,以大胆勇敢和深思熟虑为条件。我们的革命领袖,在历史转折的关头不失时机地做出英明决断,使革命转危为安,这就是果断性品质的最好典范。

具有果断性的人,有胆有识;有敏锐的智慧;有当机立断的气魄,能审时度势,善于抓住时机。

与果断性相反的品质是优柔寡断和草率决定。优柔寡断就是事到临头,犹豫不决,患得患失,坐失良机。草率决定就是懒于思考而轻举妄动,不顾后果,以行动的冲动和鲁莽为特征,也就是通常所说的"冒失"。

铁杵磨成针的故事

唐代大诗人李白,幼年读书时觉得其苦难熬,便偷偷跑出来闲逛。看见一位老妪拿一根很粗的铁杵在石头上磨呀磨。李白不明白老者想干什么,便上前去问,老者回答说想做针。李白觉得这太不可思议了,老者说:"只要功夫深,铁杵磨成针"。李白猛然醒悟,从此以后,用心苦读,终于成为一代大诗人,留名后世。

（三）坚韧性

坚韧性是指坚韧的毅力，顽强的精神，不屈不挠、百折不回地为实现预定目标而努力奋斗的品质。具有坚韧性的人，在困难面前不退缩，在压力面前不屈服，在引诱面前不动摇，在失败面前不泄气。具有坚持和顽强这两个明显的特点。居里夫人，在手工操作的情况下，经过7年的艰苦劳动，终于从8吨铀矿中提取了1克镭。

与坚韧性相反的品质是顽固执拗和动摇性。顽固执拗的人貌似坚韧、坚持，实为顽固，既不能客观地分析形势，也不能正确地估量自己；明明不对，却偏偏不改，我行我素，执迷不悟。具有动摇性的人则表现为，完全没有韧性，三分钟热度，三天打鱼两天晒网，这山望着那山高，常常逢坎坷而止步，遇困难便低头，思想摇摆不定，行动虎头蛇尾。二者虽然表现不同，但本质一样，都是意志薄弱的表现。

（四）自制性

自制性是指一个人善于控制自己的情绪，约束自己言行的意志品质。是坚强意志的集中体现。前苏联教育家马卡连柯说过："没有制动器就不可能有汽车，而没有克制也就没有意志。"具有自制性的人，善于自我控制，能以感性服从理性，以行动服从目的，以个人服从集体，表现出极大的耐心和毅力，胜不骄，败不馁。

与自制性相反的品质是任性。表现为放纵自己，不能约束自己的言行。常常意气用事，不顾目的、条件和结果。在学习中，心猿意马，走神，开小差，也是缺乏自制性。任性是意志薄弱的表现。

> **球王贝利的故事**
>
> 　球王贝利，在20世纪50年代的球场上，曾被人斥为"蠢货"。可是，贝利不怨天，不尤人，在艰难的困境中磨砺自己，终于练出了神奇的脚法，被誉为"世界第一脚"。

二、怎样培养意志品质

良好的意志品质，不是先天就有的，而是通过后天培养获得的。

（一）胸怀大志，确立崇高理想

巴斯德曾说过："立志是一种很重要的事情。工作随着志向走，成功随着工作来。这是一定的规律。立志、工作、成功，是人类活动的三大要素。立志是事业的大门，工作是登堂入室的旅程，这旅程的尽头就是成功在等待着，来庆祝你的努力结果"。纵观古今中外,凡是有贡献、有成就的人,都是在其年轻时代就立下了宏图大志。周恩来在中学时代就立下了"为中华崛起而读书"的雄心大志。

青少年时期,是人生最美好的时光。这个时期,生活之路刚刚开始,要树立雄心大志。青少年立志远大,就能充分发掘和调动自己的潜能,有所发明,有所创造、有所前进。高尔基说:"我常常重复这样一句话:一个人追求的目标越高,他的才力就发展得越快,对社会就越有益"。因此,青少年朋友,要早立志、早发奋、早成大器。

(二)在实践中磨炼意志

孟子曰:"天将降大任于斯人也,必先苦其心志,劳其筋骨。"要培养良好的意志品质就必须在实践中磨炼自己,良好的意志品质是在与困难的斗争中逐渐形成的。在实践活动中,为自己设置一些主客观条件允许、并需要自己一定的意志努力才能达到的目标,以坚决的态度完成它。长期坚持体育锻炼,特别是长跑,如能酷暑寒冬坚持下来,就是一种意志的磨炼。

NBA 球星博洛士

美国 NBA 球星博洛士,身高只有 1.6 米,但却是个杰出的、失误最少的后卫。他是在顶住别人的嘲笑、用比别人多几倍的时间刻苦训练,才走向成功的。

(三)加强自我约束

良好的意志品质不是一朝一夕就能养成的,需要长期艰苦的磨炼。要加强自制力,从各个方面进行自我意志锻炼。

(1)严于律己。做到"言必信,行必果",绝不随便找理由原谅自己,而不去完成既定任务。这样,就会从每次的胜利完成任务中,提高信心。正如高尔基说的:"在培养意志的过程中,就是对自己一个小小的胜利,也能使人坚强许多"。

(2)激励自己。以伟人、模范、先进典型为榜样,学习他们的坚强意志。用格言警句,如"千磨万击还坚韧,任你东西南北风","宝剑锋从磨砺出,梅花香自苦寒来"等,激励和鞭策自己。

(3)持之以恒。冰冻三尺非一日之寒,良好的意志品质需要长期不懈的努力,尤其在遇到困难时,要迎难而进,坚持到底,才能获得成功。

意志

　　意志,是一种水滴石穿的精神;

　　意志,是一种永不服输的勇气;

　　意志,是一把专门斩断挫折、失败的"利剑";

　　意志,又是一个用于自我调控的灵敏的"阀门";

　　意志,还是一道任何外力都难以摧毁的"钢铁堤坝";

　　意志,也是一位永远助你攻坚克难的忠实的伴侣;

　　意志,更是一种使人时刻充满自信的内在的力量;

　　意志,就是通往成功之路的"保护神"!

活动园地

　　测一测:对下列各题作出判断,选 A 表示符合自己情况,B 表示难以确定,C 表示不符合,在所选项上划√。

　　1.当学习和娱乐发生冲突时,即使这种娱乐很有吸引力,我也会暂时放弃娱乐,马上去学习。(A, B, C)

　　2.我能长时间做一件非常重要而枯燥的事情。(A, B, C)

　　3.对别人的意见从不盲从,总是喜欢自己分析决定。(A, B, C)

　　4.如果没有特殊情况,我每天按时起床,从不睡懒觉。(A, B, C)

　　算一算:选 A 得 3 分,选 B 得 2 分,选 C 得 1 分

　　将每一题的得分相加,我的总分是:_____

　　自我评价:我的意志品质:_____

意志品质差	一般	意志品质好
4～6分	7～9分	10～12分

第四节　正确对待竞争和挫折

　　竞争和挫折是人生道路上司空见惯的正常现象。我们的生命旅程中充满了竞争,竞争无处不在。当今社会是一个充满竞争的社会,青少年更要面对升学、就业的竞争和压力,我们必须正确的认识竞争,以积极的心态参与竞争。在我们的生命旅途上,更不会一帆风顺,不可避免地会遇到各种各样的困难和挫

折。既然竞争和挫折是无法回避的,我们就要勇敢地面对,正确对待竞争和挫折。

一、正确对待竞争

竞争,是凭借自身的知识和本领,在实践活动中充分表现自己的实际能力和真实水平的争胜现象。自然界存在竞争,没有竞争,就没有优胜劣汰,就没有物种的进化。人类社会同样充满竞争,国家之间存在竞争,行业和部门之间也存在竞争,人与人之间更存在竞争。竞争是自然界和人类社会赖以进步的客观事实。我们每个人每时每刻都处在激烈的竞争之中,不进则退,不胜则败,谁也无法回避。

（一）积极的心态参与竞争

竞争意识能促进人才成长,增强应变能力。培养正确的竞争心理,有助于我们树立远大理想,增强责任心、自信心和进取心,促进我们全面健康成长。

（1）认识竞争。竞争是对人的一种激励,它可以打破人们的保守思想和慢节奏的生活习惯,使人产生一定的紧迫感和危机感,对身心健康是有益的。有竞争才有明确的奋斗目标,才能激发人积极进取的精神和创造欲望,有利于开发人的潜能。参与竞争是提高心理素质、增长才干的重要途径。没有竞争就没有创新,就没有进步。

（2）敢于竞争。敢于竞争是一种争强好胜的表现,是一个人适应社会和求学上进必不可少的心理品质和能力。要做到,面对竞争不胆怯,坚定意志、稳定情绪,充分准备,积极参与。

（3）善于竞争。要想善其工,必先利其器。要努力养成良好的行为习惯,注重知识、技能的巩固和提高,培养适应竞争的应变能力。

（4）博采众长。每个人都有自己的长处,也有不足之处。如能互帮互学,取人之长,补己之短,就能不断丰富和完善自己,提高自己的竞争能力。

（5）增强自制力。在学习过程中,有时会遇到各种干扰。要锻炼自己面对干扰,不为所动的坚强意志。要练胆识,连气魄,使自己在竞争过程中始终保持良好的"竞技状态"。

（6）团队精神。竞争不仅指个人竞争,也有团队竞争,即使个人竞争也离不开他人、集体的支持和帮助。竞争可以调动个体的积极性,同时也能激发团队的凝聚力。在现代社会里,不懂得合作就不可能在竞争中取胜。美国"阿波罗"登月计划的成功,就是200家公司、120所大学、400万人通力合作的结果。

（7）胜不骄,败不馁。竞争就必然有成功和失败,这是自然现象。要正确对待竞争中的成与败,做到胜不骄,败不馁,不以成败论英雄。不要太看重结果,重要的是参与竞争的过程。要善于总结经验,从失败中找出原因和不足,加倍努力,迎头赶上。

(二)纠正不健康的竞争心态

现实生活中,有人畏惧竞争,有人逃避竞争,也有人在竞争中采用了不正当的手段,这些都是不健康的竞争心态在作怪。

名人名言

嫉妒乃平庸的情调对于卓越才能的反感。　　　　——黑格尔

(1)嫉妒心理。不承认或贬低别人的成绩和进步,对别人的其他行为也表示怨恨。矫正原则:正确认识自己,学会尊重他人。

(2)自私心理。只顾自己,不顾他人,甚至干扰别人。矫正原则:放弃"自我中心",学会与人相处,与人合作。

(3)惰性心理。胸无大志,缺乏竞争意识,学习、工作无计划,行为懒惰。矫正原则:树立目标、严格要求、持之以恒。

(4)侥幸心理。不愿多下苦功,总想侥幸取胜,结果往往是"聪明反被聪明误"。矫正原则:一步一个脚印,扎扎实实地用功学习。

(5)自卑心理。消极的自我暗示,情绪波动,承受挫折的能力差。矫正原则:认识自我,树立信心,稳定情绪。

二、正确对待挫折

挫折是指一个人从事有目的的活动中,遇到障碍和干扰,遭受到损失或失败时产生的紧张状态和情绪反应。对青少年学生来说,考试失败、升学落第、老师批评、同学间关系紧张等都可能导致挫折。

人一生中会遇到各种各样的挫折,挫折的轻重程度也各不相同。有自然因素带来的挫折,如自然灾害、意外事故、生老病死等,这些是个人能力无法预料和避免的。政治生活中遭受到不公平的待遇,经济上不能满足生活的需要,工作不称心,人际关系紧张等社会因素,造成的挫折往往影响更大。由于个人生理和心理因素,如体力、智力、相貌及某些生理缺陷、知识和能力不足、期望值过高、意志薄弱等,也会带来挫折。

　　(一)积极的心态应对挫折

　　既然挫折是无法避免的,我们就要积极地应对。挫折本身并不可怕,重要的是要正确认识挫折、勇敢地面对挫折、争取最终战胜挫折。

　　(1)认识挫折。失败是成功之母。挫折是我们最好的老师,因为一个把挫折当做老师的人,在遭遇挫折后,就会正确认识挫折、分析挫折,面对挫折及时进行自我调整,采取相应的对策,最终把失败变成成功。从某种意义上说,挫折是一种宝贵的精神财富。

　　(2)面对挫折。基于对挫折的正确认识,我们要勇敢面对挫折,做到不气馁、不抱怨、不自卑、不消沉、不逃避、不幻想。以冷静的态度分析发生挫折的原因,从而使自己明白应该从何处入手摆脱挫折,也才能"在什么地方跌倒,就从什么地方爬起来"。挫折,最能磨砺人的意志,增强人的才干,提高人的素质。勇敢面对挫折,是一种良好的意志品质。

　　(3)应对挑战。遭到挫折后,仔细分析自己的目标是否恰当,是否值得坚持。如果是,就不要气馁、不要彷徨,坚持到最后就是胜利。反之,就要及时调整,改变目标,选择更适合自己的奋斗方向。另外,可以主动把自己的情感和精力转移到有益的活动中去,摆脱挫折的困扰,朝着更有意义的方面发展。一个人只要目标适度、认识到位、方法得当、积极应对,就一定能够摆脱和战胜挫折,实现"不在挫折中沉沦,而从挫折中奋起"。

李时珍的故事

　　明代著名医学家李时珍,14岁时考上秀才,但以后三次考举人都失败了。后来立志学医,历经千辛万苦,终于完成了流传千古的《本草纲目》。

　　(二)面对挫折,埋怨心理要不得

　　埋怨心理,是一种存留在心底的不满意,既表现出对他人和周围环境的不满,又表现出自己的无能为力和无可奈何,是缺乏自信的表现。在青少年学生中埋怨心理也普遍存在,常见的有以下几点:

（1）埋怨自己生不逢时，社会竞争太激烈，心理压力太大，没有宽松温暖的学习环境；

（2）埋怨父母对自己不理解，期望值过高，而又不给自己提供具体的指导和帮助，或认为父母素质太低，不能以身作则；

（3）埋怨老师对自己太苛刻，学习负担过重，学习枯燥单调；

（4）埋怨社会风习不好，缺少对青少年的关心；

（5）埋怨家庭经济条件不好，零花钱太少，处境尴尬。

一味地抱怨不能解决问题，只能加重你的烦恼。人生中的苦难和挫折常常是我们成长的大学校，为了摆脱逆境，就必须与命运抗争，并从中获得前进的动力。人生之事，十有八九不如意，我们要尽可能地消除这种消极情绪。

（1）社会大环境受多种因素影响，不以个人的主观意志为转移，要设法去主动适应环境；

（2）通过人际交往，得到别人的理解、同情和帮助；

（3）将埋怨变成前进的动力，不断完善自我；

（4）如果问题暂时难以解决，应该承认现实，学会泰然处之；

（5）把埋怨变成适当的宣泄，换个角度看问题，也可把埋怨心理变成幽默和乐观。

敬佩成功，容忍失败

人们经常为成功者献上赞歌，却很少为失败者送去祝福；人们喜欢将镜头瞄准摆满鲜花的奖台，却忽视远处那条泥泞的小路；人们厚爱秋天的果实，却忽视严冬的孕育。然而，失败对于成功来说，就是一种很好的积蓄、转化与萌发。

失败并非全是坏事。有人喜欢喋喋不休地讲述自己昔日的成功，却容易引起人们的反感；讲述自己的失败，甚至是难以启齿的耻辱，却能引起人们的同情和尊重。谁都不会见到冬天的枯荷就否认荷花的美丽，谁都知道残败之后会有新的艳丽。人的一生，有失败，有挫折，有辛勤，有汗水，也有成功。重要的是，要敢于正视失败的眼睛，不惧失败，宽容失败，允许失败。我们敬佩成功，也容忍失败。

第五节　树立自信，克服自卑

自信和自卑是两种截然不同的心理品质。自信是一种神奇而强大的力量，是人生旅途腾飞的翅膀。自卑是受潮的火柴,永远也燃不起成功的火焰。青少年时期正是人生发展的关键时期,一定要树立自信心,克服自卑感。

一、自信心及其表现

自信心,就是自己相信自己,就是对自己应该做的事情有必胜的决心和意志,也是对自己的未来永远充满希望的心理体验。

战国时期,秦国的军队围攻赵国的都城邯郸。赵国派平原君到楚国求救,平原君的门下食客毛遂非常自信,自我推荐,要求前往。结果,他劝说楚王同意援救赵国。后人用"毛遂自荐"来比喻自告奋勇、自我推荐。这个故事说明毛遂是个有自信心的人。

自信心主要表现在能够正确地认识自己和评价自己。有自信心的人一般都具有活泼、坦诚、虚心、大度、轻松、开放、幽默、勇敢、果断、言行一致等特征。

> **名人名言**
>
> 自信心是人们成长与成才不可缺少的一种重要心理品质。
>
> ——居里夫人
>
> 在任何时候,任何情况下,都不允许自己灰心丧气。——爱迪生

二、自卑感及其表现

自卑感是一种自我否定的心理倾向,它是指自己与他人进行比较时,感到自己无能、软弱、胆怯、适应性差,是一种不信任自己的心理体验。正如荷兰哲学家斯宾诺莎所说:"由于痛苦而将自己看得太低就是自卑。"

自卑,是一种吞噬人们心灵的"病菌",是机体的"毒瘤",它能摧毁人的意志,给人带来巨大的痛苦。自卑感一旦形成,就会极大影响我们的学习、工作和人际交往。一个人如果被自卑感所笼罩,其精神活动就会受到严重束缚,一切的聪明才智受到压抑,很难发挥出来。

自卑感强烈的人,遇事往往自愧无能,总是不相信自己的能力、知识和才干;处事胆怯,缺乏毅力,稍遇困难就打退堂鼓;甚至对那些本来稍加努力即可完成的任务,也认为无法完成,常常是半途而废。总的特点是,自己瞧不起自己,自我评价偏低。

自卑感的表现有以下几个方面:

(1)自我贬低。轻视自己,看不起自己,常常自惭形秽,妄自菲薄。经常唯唯诺诺,低三下四,把自己看作低人一等。长此下去,心灵被愁云笼罩,陷入不

可自拔的痛苦境地。

（2）冷漠孤独。情绪低沉,郁郁寡欢,常常因害怕别人看不起自己而不愿与人交往。寂寞、孤独、缺少生活乐趣。

（3）缺乏自信。优柔寡断,毫无竞争意识,享受不到成功的喜悦。

（4）未老先衰。缺乏朝气和活力,老气横秋,"人还未老,心已老"。

（5）身体虚弱。由于长期缺少欢乐和愉快的良性刺激,中枢神经系统处于麻木、抑制状态,机体各系统功能下降,身体显得比较虚弱。

（6）行为异常。当一个人自卑感强烈时,他可能一反羞怯文静的"常态",而变成一个咄咄逼人的"斗士",把自卑变成怨恨,甚至是愤怒和凶残,导致严重的不良后果。

三、树立自信

自信,是强大的精神支柱,是走向成功的最好的伙伴;自信,是一种神奇的巨大力量,有了自信,"天生我才必有用"就有可能实现;自信,是一种战无不胜的心理气势,"别人能做到的,我也能做到,别人做不到的,我也争取做到"。自我激励可以帮你树立自信。

（1）决不轻易放弃。遇到问题,特别是难以解决的问题,绝不轻易放弃。如果使用的方法不奏效,可以改用另一种方法。任何问题,总有一个解决的办法,关键是不能放弃,而是积极地寻找这有效的解决办法。

（2）你认为你行,你就行。永远也不要消极地认定什么事情是不可能的。首先,你要认为自己能行,然后去尝试、去努力,最后你会发现自己确实能行!

（3）相信自己的潜能。每个人都有巨大的潜能。爱迪生曾经说:"如果我们做出所有我们能做的事情,我们毫无疑问地会使我们自己大吃一惊。"只要发挥出你的潜能,就一定会有好的结果。

（4）向前看才是出路。每个人都会犯错误,错误使我们学到教训。但如果总是回头看那些不愉快的往事,就只能使人迟钝而不能使人振奋。放下包袱,轻装前进,你会看到希望在向你招手。

（5）勇敢地面对现实。立足当前,放眼未来。有信心就有力量,相信自己是人生的主宰,能够应对未来的挑战,自信心将随着成功经验的积累,越练越强。

日常生活中,有许多培养自信心的机会和场合,青少年学生要充分利用这些机会和场合,来树立自己的自信心。

（1）课上积极发言,课下真心交谈。课堂上,对于老师的提问,要积极发言,回答问题,要习惯于大胆的当众表达自己的意见和看法;课外时间,主动找老师谈心,与同学真心谈话、交友。

(2)挺胸抬头见人,学会自我"推销"。主动注意练"军姿",走路挺胸、抬头,尝试勇敢地迎接周围的目光;有计划地增加自己在集体活动、体育比赛、文艺活动中出头露面的频率(次数),在适当场合学着介绍自己的优势和特长。

(3)发展业余爱好,注重自信培养。下决心学习一两种文体或劳动技能,如乐器、体育项目、科技小制作等,发展业余爱好;常常想到自己的优势,多想往日成功的经验,强化成功的体验,对未来充满信心。

(4)胜不骄,败不馁。在一帆风顺时,不能说明一个人是否有自信心;只有经历了挫折和失败后,才能真正考验一个人的自信心。遭受挫折、失败时,要在克服困难中增强自信心;受到表扬时,也不忘乎所以,对自己一分为二、实事求是地进行分析,以利继续上进。

(5)持之以恒,适时调整。树立和增强自信心,不是一朝一夕的事。一方面,要持之以恒,经常提醒自己,防止半途而废;另一方面,要适时调整自信心的力度,防止步入自信心"过强"的误区(如虚荣、嫉妒、自傲、自负等)。

四、克服自卑

自卑感是一种消极的心理状态,人人都有,只是程度不等。偶尔有点自卑感也是正常的,但绝不能让自卑感占了上风。如果你时常感到自卑,并且这种感受还比较强烈,就应该想办法矫正自卑,超越自卑。

自卑被超越,就会变成成功的本钱。丹麦作家安徒生,从小家境贫寒,流浪街头,穷困潦倒,他曾自卑到想死的地步。但对艺术的追求挽救了他,从17岁开始创作,终于完成了《皇帝新衣》、《丑小鸭》等脍炙人口的作品。因此,自卑并不可怕,要勇于矫正自卑,超越自卑。

名人名言

什么是路?就是从没有路的地方践踏出来的,从只有荆棘的地方开辟出来的。

——鲁迅

(一)学会豁达开朗

要保持愉快的情绪,胜不骄,败不馁。正确对待家长、老师和同学的评说,不随意猜忌别人,不把善意的批评和玩笑当作对自己的轻视和打击。

(二)走出封闭的藩篱

突破心理闭锁,有意识地主动与别人交谈和沟通;勇于自我暴露,与人为善,坦诚相待;感受美好生活,走进大自然,使身心放松。

（三）消除不良诱因

尽力消除那些引起自卑感的外部不良因素,对于某些贬抑性的评价,不要盲目被迫认可,相反,要把它视为对自己的督促和鞭策。

（四）采用补偿法

补偿是发挥一个人的最大优势,激发其自信心,扬长避短。补偿能给自卑感强的人提供成功的精神力量,使其重新获得自尊、自信、自爱。

（五）加强意志磨炼

不被困难所吓倒,不被挫折所折服,不受各种消极因素的影响,锲而不舍,知难而进,转败为胜。

◯◯◯ 相关链接 ◯◯◯

拥有希望　拥有信心

希望,是一种动力,能使你跌倒了再爬起来;

希望,是一种勇气,能使你战胜饥饿、寒冷甚至死亡的威胁;

希望,是一种机遇,能使你告别孤独,远离寂寞,走出黑暗走向光明。

信心,能够帮助一个人改变命运;

信心,能够使一个弱者变得强大;

信心,能够帮助一个人创造奇迹;

信心,能够使一个平凡的人变得伟大。

自卑是受潮的火柴

自卑是受潮的火柴,永远也燃不起成功的火焰。有自卑心理的人,往往成为失败的俘虏,甚至不战自败,自我挫败。正视自卑的存在,就应该下决心,把这"受潮的火柴"拿到阳光下晒一下,让"潮气"蒸发。你,之所以觉得巨人高不可攀,是因为,你总习惯于跪着仰望别人,站起来吧! 你会惊异地发现,自己并不比别人矮。

DNA 分子结构的发现

1951 年,英国一位名叫弗兰克林的女医生,首次发现了 DNA 分子的螺旋结构,她就这个发现做了一次演讲,演讲后,有人提出了质疑。她自己也想,那么多有名的大科学家都未解决的问题,我一个普普通通的医生能冒险下结论吗? 于是她放弃了自己的发现。1953 年,美国科学家沃森和英国科学家克里克,同样发现了 DNA 的分子结构,并因此获得 1962 年的诺贝尔医学奖。可是作为最早发现 DNA 分子结构的弗兰克林却没有获奖,是自卑心理害了她!

第六节 建立良好的人际合作关系

现实生活中,个人总是置身于某些群体,如家庭、学校、工作单位等。在这些群体中,人与人的交往和联系就成为必不可少的活动。与人交往是社会化的必经之路,是确定自我意识的重要途径,能促进自我认识和自我肯定的形成,良好的人际关系是形成健康人格的重要因素。

一、正确的交友观

孔子曰:"独学而无友,则孤陋而寡闻","三人行,必有我师,择其善者而从之,其不善者而改之"。这就是说,朋友之间可以互相学习,取长补短。

正如培根所描述的那样,"友谊不但能使人走出暴风骤雨的感情世界而进入和风细雨的春天,而且能使人摆脱黑暗混乱的胡思乱想而走入光明与理想的思考","那沉重地压在你心头的一切,通过友谊的肩头而被分担了","得不到友谊的人,将是终身可怜的孤独者,没有友谊的社会则只是一片繁华的沙漠"。说得好极了! 友谊是人们相互关系中最重要的东西。

友谊是青少年学习和生活中的重要组成部分,我们需要向朋友诉说衷肠,和朋友共享欢乐。校园里的友谊,像森林里的小溪,纯洁、清凉、甘甜。

> **名人名言**
>
> 世间最美好的东西,莫过于有几个头脑和心地都很正直的、严明的朋友。
> ——爱因斯坦
> 真诚的、十分理智的友谊是人生的无价之宝。 ——马克思

怎样选择朋友? 常言道:近朱者赤,近墨者黑。青少年在选择朋友时,既要大胆,又要慎重。青少年学生的"交友之道",可总结为以下几点:

(1)朋友之交,贵在志同道合。
(2)朋友之交,贵在忠诚。
(3)和蔼可亲是待友的态度。
(4)帮助朋友是交友的义务。
(5)"待友宽,律己严"是交友的原则之一。
(6)尊重朋友的忠告。

二、学会与人合作

古希腊大哲学家亚里士多德曾经指出:"人是社会的动物,它对于其他人的

交往不可离之须臾,一个人如果不同他人存在任何联系,那么他不是一个神,就是一只兽。换句话说,他就不是正常的人。"

在这个世界上,任何人都不可能脱离他人而单独生活。无论在物质上,还是精神上,人与人之间都是"人人为我,我为人人"的相互服务、相互帮助、相互关心的关系。一个人要生存、要发展,就不可能置身于社交之外。青少年步入社会以后,要想把自己发奋进取的雄心壮志付诸实践,并不断取得学业、事业上的成就,就离不开良好的人际关系。亲属的支持,师长的教诲,领导的培养,同事的关照,同学的帮助,所有这些在很大程度上都有助于自己在社交方面的成功。

名人名言

只有在集体中,个人才能获得全面发展其才能的手段。

——马克思

青少年学会与人合作的意义在于:

(1)加入同龄人的行列,消除孤独感、寂寞感。

(2)学习社会交往的技巧,积累社交的经验。

(3)提高宽容和理解别人的能力,通过与人合作,建立友谊。

(4)在集体或小组活动中,找到健康的娱乐场所。

(5)培养自己对社会的洞察力,了解更多的社会知识。

(6)发展对集体的忠诚心,培养集体主义的道德情感。

那么,怎样才能学会与人合作呢?应该从自己身边的小事做起。

在家庭中,要培养自己的责任感、义务感(例如,帮父母做一些力所能及的家务事,关心体谅父母的辛劳);在学校,与同学相互帮助、共同进步,为集体争取荣誉;在社会上,尊重别人,礼貌待人,助人为乐,遵守公共秩序和社会公德。总之,学会与人合作,要从生活中的每一件事做起,不要忽视小事,其实,小事更能体现出与人合作的能力,而且完成小事是实现大事的基础。

三、与父母坦诚交流

进入青春期的少年,随着自我意识的逐步提高,开始与父母有分歧了,双方会在许多问题上出现不一致的看法,这就是常说的"代沟"。代沟是指经历了不同时代的人,其社会阅历不同,人生体验各异,当然在观点、信念、行为和生活方式上都会有较大差异。这是一种客观存在的社会现象。

青少年与父母之间的代沟体现在许多方面,主要表现在兴趣爱好不同,生活方式不同,消费观念和价值观念不同,这需要沟通和交流,尤其是青少年,更应从父母生活的历史环境、走过的人生道路方面来理解他们的思想,尊重他们的信念,不应该把父母看成是"老保守"。

那么,应该怎样与父母交流呢?

坦诚表达意见,是人与人之间进行交流的主要方式,青少年要学会在父母面前正确表达自己的意见,并注意以下技巧。

(1)时机要成熟。要顾及父母的情趣、态度、兴趣和注意力,找准时间、场合。如果没谈好,可再找机会,要有耐心,不可急躁。

(2)表达方式要适当。根据你所要表达的意见内容,可选择不同的表达方式。不仅可采用面对面交谈,还可采用写信、打电话等方式。如果要作出一项重大的决定,可采取循序渐进的方式,分几次来逐步说清楚自己的看法。如果是比较紧急的事情,最好把主要的意见直截了当地讲给父母听,还可介绍老师、同学的看法,更容易得到父母的理解。

(3)注意分寸。一方面,对父母不要畏惧,表达自己的意见不要吞吞吐吐,要有条有理说清楚;另一方面,不给父母施加压力,要考虑父母的接受程度,要允许父母有一个思考、琢磨的过程。

①"我与父母吵架了。"尽快使自己冷静下来。一是"笑一笑,百事了",不要对父母苛求;二是真诚地表示歉意和内疚,得到父母的谅解;三是主动宣告"停战",暂时回避矛盾,改日再谈。②"父母错怪我了。"不要急于顶撞反驳。最好先弄清问题出在什么地方,要耐心加以解释;如果一时说不清,也不必太着急,要善于等待,相信父母总会通情达理的。

与父母坦诚交流,是青少年学生走向成熟的重要环节,也是学习适应社会和社会交往的一种最为现实的实践。设想一下,一个与自己父母都处不好的人,今后还怎样与社会上其他人相处呢?每个人的成长,都离不开父母的关心爱护,我们不应忘记父母的养育之恩,不仅要把孝心献给父母,还要学会与父母坦诚交流。

◗◗◗ 相关链接 ◖◖◖

谅解

谅解是一种设身处地为别人着想和思量的处事态度,是一种健康的心态。谅解是清风,是甘泉。如果你能拥有这样的品质,对于朋友,你将带去快乐的轻松;对于自己,则是留下了一片自在的天空。因为善于宽容、谅解别人的人,也一定会被别人谅解。

学会宽容

人与人交往,就像女孩照镜子一样,微笑回应微笑,愤怒回应愤怒。宽容地对待别人,自然也赢得一份善意友好的平等。尽管你可能长相普通,但拥有一种宽容于人的品德,你的脸上就写下了美好和可爱。多一点宽容便少了一些丑恶的争吵与相斗,让我们学会宽容吧!

测一测,看你的人际交往能力如何?

下面的15道题是人际交往能力的自我评定,大致能反映你的人际交往能力。对每道题的回答有三种情况:是,不确定,否。每题只能选择一种答案,请在与你情况相符的一种上面打"√"。

序号	题目	是	不确定	否
1	我不喜欢与其他同学一起做游戏和学习。	1	2	3
2	我不喜欢说话,有时宁愿用手势表示意愿,也不用语言表达。	1	2	3
3	我不愿和任何人的目光接触。	1	2	3
4	同学们不喜欢与我一起做游戏和学习。	1	2	3
5	同学们不喜欢在我面前讨论各种问题。	1	2	3
6	父母总是对我管束严厉,动辄训斥。	1	2	3
7	放学后我不愿意回家而喜欢在外面玩。	1	2	3
8	我对爸爸妈妈的谈话十分反感。	1	2	3
9	我对爸爸妈妈的斗嘴、吵架感到无所谓,习以为常。	1	2	3
10	爸爸妈妈从来不过问我的任何事情,在他们眼里我是可有可无的。	1	2	3
11	老师对我特别挑剔,专爱与我过不去。	1	2	3
12	老师在课堂上从来没有看过我一眼。	1	2	3
13	在路上看到老师,我总是设法躲避,或装着没看见。	1	2	3
14	老师家访时经常"告状",向爸爸妈妈讲我的坏话。	1	2	3
15	我觉得老师对我太不公平了,真想和他大闹一场。	1	2	3

算一算:表中的1、2、3表示分数,请你将各题的得分相加,算出总分。分数越高,说明你的交往能力越强;分数越低,说明你的交往能力越弱。

自我评价:如果你的总分在40分以上,说明你的交往能力强,人际关系好;如果在20分以下,说明你的交往能力弱,人际关系差。

第七节　考试焦虑及心理调整

学生的主要任务是学习,考试是检验学习情况的一种手段。所以,考试对青少年学生来说,是一件十分熟悉的事情。时常听到某某学生平时学习成绩很好,但一到考试就感到紧张和焦虑不安,不能发挥出自己的实际水平。考试是一种竞赛,也是一种竞争,谁的"竞技状态"好,谁就多了一份胜利的把握,而这种竞技状态在很大程度上取决于考生的心理状态。

一、什么是考试焦虑

考试焦虑是一种情绪反应。当学生意识到考试情境对自己具有某种潜在威胁时,就会产生这种紧张的内心体验。体验的强度,因学生意识到的威胁程度不同而不同。一般考试如单元测验,涉及的只是个人的面子及别人对自己的评价,学生自然感到威胁性小,刺激的强度较弱,引起的焦虑水平相对较低;而某些重大考试,如毕业考试、中考、高考,其结果直接关系到个人的前途和命运,因而学生感到的威胁性就大,刺激强度高,所引起的焦虑水平也高。

学生对考试产生一定的心理压力,出现一定程度的焦虑,这是正常的,也是无害的。研究表明,适度的考试焦虑,对唤起大脑皮层的兴奋,集中注意力,活跃思维是有积极作用的,有助于取得最佳的学习效率。但过度的考试焦虑则会导致学习认知能力降低,干扰正确的思维,影响学习成绩,并对身心健康造成潜在危害。

考试焦虑的主要表现是:

(1)情绪障碍。情绪紧张、不能自制,并伴有手足发凉、心跳加快、肌肉紧张,甚至头昏,个别还会出现晕倒现象。

(2)感知障碍。试听困难,感受性降低,甚至把试题的要求都看错。

(3)注意障碍。注意力集中不起来,有时会出现莫名其妙的幻觉。

(4)记忆障碍。平时熟悉的内容回忆不起来,但一出考场就马上想起来了。

(5)思维障碍。思维迟钝、混乱,不能正常分析、归纳、判断和推理,本来完全能做出的题目一下"卡住"做不出来了。

二、造成考试焦虑的因素

造成考试焦虑的原因很多,既有外界环境因素,也有学生自身的因素。

外界因素包括:考试制度、考试气氛及家长的过度关注等。在目前的教育体制下,一些重要的考试与学生个人的前途和命运是联系在一起的,往往一分之差就名落孙山。很多学生把考试成绩视为"命根子",从而引发不同程度的恐惧、紧张和焦虑情绪。学校的"考前动员"及考场安排等活动,形成了一定的紧张气氛,也会给某些同学带来紧张和焦虑情绪。家长对学生考试的过度关注,望子成龙、望女成凤,过高的期望值加剧了孩子的心理压力。

学生自身的因素包括:期望值过高、准备不充分、心态不稳及应试技能不熟练等。过分地看重分数,对考试成绩与个人前途的关系考虑太多,对自己的期望值过高,明显超出自己的实际能力,一方面,总想考出好成绩;另一方面,又担心考不好,势必造成强烈的心理压力。学习基础差,复习不充分,怀着一种心慌意乱的心情进入考场,自然会产生焦虑。有的学生心理素质较差,情绪波动大;平时缺乏训练,没有掌握必要的应试技能,也难免造成考试焦虑。

三、考前心理准备

考试前要调整好自己的心态,尽可能减轻或消除紧张情绪,使自己在良好的心理状态下应考,以达到正常发挥或超常发挥之目的。

(1)自我减压。考试本身就有一定的紧张度,再加上紧张的复习已使你"身心疲惫",临考前就不要再给自己增加压力了,应该自我减压,使自己的"疲惫心理"得以恢复。具体的做法是:不要去想考试成败会给自己带来什么后果;对自己的期望要实事求是;保证睡眠和营养;适当听一些音乐使身心放松,如"喜洋洋"、"步步高"、小提琴协奏曲等代表性的放松曲目(摇滚和带歌词的音乐不适合)。

(2)正确对待外来压力。有些家长会给孩子增加一些压力。遇到这种情况,一方面要体谅、理解父母望子成龙的心情,不要顶撞父母,以免影响自己的情绪;另一方面,也不要将父母的压力看得太重,只要按计划认真复习,父母也就放心了。

四、出现怯场怎么办

有些考生一进入考场就感到过分紧张和不安,解答问题的能力比平时明显下降,越是不会,心里就越紧张,形成恶性循环。这种因情绪紧张造成解答问题障碍的心理现象,称为"怯场"。一旦出现怯场,可采取以下方法进行自我心理调节。

(1)自我暗示法。自己在心里默念"要冷静,不要慌,我能行"等词语。

(2)注意力暂时转移法。暂停答卷,做些无关的活动,如闭目片刻、做深呼吸、默默数数等,以消除紧张情绪,使心情平静下来。

(3)言语提示法。在眼前的草稿纸上书写"冷静、轻松、自信"等一类的字眼,以提醒自己稳定情绪。

(4)自我安慰法。设想"自己不会的,别人也未必能会,别人可能比我更紧张",心理平衡了,情绪就会逐渐平静下来。

五、保持最佳应考心理状态

大部分学生在考试前(特别是大考前)未免有些紧张,因此,要及时调整情绪,尽可能保持最佳的应考状态。

(1)心境坦然进考场。不要把考试看得过重,不管以前学的知识如何,不管自己和班级其他同学相比所处的位置如何,都不要再去考虑,只要能发挥出自己的实际水平就行了。

(2)养精蓄锐。经历了长期紧张、繁重的总复习之后,脑力极度疲劳,体力消耗也很大。考试前的2～3天,要好好休息,适当参加一点体力劳动和体育锻炼,保证睡眠,使精力得以短暂的休养生息。这样,就能精力充沛的应对考试。

(3)做好物资准备。物资准备包括学习用具,如钢笔、铅笔、小刀、圆规、量角器、三角板、尺子、橡皮等,也包括手绢和必要的防暑药品等。钢笔最好带上二、三支备用,手绢至少带两条,一条擦汗,一条垫在胳膊下,避免汗水浸湿答卷,模糊字迹。准考证要妥善保存,千万不要忘带或丢失。

(4)熟悉考场。有必要提前到达考点,认准考场,熟悉环境。

(5)考后不要对答案。一科考完后,不管考得怎样,都不用管它,不要和别人对答案,因为考试时你不可能每道题都做对,一旦错了题,特别是大题,就会加重心理负担。考完了就让它过去,不再去想,集中精力应对下一科的考试。

第八节　青少年性道德修养

走进青春期的少男少女,由于性器官的发育和成熟,性生理和性心理也有了很大发展,有时会出现一些性冲动和性要求。此时,性道德是一种无声的约束,它是一把无形的标尺,又是一架心灵的天平;性道德是我们初涉人生第一条需要跨越的"大河"。

一、青春期性意识的萌发

由于青春期的生理发育和第二性征出现,男女同学在体态外表上发生了很大变化,开始意识到明显的性别差异,因而在异性面前感到拘束起来,这是青春期性意识的萌动和觉醒。随后,对异性产生好感,希望与异性接近和交往,这些都是青春期性心理发展的正常表现。所以,青春期渴望和喜欢与异性交往是正常的、健康的心理需要。但此时的少男少女如果对自己把握不当,很容易出现一些偏离或失控行为,必须加强性道德修养。

二、什么是性道德

道德是调整人与人之间、人与社会之间关系的行为准则和规范,对社会中的每个成员都有约束力。在人与人的关系中,有一种基本关系,那就是两性之间的关系,这是谁也回避不了的关系。调整两性之间的关系观念、社会规范和行为准则就是性道德。再具体一点,在青春期阶段,维系和调整男女青少年之间关系的道德规范和行为准则就是青春期性道德。

名人名言

衡量伟大的唯一尺度是他的精神发展和道德水平。 ——雨果

三、如何加强性道德修养

青少年刚刚步入纷繁复杂的社会,人生观和世界观尚未完全形成,阅历浅、经验少,对一些社会现象缺乏正确的观察和分析,对自己的意识、行为也缺乏有效的控制,由于缺乏性道德观念,有时会在处理两性关系上失去行为准则,抱憾终生。从大的方面讲,青少年加强性道德修养是一种社会的需要,有利于创造良好的社会环境,有利于社会安宁;从个人的方面讲,有助于性道德的养成,避免某些坏习惯的侵扰,顺利度过青春期,而且终生受益。加强性道德修养应从以下几个方面入手。

(一)树立正确的性道德观念

树立正确的性观念是养成良好性道德的思想基础。只有性观念正确了,才能明辨是非,区分善恶,懂得美丑,才能知道什么可做,什么不可以做,才可能形成良好的性道德。

青少年应该懂得,人的性要求、性行为要受社会的制约和支配,不能像动物那样随心所欲,这是人与动物的本质区别,也是人类文明的一种表现。青少年应该正视"性"的发展,不应该带着"有色眼镜"看待"性"。对待社会上流行的种种性观念、性思想以及所谓的"性解放",都应该认真分析,明辨是非,这是性道德培养的思想基础。

(二)接受性教育,学习性知识

性科学知识如同其他科学知识一样,是人类在不断认识和发展的实践中,

探索出来的文明和智慧的结晶。性知识包括性生理、性心理、性行为和性伦理道德知识等内容。这些知识与每个人都是息息相关的。如果把性知识封闭起来,就会使那些处在生理和心理上急剧变化而渴望了解性知识的青少年陷入欲诉难言、欲问无门的境地,他们不能光明正大地从父母、老师那里获得系统、科学的性知识,而只能从同伴及一些书刊和音像制品等渠道得到一些不完整、不科学,甚至是被歪曲的东西,这容易使一些青少年误入性领域的企图。

(三)了解性道德和性法规

中华民族有着悠久的历史文明和良好的性道德传统。我国一贯把合法婚姻以外的性行为看做是不道德的,未成年人之间的性行为、婚前和婚外性行为等都要受到社会舆论的谴责。为了保护公民的人身权利,还制定了与两性关系有关的法律条例,如《婚姻法》、《妇女权益保护法》、《刑法》和《治安管理处罚条例》相关法规等。对于一切构成性犯罪的违法行为都要绳之以法。了解相关法律知识,不仅知道什么样的性行为是违法犯罪,而且可以运用法律来保护自己不受坏人侵害。

(四)拒绝淫秽出版物的诱惑

淫秽色情出版物就是通常所说的黄色书刊、画报、光盘、录像带等低级下流的精神毒品。这些非法出版物通过性暴露,对人的性行为进行赤裸裸的宣扬,甚至宣扬一些性暴力,毒害青少年纯洁的心灵,把人引向邪路。一方面,青少年由于性生理和性心理的变化,渴望了解性知识,这是正常的。另一方面,他们还缺乏分辨是非和自我调控及防御能力,脆弱的心灵经不起诱惑,一旦失足就难以自拔,会身不由己地坠入邪恶的深渊。现实生活中,一些青少年因此犯罪的例子并不少见。我们一定要努力提高自己的道德情操,千万别让这些精神毒品侵蚀心灵。

四、正确对待异性交往

青春期少年渴望和喜欢与异性同学交往,这是正常的心理需要。男女同学之间应该像兄弟姐妹一样和睦相处,相互关心,相互爱护,团结友好,共同进步,这对心理健康大有好处。青少年学生在异性交往中应该遵循的原则:应以集体和小组活动为主,尽量避免过于频繁的单独接触;若有单独与异性接触的机会,要使自己处于受保护和开放的环境中;珍惜少男少女的纯洁;择友要慎重,交友要适度;与异性的交往活动,其内容要有益和健康,避免低级庸俗。

男同学,对待女生你应该:

(1)理解女生的生理和心理特点,尊重女生,决不轻视或讥笑女生;

（2）在体力劳动中，关心和帮助女生；

（3）文明礼貌，自尊自爱，举止要有分寸，不随便抚摸女生或对女生动手动脚；

（4）当你对某个女生产生了爱慕之情时，首先要克制自己的冲动，不要随便闯入对方的情感领地；当有的女生向你表示爱慕之情时，要礼貌地讲明不能越过友谊界限的道理。

女同学，对待男生你应该这样：

（1）举止端庄、稳重、大方，"端庄自爱，洁身如玉"，是我国女性的传统美德；

（2）与男生相处时，要保持空间距离，理智处事，避免过分的热情和亲近；

（3）理智地谢绝男生的爱慕和追求；

（4）善于保护自己，不随便单独与男生接触，特别在黑暗和偏僻的地方，要敢于反击男生的挑逗和侵害。

五、划清友谊和早恋的界限

在与异性的交往中，一个最大的禁忌就是"早恋"，因为早恋是在友谊的基础上发展起来的，有时因为交往过多，产生感情，进而产生爱慕，脑子里闪现出："假如我们将来结成伴侣……"的想法，这就危险了。青春期的少男少女很难划清友谊和爱情的界限，所以在交往中要时刻提醒自己：只许友谊，不准"早恋"。

青春期的少男少女，还不懂什么是真正的爱情，往往把男女之间的异性吸引和爱慕这种青春期特有的心理，误认为爱情。真正的爱情是深沉的感情，是思想的一致，是心理的相容。爱情是一个人内心世界和精神面貌的集中体现。少年朋友，你现在的心理还处在一种半幼稚、半成熟的状态，你还不具备驾驭爱情这种复杂事情的能力，因此不具备谈恋爱的条件，千万不要越过友谊的界限。

少年时代是长身体、学知识的黄金时代，正是记忆力最强、求知欲最旺、学习科学文化知识的最佳时期，千万不要将人生的黄金时期浪费在幼稚的"早恋"上。"早恋"不仅分散精力，影响学习，而且对你的身心健康也是很不利的。它会使你整天处在强大的舆论压力下，怕同学讥笑，怕家长发现，怕老师批评。因而不得不使自己的行动诡秘起来，时刻防备着别人，这必然导致精神紧张。

人生的每一个阶段都有它特定的任务，学生时代的主要任务就是学习，为以后的健康成长、成才奠定基础。至于恋爱和婚姻，那是你成年就业以后的事情。你不能抢跑！更不能让感情的骏马踏过道德的边界！

保护自己

预防性侵犯的方法

　　(1)头脑中要有防范坏人的意识,无论陌生人还是熟悉的人,依据他们的行为表现做出决定,提高警惕;

　　(2)尽量不要单独待在僻静的地方;

　　(3)外出活动征得父母同意,尽量避免天黑后单独外出;

　　(4)不要出入游戏厅、台球厅、歌舞厅、酒吧等场所;

　　(5)不要轻信陌生人,更不能单独与陌生人外出,与陌生人保持距离;

　　(6)不要接受陌生人的钱财和礼物;

　　(7)不要单独去异性朋友家过夜。

受到性侵犯时的对策

　　(1)保持镇静,不要惊慌失措;

　　(2)怒视,并大声斥责;

　　(3)大声呼救,并迅速跑向人多的地方;

　　(4)拨打110电话报警。

第五章 成年期疾病的早期预防

第一节 人类健康的重要杀手

青少年朋友,在我们的周围潜伏着一个"杀手集团",他们的任务就是危害我们的健康和生命。以前,威胁人们健康的主要是肺结核、疟疾、血吸虫病等传染性疾病,但随着社会经济发展和人们生活行为方式的改变,这个"杀手集团"改朝换代了,虽然传染性疾病仍然猖獗,但是慢性病带来的疾病负担不容忽视,成为目前世界上最首要的死亡原因。现在已经有太多人们的健康被他们的"利刃"夺走而忍受病魔的折磨。

> 慢性病与不良的行为生活习惯(如不健康的饮食习惯、缺乏锻炼、吸烟、过量饮酒等)有很大关系!

慢性病是指以肥胖症、高血压、糖尿病、心脑血管病、恶性肿瘤、慢性阻塞性肺部疾病、精神异常和精神病为代表的一组疾病,具有病程长、病因复杂、健康损害和社会危害严重等特点。

> 世界卫生组织(WHO)在《预防慢性病:一项至关重要的投资》中指出,每年约有 1700 万人因慢性病的全球流行而过早死亡。而预防慢性病的全球行动到 2015 年可拯救本来将死亡的 3600 万人的生命。

一、成年期疾病的早期预防

现代医学研究证实,一些成年期疾病(如心脑血管疾病、单纯性肥胖、高血压、糖尿病等)发病始于儿童期。这些疾病都与生活行为因素密切相关,其危险性常自幼形成,如不加以干预,多数可持续终生,为各种成年期严重疾患埋下了危险的祸根。如儿童血压、血脂水平具有一定的"轨迹性",儿童期的血压、血脂水平与成年期的水平密切相关。作为心、脑血管病主要病理基础之一的动脉粥样硬化常在儿童期就已有病理表现。因此,从儿童期开始进行成年期疾病的早期预防是非常必要的,它是降低疾病发病率和死亡率,提高人群健康水平的重要手段之一。

研究新发现

美国对青年士兵进行的尸体检查发现,70%已有明显的冠状动脉病理学改变。

我国对北京市130例15~39岁的死者进行病理学检查,中、晚期冠状动脉粥样硬化的检出率高达23%。

二、早期预防的可行性和必要性

人的一些行为习惯都是从小养成的。儿童少年正处在长知识、长身体的关键时期,是人生的黄金阶段。儿童少年接受能力强、精力旺盛、最富有模仿性和可塑性,也是最容易形成各种行为习惯的时期。而且这一时期某些行为习惯一旦形成,以后再改变就不那么容易了。因此,儿童少年自觉养成健康的行为习惯,将使自己终身受益,切勿让不良行为习惯拖累一生。实践证明,一些成年人在健康和行为方面出现的问题,往往可以追溯到他们少年时期的知识不足或受教育不当。健康的身体是良好生活习惯的结果!

健康教育就是要向人们传播卫生科学知识,帮助人们改变不正确的卫生观念和不良的卫生行为,促使人们建立正确的健康信念和良好的卫生行为及生活方式,从而提高生活质量,增进身心健康。国家教育部2008年印发了《中小学健康教育指导纲要》,就是为了使学生掌握必要的健康知识和技能,自觉采纳和保持有益健康的行为和生活方式,为一生的健康奠定坚实的基础。健康教育是帮你打开健康宝箱的金钥匙!是你走向健康的桥梁!

高血压、冠心病、糖尿病、肥胖等成年期疾病已成为威胁人类健康和生活质量的主要"杀手"。这些严重疾患都与少年时期不良的生活方式有关,我们从现在起就应该提高警惕,未雨绸缪,彻底摒弃个人的不良生活方式和习惯。青少年时期正是构筑身体健康大厦基石的时候,这时候发现问题还来得及纠正,否则当成年后各种病魔缠身时已为时已晚,很难弥补。

名人名言

孩子成功教育从好习惯培养开始。　　　　　　　　——巴金

忽略健康的人,就是等于在与自己生命开玩笑。　　　——陶行知

播种一个行动,你会收获一个习惯;播种一个习惯,你会收获一个个性;播种一个个性,你会收获一个命运。

三、威胁人类健康的六大杀手

知己知彼,百战不殆。为了与疾病抗争,维护健康,让我们来认识一下新一代健康杀手的真实面目吧(图 5-1)。

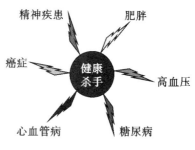

图 5-1 健康六大杀手

杀手 1:肥胖——世界范围内肥胖的流行正在加速。

专家预测,至 2015 年中国肥胖人数将超过 2 亿。肥胖是多种成年期严重疾患的根源。

据世界卫生组织估计,每年至少有 26 万人因超重或肥胖而死亡。

国际肥胖特别工作组(IOTF)指出,肥胖将成为 21 世纪威胁人类健康和生活满意度的最大杀手。

温馨提示:小孩子胖嘟嘟的虽然可爱,但是如果肥胖得不到控制,发展到一定程度再想减肥就很困难了。所以大家要注意保持健康体重!

杀手 2:高血压——全球范围内的重大公共卫生问题。

高血压病人早期常无感觉,往往悄然起病并造成突发事件,被公认为"无声杀手"。我国高血压低龄化趋势明显,年轻人患病率显著上升,但知晓率极低,易被忽视。

目前国际上公认的高血压发病危险因素是:超重和肥胖、高盐饮食以及过量饮酒。

2004 年的中国居民营养与健康现状调查结果显示,我国 18 岁及以上居民高血压患病率为 18.8%,估计全国患病人数超过 1.6 亿。与 1991 年相比,患病率上升 31%,患病人数增加 7000 多万人。

杀手 3:糖尿病——一种慢性的伴随终身的疾病,需要终身的监测治疗。

如果缺乏有效的控制会导致高血糖,合并各种严重的并发症如动脉硬化、视网膜病变、肾病和神经病变等。导致糖尿病的原因包括肥胖、缺乏运动、不良饮食习惯和遗传因素等(图 5-2)。

截止到 2007 年,世界上大约有 2.5 亿糖尿病患者,20 年后预计将增加到 3.8 亿。

杀手 4:心血管病——全球范围造成死亡的最主要原因(图 5-3)。

心血管病,是包括心脏和血管疾病、肺循环疾病和脑血管疾病的一组循环系统疾病。主要有冠心病、脑血管疾病、周围末梢动脉血管疾病、风湿性心脏病、先天性心脏病、深静脉血栓和肺栓塞等。

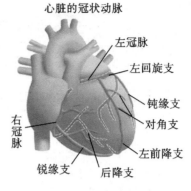

图 5-2　心血管病图示

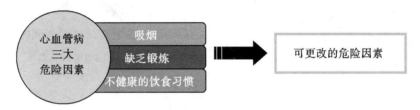

图 5-3　心血管病危害因素

通过健康的饮食、有规律的身体活动和避免吸烟等至少能够预防因心脏病和中风引起的 80% 的早逝(图 5-4)。

杀手 5:癌症——源自细胞的无限增殖和扩散。

据统计,2005 年有 760 万人死于癌症,占全世界 5800 万死亡人数的 13%。

所有癌症中有 30% 以上是可以预防的。我们可以通过避免暴露于一些危险因素(如肥胖、吸烟、酗酒、水果蔬菜摄入量过少等)来预防很多肿瘤的发生。

杀手 6:精神疾病——在我国疾病总负担中排名首位,约占总负担的 20%。目前我国精神疾病患者约有 1600 万人。值得关注的是,精神疾病所造成的负担正在以显而易见的势头增长,估计我国精神疾病负担到 2020 年将上升至疾病总负担的 1/4。

儿童青少年的心理问题日渐突出,需要引起社会的广泛关注。有心事的同学要主动与父母、朋友和老师沟通,赶快找回快乐心情!

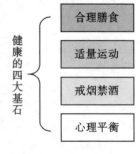

图 5-4　健康基石

我们可以做些什么呢?

(1)保护自己:如多吃水果蔬菜,加强体育锻炼,杜绝烟酒等不良嗜好,培养广泛的兴趣爱好,学会倾诉,保持心情愉快。从小做起,对慢性病说"不"!

(2)关爱他人:青少年应做传播慢性病防治知识的信使,动员身边的每一个人,普及健康知识,提高自我保健意识。同时,要学会倾听,关爱他人,协力创造健康校园、健康家庭、和谐社会。

你知道吗?

全国高血压日:10 月 8 日　　　世界高血压日:5 月的第 2 个星期六

世界心脏日:9 月的最后 1 个星期日　世界糖尿病日:11 月 14 日

世界癌症日:2 月 4 日　　　　世界精神卫生日:10 月 10 日

第二节　单纯性肥胖

我是个不折不扣的小胖墩。奶奶常常抚摸着我的头说:"我就稀罕我孙子这身肉,有福气!"我自己可不这么认为,因为这身肉确实给我增添了不少烦恼。

记得有一次体育课 800 米考试,尽管我憋足了劲想往前冲,可两条腿好像灌了铅,怎么也跑不快。不大一会儿,我就被远远地甩在后面,最后得了个倒数第一,有的同学还取笑我,我心里那个难受劲就别提了。最苦恼的就是买衣服,想要的衣服都没有适合我的尺寸。从小到大,我有无数的绰号,"小胖墩"、"小胖熊"、"胖胖"等等。我感到孤独和自卑,总觉得什么事情都做不好。

这是一个"小胖墩"的自述,让我们一起来认识肥胖吧。

一、肥胖——青少年健康的重要问题

肥胖症是一种由多种因素引起的慢性代谢性疾病。根据发生肥胖的原因,可分为单纯性肥胖和继发性肥胖两类。继发性肥胖是指由于某些遗传病、内分泌紊乱等原因引起的肥胖。单纯性肥胖是指非疾病或其他因素所致,而是由于能量摄入超过能量消耗,使体内脂肪积聚过多而引起的肥胖。所有肥胖者中99%以上是单纯性肥胖。近年来,随着生活水平的提高和生活模式的现代化,世界各地肥胖的患病率逐年增加,尤其是那些有贫变富的发展中国家上升趋势更加明显。肥胖既是一个独立的疾病，又是糖尿病、心血管病、高血压、脑中风和多种癌症的危险因素，被世界卫生组织列为导致疾病负担的十大危险因素之一。在一些国家，肥胖症患者因工作中受到歧视和对自身体型不满意而产生自卑感，引发了自杀率高、结婚率低等社会问题。单纯性肥胖可造成机体一些器官、系统功能性损伤，活动能力和体质水平下降，对儿童少年的心理也造成一定影响。

　　以前，我们认为肥胖是发达国家的问题，我国儿童少年存在的主要营养问题是营养不良和低体重，即"豆芽型"体型。但近十几年来，我国儿童少年肥胖率也呈明显的上升趋势，尤其是北京、上海等大城市，已达到某些发达国家的水平。儿童少年肥胖不仅影响正常的身心和体质发展，还是成年期肥胖及心、脑血管病、糖尿病等成年期疾病发生的重要危险因素，因此青少年肥胖已成为我们必须要面对的重要的健康问题，防治青少年肥胖对预防成年期疾病有着十分重要的意义。

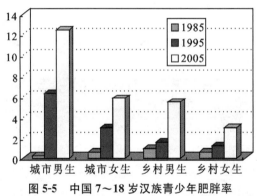

图 5-5　中国 7～18 岁汉族青少年肥胖率

二、肥胖的影响因素

　　单纯性肥胖是由于能量摄入和代谢不平衡所致，凡是能够导致能量摄入多于能量消耗的因素，都有可能引起单纯性肥胖。这些因素包括进食过多、体力活动过少、社会心理因素和遗传因素等。

　　(一)环境的影响

　　1. 父母受教育程度

　　儿童肥胖与父母的受教育程度有一定关系，接受过高等教育的父母往往能够接受最新的健康理念，倡导健康的生活方式，给孩子合理的膳食指导；受教育程度较低的人群由于健康观念落后，对孩子的饮食和生活行为习惯不能做出正确的指导和建议，易导致儿童肥胖发生。

　　2. 家庭经济状况

肥胖与家庭经济状况存在一定关系,在发达国家,经济阶层较低的家庭儿童肥胖率较高,而经济阶层较高的家庭儿童肥胖率较低。在发展中国家情况正好相反,生活富裕是肥胖的危险因素之一,富裕家庭儿童肥胖率高于贫困家庭。

(二)不良的膳食结构和饮食行为

随着我国的经济发展和食物供应愈加丰富,人们的膳食结构发生了很大变化,高蛋白、高脂肪、高热量食物的摄入量增加,成为导致肥胖的重要因素。不吃早餐常常导致其午餐时摄入的食物过多,而且一天的食物总摄入量增加。"小胖墩"经常不吃早餐,要么就是吃蛋糕喝可乐,甜食是他的最爱。甜食及零食和西式快餐、非饥饿状态下进食、边看电视边进食以及睡前进食等不良的饮食行为都会因热量摄入过多而导致肥胖。某些西式快餐都是高脂肪、高热量的"垃圾食品",但由于其可口风味往往引起青少年的进食欲望,有些家长还把这些食品作为对孩子的奖励。对这些垃圾食品的过分迷恋是导致儿童肥胖的重要因素。

(三)体力活动过少

体力活动和体育锻炼可以消耗机体更多的热量,是控制体重、预防肥胖的最有利手段。肥胖儿童普遍存在不喜欢体育运动,而喜欢看电视、玩电子游戏等久坐行为,长期缺乏体力活动,"动态生活"时间过少,而"静态生活"时间过多,多余的热量就会转化为脂肪在体内积蓄导致肥胖,越胖就越不愿运动,形成恶性循环。另外,边看电视边吃零食,会在不知不觉中摄入过多的食物,进一步加重肥胖。

肥胖儿童一般具有下列特征

(1)食欲旺盛,喜食油腻、甜食,懒于活动;

(2)常有疲劳感,用力时气短或腿痛,甚至出现气促或呼吸困难;

(3)因体重过重,走路时双下肢负荷过重导致膝关节外翻和扁平足;

(4)男孩因大腿内侧和会阴部脂肪堆积,阴茎被掩盖,常被误认为外生殖器发育不良;

(5)女孩胸部脂肪堆积,易被误认为乳房发育;

(6)性发育常提前,还会促使骨骺提前闭合,影响终末身高,成年后个子偏矮;

(7)常有心理障碍,如孤僻、胆怯、自卑感等,不利于同伴关系建立。

（四）遗传因素

单纯性肥胖具有遗传倾向，双亲均为肥胖者，其子女中 70％～80％为肥胖者；双亲之一（尤其是母亲）为肥胖者，子女中有 40％为肥胖者；双亲均体重正常者，其子女中只有 10％～14％为肥胖者。

三、肥胖的判定

判定青少年是否肥胖的方法有多种。目测法是最简单的方法，通过对人体的一般观察及人们的直觉来判定是否肥胖，此法只是对肥胖的粗略估计和筛查。体重指数是比较常用的判定肥胖的方法，我国已经分别制定了儿童青少年和成人的肥胖判定标准。青少年可以测量自己的身高和体重，然后计算体重指数（BMI），对照标准进行自我评价。

如 1 名 12 岁男生，身高是 145.3 厘米，体重是 53.2 千克，体重指数＝$53.2/1.453^2=25.20$，超过了肥胖的界值（24.7），判定为肥胖。这名同学就应该引起注意，查找原因，该减肥了。

小知识

体重指数 BMI 是国际上普遍应用的评价超重或肥胖的指标。BMI＝体重（千克）/身高^2（米^2）。

中国 7～17 岁儿童青少年超重、肥胖筛查 BMI 分类标准

年龄（岁）	超重		肥胖	
	男性	女性	男性	女性
7～	17.4	17.2	19.2	18.9
8～	18.1	18.1	20.3	19.9
9～	18.9	19.0	21.4	21.0
10～	19.6	20.0	22.5	22.1
11～	20.3	21.1	23.6	23.3
12～	21.0	21.9	24.7	24.5
13～	21.9	22.6	25.7	25.6
14～	22.6	23.0	26.4	26.3
15～	23.1	23.4	26.9	26.9
16～	23.5	23.7	27.4	27.4
17～	23.8	23.8	27.8	27.7
18（成人）～	24.0	24.0	28.0	28.0

四、青少年肥胖的危害

肥胖对青少年健康的危害是多方面的,如对机体生理和心理健康的危害,是成年期多种疾病的重要危险因素等。发生肥胖的年龄越小,肥胖史越长,成年后导致糖尿病、高血压、冠心病的危险性就越大。

表 5-1　肥胖对青少年健康的主要危害

1.心理影响

自我意识受损,表现为压抑、焦虑、缺乏自信等。受损程度随肥胖程度的加重而加重,女孩比男孩更明显

2.生理功能损伤

(1)呼吸系统:肺通气功能下降、呼吸系统免疫力降低。

(2)心血管系统:血压升高、心脏负荷加重、心脏功能降低。

(3)骨骼:关节承重部位发生损伤性疾病。

(4)运动:运动能力下降。

(5)免疫:机体免疫功能下降。

(6)内分泌:机体内分泌和代谢障碍,血脂水平异常。

(7)性发育:性发育提前。

3.成年期疾病的危险因素

肥胖所导致的血压偏高、心脏功能下降、脂代谢紊乱、胰岛素分泌异常等易引发动脉粥样硬化、高血压、冠心病、糖尿病等成年期疾病。

对成年人来讲,肥胖者冠心病发病率为体重正常者的 5 倍。美国科学家研究发现,45 岁以上超过体重标准 10％的男性,每超过 1 磅(0.45 千克)寿命缩短 29 天。

肥胖与死亡

成年人肥胖与死亡存在一定的关联,国外研究发现,超过正常体重 4.5 千克的人,死亡率平均增加 8％;超过 9 千克的人,死亡率增加 18％;超过 13.5 千克的人,死亡率增加 28％;超过 22.7 千克的人,死亡率增加 56％。说明随着肥胖程度的增加,死亡率也相应增高。

五、预防青少年肥胖

肥胖是当今青少年健康所面临的一个全球性的严重问题,防治肥胖必须从改变不良的饮食结构和行为、加强体育锻炼等方面入手,并持之以恒。

(一)控制饮食

不暴饮暴食,少吃肥肉、油炸食品及西式快餐,控制糖果、糕点等甜食以及干果类零食,可适量增加蛋白质饮食,多吃蔬菜、水果。

(二)体育锻炼

积极参加体育锻炼、增多户外活动、完成家务劳动。运动要适度,运动方式以户外活动为主,如散步、慢跑、体操、游泳、乒乓球、羽毛球、跳绳等,减少静止游戏的时间。要刻意增加体力活动的机会,能步行的就尽量不坐车;上学和放学自己能行的,就不要家长用车接送;能爬楼梯的就尽量不做电梯。

(三)心理支持

家长对于子女的肥胖不要过分忧虑,应给予更多的关爱,帮助孩子克服自卑感,增强自信心。

(四)慎用减肥药

青少年正处在生长发育阶段,不提倡使用减肥药和节食的极端措施。

活动园地

　　观察你的同学,特别是肥胖同学的生活习惯,看看你能从中得到什么启发?

自我评价

年龄:_____岁,性别:_____,身高:_____厘米,体重:_____千克,BMI
=_____,属于:(正常、超重、肥胖)
我需要注意的是:_____
_____
_____

◗◗◗ **相关链接** ◗◗◗

国外一些值得借鉴的做法

　　日本——早睡早起广播操。文部科学省从 2006 年 4 月开始在日本中小学中提出"早睡、早起、吃早饭"的口号,并指导各学校完善广播体操以及早读课。鼓励家长早上带着孩子一起扔垃圾、做广播体操。政府在 2006 年度投入 1.3 亿日元用于此项工作。

英国——骑车上学政府补贴。鼓励孩子在上学时不坐免费校园班车而是选择骑自行车。补贴方法建议,家住 3 英里(约 4.8 千米)以外的学生,如果他们选择骑车上学,家长就能得到地方政府的"骑自行车补贴"。

加拿大——孩子减肥家长减税。鼓励 10 岁以下的孩子每天至少坚持 30 分钟的运动,10 岁以上的孩子为 60 分钟。如果孩子们连续 8 周参加至少每周一节的体育课,他们的父母便可以获得这项税务优惠。

瑞典和丹麦——把运动当作家庭作业。给学生布置体育运动类的家庭作业,给学生提供更多非竞赛类的体育活动,鼓励当地体育俱乐部与学校进行合作,小学生家长应组建走着或骑车送孩子上学小组,将停车区设立在距学校较远的地方,使家长尽量不开车送孩子上学。

第三节　高血压

淘淘是个十岁的胖小孩,学习好,人缘好,十分活泼,是大家的开心果,但最近他却怎么也高兴不起来了,经常感觉头晕、头痛,睡觉也不踏实,整天无精打采的。每当看到别的小朋友跑得快、跳得欢,淘淘甭提多闷了。妈妈带他去医院检查,医生说淘淘是儿童高血压。妈妈和淘淘都非常困惑:高血压不是爷爷、奶奶们才会得的病吗? 为什么淘淘小小年纪也会得上这种病呢?

就让我们一起来认识一下高血压病,并为淘淘解除困惑吧!

一、血压与高血压病

血压是指血液从心脏流经血管到达全身各处时对血管壁产生的压力,它使身体各个部位得到血液供应,正常血压是身体健康的表现。

血压用两个数字来表示,即收缩压/舒张压(图 5-6),也就是我们日常生活中常说的高压/低压,单位为毫米汞柱,如 120/80 毫米汞柱。

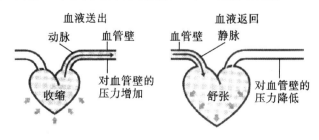

图 5-6　高压图和低压图

高血压病是指动脉血压超过正常值的异常情况。某些人,血液不能很容易地通过全身,比如,由于某种原因使血管狭窄,这时候压力将升高以保证血流通过,这就是高血压。成年人血压超过 140/90mmHg 即为高血压。高血压分为原发性和继发性两种,继发性高血压是指由某些明确的疾病引起的,只占高血压患者的少数(5%~10%);而我们平常所说的高血压是指原发性高血压,占高血压患者的 90% 以上,一般认为与不良生活方式等因素有关(图 5-7)。

高血压是严重危害人类健康的疾病,也是脑中风、冠心病、肾功能衰竭和眼底病变的重要危险因素。高血压可广泛引起医疗费用和社会负担的增加,美国每年因高血压病损失 2900 万个工作日和 20 亿美元。我国居民高血压的发病率逐年上升,成为威胁人民身体健康和生命的重要问题。

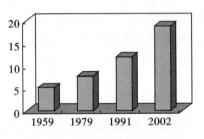

图 5-7　中国居民高血压发病率

二、青少年高血压

儿童高血压是指学龄前儿童血压高于 110/70mmHg,学龄儿童血压高于 120/80mmHg,12 岁以上血压高于 130/90mmHg。如果在 3 次不同的时间测量的血压平均值大于上述标准,就可以诊断为儿童高血压了。美国和日本儿童高血压发病率分别为 14.1% 和 13.3%,我国青少年高血压发病率为 0.5%~9.5%。

儿童少年时期的血压水平与成年期的血压水平存在明显的关联性,幼年时期血压偏高的儿童很有可能发展为成年期高血压。近年来,随着我国经济发展和生活水平的提高,青少年的膳食结构和生活方式也发生了很大变化,肥胖儿童越来越多,儿童高血压的发病率也不断上升。另外,高血压病与生活方式有关,不良的生活方式常自幼形成,因此高血压的预防必须从儿童期开始。

> **小知识**
>
> 　　早在1982年,世界卫生组织在日内瓦召开的高血压预防会议上就已提出高血压的预防应从儿童期开始。

三、青少年高血压的影响因素

(一)体重

体重对血压水平的影响很大,体重指数(BMI)每增加一个单位(kg/m^2),高血压发病的危险性就增加10%。超重和肥胖是高血压的重要危险因素,肥胖儿童高血压的发病率是体重正常儿童的3倍。

(二)膳食

膳食因素对高血压的发生起着重要作用。食盐摄入过多、大量饮酒、膳食中过多的脂肪和饱和脂肪酸均可使血压升高。在高血压的流行区,居民往往"口味较重",饭菜较咸,食盐摄入过多。降低食盐摄入量是高血压早期预防的重要措施之一。每人每日食盐摄入量不宜超过6克。

(三)体育锻炼

缺乏体育锻炼的青少年患高血压的危险性明显高于经常参加体育锻炼的青少年。

(四)心理因素

精神紧张会使大脑皮层及血管运动中枢兴奋性增高,导致血压升高。长期处于情绪紧张的精神状态下(焦虑、恐惧、愤怒、抑郁等),容易导致高血压病的发生。导航员、消防队员以及强脑力劳动者等从事紧张工作的人高血压的发病率明显高于一般人群。高血压的发生与个人性格也有关系,高血压患者多是拘谨内向、不善交际、固执呆板、自卑胆小、多疑、敏感的性格特征。

(五)遗传

儿童高血压有一定的遗传性,父母中有患高血压的,其子女发生高血压的可能性增大。父母双亲血压正常的子女发展为高血压的可能性为3%,而双亲为高血压的子女这种可能性为45%(图5-8)。

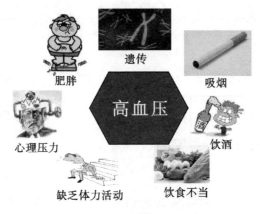

图 5-8　高血压的产生因素

四、高血压的早期预防

高血压不仅严重危害身体健康,而且是其他严重疾病发生的重要危险因素。成年期高血压的病因大多可追溯到儿童和少年时期。因此,必须从儿童少年时期就注意高血压的早期预防(图 5-9)。

(1)合理饮食,控制体重。饮食上应遵守低盐、低脂、低热量的原则,并注意饮食结构的合理搭配;饮食不宜过饱、过快;

多吃奶类、蛋类、瘦肉、谷物、新鲜蔬菜和水果。控制体重,防治超重或肥胖。

(2)坚持体育锻炼。体育锻炼能够增强心血管功能,也可控制体重和血脂水平,对预

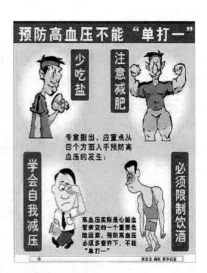

图 5-9　高血压的早期预防

防高血压有积极作用。

(3)生活规律,情绪稳定。建立规律的生活作息制度,养成良好的生活习惯和健康生活行为,拒绝烟酒。学习上有张有弛,劳逸结合,特别在考试中要情绪稳定,心情舒畅,避免精神负担。建立良好的人际关系,注意调控情绪,保持积极、乐观、向上的良好心态。

(4)定期测量血压。定期测量血压,最好每学期测量1~2次。发现问题及时采取相应的预防措施。

怎么吃才合理?

　　一天三顿,七八分饱,吃饭专心,细嚼慢咽,少吃油脂少放盐,少吃炸烤少吃熏。

对控制血压有益的食物

　　(1)谷物:小米、燕麦、黑芝麻、葵瓜子等;
　　(2)蛋白质食品:牛肉、猪瘦肉、鱼、蛋、牛奶、大豆制品等;
　　(3)蔬菜类:菠菜、芹菜、白菜、胡萝卜、番茄、百合、南瓜、茄子、黄瓜等;
　　(4)水果类:苹果、橘子、梨、葡萄、西瓜等。

探究学习

　　你的家人中有人患高血压吗? 与他交谈,看看他的哪些生活习惯需要改一下,为他制定一份干预方案。

活动园地

　　给淘淘写封信,告诉他怎样预防儿童高血压?
淘淘你好:

_____

_____

_____

　　　　　　　　　　　　　　　　　　你的朋友:

第四节　心脑血管病

　　青少年朋友,想必你对心脑血管病并不陌生,你可能经常会听到某邻居或亲戚患了心脑血管病,从电视上也会看到有关治疗心脑血管病的药品广告。可是你知道心脑血管病的危害和发病原因吗? 只有了解相关知识后,才能做好早期预防。

一、认识心脑血管病

　　心脏和大脑是人体最重要的器官。有人形象地把心脏比作汽车的"发动机",健康的心脏就像一个性能良好的发动机一样,源源不断地为人体提供能量和活力。而大脑则是像人体的"司令部",我们的一言一行、喜怒哀乐,无不接受着大脑发出的指令。离开了大脑的指挥,人体就会变成一个植物人,没有行动、没有表情、没有思维,这是多么可怕呀! 心脏和大脑永不停息地工作以维持正常的生命活动,它们本身也需要能量和营养。在心脏和大脑上分布着丰富的血管,能量和营养就是通过这些血管到达心脏和大脑的。一旦这些血管出现了"问题",心脏和大脑的功能就不能正常运转,造成严重后果,这就是常说的心脑血管病。

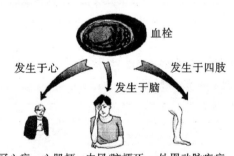

图 5-10　心脑血管疾病的元凶——血栓形成

　　心脑血管疾病,就是心脏血管和脑血管疾病的统称。

　　心血管病,是由于动脉血管内壁有脂肪、胆固醇等沉积,并伴随着纤维组织的形成与钙化,即动脉硬化。这种病变发生在心脏冠状动脉时则导致冠心病,包括心绞痛、心肌梗死等。而其中危害最大的是急性心肌梗死,主要是指冠状动脉急性闭塞,血流中断,引起心肌的缺血性坏死。

　　脑血管病,是指由于各种原因导致的脑血管的堵塞或破裂,致使脑血管功能障碍,引起相关症状(中风)。脑血管病分为缺血性脑中风(脑血栓、脑栓死、腔隙性脑梗死、暂时性脑缺血发作等)和出血性脑中风(脑出血、蛛网膜下腔出血)。

> **名词解释**
>
> 动脉粥样硬化
>
> 　　在心脑血管病的发病原因中,动脉粥样硬化是主要原因,它是高血压、冠心病、急性心肌梗塞、脑中风等缺血性脑血管疾病的发病基础。动脉粥样硬化,顾名思义,就是动脉内壁上附着了外观像稠粥一样的硬块。这些硬块会堵塞血管,导致血流不畅。动脉粥样硬化是由于血液受到污染,血黏度升高进而造成血脂(胆固醇和甘油三酯)升高,使大量脂类沉积在血管内,这些物质沉积在血管壁上,使血管腔变窄,管壁变厚,最后形成动脉粥样硬化斑块。

二、心脑血管病的危害

　　心脑血管疾病是一种严重威胁人类,特别是中老年人健康的常见病,即使应用目前最先进、完善的治疗手段,仍可有 50% 以上的脑血管意外幸存者生活不能完全自理! 全世界每年死于心脑血管疾病的人数高达 1500 万人,居各种死因首位。心脑血管疾病已成为人类死亡病因最高的头号杀手,也是人们健康的"无声凶煞"!

　　心脑血管疾病具有"发病率高、致残率高、死亡率高、复发率高,并发症多"即"四高一多"的特点。目前,我国心脑血管疾病患者已经超过 2.7 亿人,每年死于心脑血管疾病的有近 300 万人,占总死亡病因的 51%。若不采取积极的防范治疗措施,患者寿命将比平均寿命减少 20～30 年。

三、预防心脑血管病从青少年开始

　　预防心脑血管病必须从青少年抓起。一方面是心脑血管病的起病在青少年(青少年时期就已埋下了危险的种子),发病在中老年,而且心脑血管病是可以预防的,但却是不可治愈的疾病。另一方面,近年来心脑血管病的发病有明显的年轻化趋势,原本老年人易发的疾病在中年和青年人中也经常发生。美国 2/3 的 18 岁以下青少年其动脉壁内已经有脂肪的沉积或轻度的斑块形成,进一步发展必将导致心脑血管疾病。

　　我国青少年健康也面临严峻的挑战,高热量、高脂肪的不合理膳食结构;上网多、看电视多、运动少的不合理生活方式,都为脂肪在动脉管壁沉积提供了便利条件,这些都是心脑血管病的危险因素。合理膳食、适量运动、戒烟限酒、心理平衡是健康的四大基石,也是预防心脑血管病的关键所在。

(一)合理膳食

随着生活水平的提高,居民的生活质量不断改善,吃饱、吃好已不再是奢求。相反,人们开始为吃什么,怎么吃感到困惑。营养学家建议:每周摄取30～40种不同类别的食物和饮品,最好能不断调整更换食物群,且种类越多,调和得越均衡越好。正所谓:"吃得好不好,关键看均衡"。

(1)增加膳食纤维。膳食纤维有降低血清胆固醇浓度的作用。膳食纤维广泛存在于各种粗杂粮、豆类、蔬菜和水果中,洋葱、大蒜、香菇、木耳、芹菜等都有很好的降血脂功效,适当多吃些这类食物对预防心脑血管病很有帮助。

(2)鱼和鱼油。鱼油具有明显的调节血脂功能,适当多吃些鱼类和鱼油可预防动脉硬化。

(3)多吃豆制品。大豆中富含多种人体必需的磷脂。常吃豆腐、豆芽、豆腐干、豆油等豆制品,能够预防心脑血管病,有益健康。

(4)减少脂肪和胆固醇的摄入。高脂饮食是心脑血管病的重要危险因素。每日脂肪摄入不应超过30克,或占总热量的比例不超过15％。胆固醇摄入量应控制在200毫克以下,避免食用高胆固醇食物,如动物的脑子、脊髓等。不吃或少吃油炸、熏、腌食品。

(5)控制食盐摄入。食盐摄入量与高血压有密切关联,我国北方地区居民食盐摄入量较高,高血压的发病率也较高。每人每日食盐摄入量要控制在6克以下。

(二)科学生活

生活要快乐更要科学。心脑血管病在一定程度上也是生活方式病。最直接的体现就是由于人们不健康的生活方式,导致心脑血管病的发病年龄大大提前。在过去,这些病都是50岁以上中老年人才会有的,现在这些老年人的"专利"被打破,二十几岁的年轻人患心脑血管病早已屡见不鲜。

(1)加强体育锻炼。体育锻炼不仅促进青少年生长发育、增强体质,而且对预防成年期和老年期的某些疾病也十分有益。青少年应坚持每天锻炼1小时,运动量也要适宜,以身体微汗,不感到疲劳,运动后自感身体轻松为准。养成习惯并持之以恒。

(2)拒绝烟酒。吸烟、酗酒百害而无一利,是心脑血管病的大敌。

(3)心态平和。不良的心理状态(如焦虑、忧愁、紧张、烦恼等)是心脑血管病的危险因素之一。要善于调整心态、把握自己的情绪,不要因为某些小事让自己整日生活在紧张、焦虑和忧愁之中,要有阳光般的心态。正所谓:"笑一笑,十年少,愁一愁,白了少年头"。

心脑血管病瞄上年轻人

是什么原因导致心脑血管疾病患者越来越年轻呢?生活水平提高了,营养过剩问题日益突出,肥胖者逐渐增多,这是致病的主要原因。此外与生活节奏过快有一定的关系,现在的年轻人在生活、学习、工作上压力较大,使人的免疫功能下降,血管的调节功能会产生障碍。生活不规律,再加上平时吸烟、饮酒,不注意体育锻炼,易造成血管痉挛,从而引发心脑血管疾病。另外,心脑血管疾病的早期,人体是没有反应的,有的人即便查出了疾病,但因自身没有症状,便不进行治疗,这就使心脑血管疾病有了可乘之机。

☞☞☞ 相关链接 ☞☞☞

你的血管还年轻吗?

保持血管的年轻化对你的健康乃至寿命至关重要。你不妨先对自己的血管年龄来一番自测,以便及时调整你的生活方式,使血管重返青春。

(1)情绪压抑。

(2)过于较真。

(3)喜欢吃方便面及饼干、点心。

(4)喜欢吃肉类食品。

(5)不愿运动。

(6)每天吸烟支数乘以年龄超过400。

(7)爬楼梯时胸痛。

(8)手足发凉,有麻木感。

(9)忘性大,经常丢三落四。

(10)血压升高。

(11)胆固醇或血糖升高。

(12)亲属中有人死于冠心病或中风。

如果你只符合1~4项,说明你的血管年龄尚属年轻,应该继续保持;如果符合5~7项,提示你的血管年龄超过生理年龄10岁以上;如果符合8~12项,你的血管年龄将比生理年龄大20岁以上。后两种情况的出现,提示你到了调整生活方式的时候了。

有益于预防心脑血管病的 10 种食品

(1)苹果。富含果胶、纤维素和维生素 C,有很好的降血脂作用。每天吃 2 个苹果,坚持 1 个月,大多数人血液中的低密度脂蛋白胆固醇会降低,而对心血管有益的高密度脂蛋白胆固醇水平会升高。

(2)玉米。含有丰富的钙、磷、硒和卵磷脂、维生素 E,具有降低血清胆固醇的作用。

(3)胡萝卜。富含果胶酸钙,能与胆汁酸发生化学反应后从大便排出,身体要产生胆汁酸势必会动用血液中的胆固醇,从而促使血液中胆固醇的水平下降。

(4)牡蛎。富含锌及牛磺酸,牛磺酸可促进胆固醇分解,有助于降低胆固醇水平。

(5)杏仁。胆固醇水平正常或稍高的人群,食用杏仁对保持心脏健康很有好处。

(6)大蒜。能减少肝脏合成胆固醇。每天只需吃 3 瓣大蒜,便可以有效降低胆固醇水平。

(7)牛奶。含较多的钙质。能抑制体内胆固醇合成酶的活性,也可以减少人体对胆固醇的吸收率。

(8)海带。含丰富的牛磺酸,可以降低血压以及胆汁中的胆固醇;含有食物纤维褐藻酸,也可以减少人体对胆固醇的吸收率。

(9)蜜橘。富含维生素 C,多吃可以提高肝脏的解毒能力,加速胆固醇的转化,降低血清胆固醇和血脂的含量。

(10)茶叶。含有丰富的咖啡碱和茶碱多酚,有提神、强心、利尿、消腻和降脂之功效,经常饮茶,可防止人体胆固醇升高。

活动园地

与患有心脑血管病的人聊一聊(亲属或邻居),重点是他们年轻时的生活方式和饮食习惯,看看你会从中得到什么启发?

第五节　糖尿病

糖尿病是一种发病率日趋上升的慢性病,并且呈低年龄化的趋势,目前,全球学龄前儿童糖尿病患者以每年 5% 的速度递增,全球 15 岁以下人群中平均每天增加 200 名糖尿病患者;而且患病类型也发生了明显的变化,原来属于 30 岁以上人群"专有"的 2 型糖尿病也越来越多地出现在青少年儿童中,因此第 17 个糖尿病日的主题定为"糖尿病和青少年儿童",这说明青少年糖尿病已经引起人们越来越多的关注。

一、糖尿病的含义

任何疾病都强调"早发现早治疗"的重要性,虽然很多同学都听说过"糖尿病"这个词,但并不真正了解它。知己知彼,方能百战不殆,所以我们就先来认识一下什么是糖尿病吧。

糖尿病是由于体内胰岛素缺乏或功能障碍而引起的一组以慢性血糖水平升高为特征的代谢疾病群,是一种需要终生医学治疗和病人自我管理的慢性病,目前尚不能根治(图 5-11)。

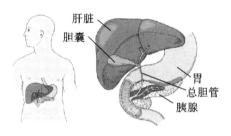

图 5-11　糖尿病图示

小知识

胰腺与胰岛素

胰腺位于上腹部,在胃的正后方,除了产生胰液帮助消化外,还分泌胰岛素和胰高血糖素,胰高血糖素使血糖升高,胰岛素使血糖下降,两种激素共同作用,以控制血糖水平的恒定。

二、糖尿病的诊断标准

根据糖尿病治疗指南,糖尿病的诊断标准为:

(1)空腹血糖≥7.0mmol/L。空腹的标准为至少 8 小时内无任何食物的摄入。

(2)随机(任意时间)血糖≥11.1mmol/L。

(3)糖耐量实验 2 小时血糖≥11.1mmol/L。

三、糖尿病的症状

糖尿病在确诊之前一般都有以下危险信号:

(1)小便次数增多。

(2)体重下降。

(3)易疲劳。

(4)易感口渴,饮水增多。

(5)易感饥饿,吃得多。

(6)手脚发麻。

(7)易感染,比如容易感冒等。

(8)伤口不易愈合。

糖尿病的典型症状是"三多一少",即:吃得多、喝得多、尿得多、体重减轻。

四、易患糖尿病的人

由于我们国家实行计划生育,青少年绝大多数来自于"421家庭",所谓的"421家庭"就是"4位老人,2位年轻夫妇,1个孩子",在家里,家长把所有的爱都倾注在我们身上,尤其是生活方面更是有求必应。但过分宠爱也为一些慢性病的发生带来隐患,其中就包括糖尿病。

糖尿病大致分2型:1型糖尿病大部分为免疫性疾病,没有有效的预防方法;2型糖尿病多与后天的生活方式有关,了解自己是否处于高危人群并及早预防,就能大大减少发病的概率。

让我们来看一下哪些同学更应该提高警惕?

(1)父母中有一方或双方患有糖尿病。

(2)超重或肥胖,尤其是小肚子较胖的。

(3)不爱运动。

(4)空腹血糖高于 5.6mmol/L 但小于 7mmol/L。

(5)喜欢不健康饮食,如油炸食品等。

自己检测一下吧,如果符合上面的一项或多项,就要引起重视了,尤其是较胖的同学,就要开始改变自己的生活习惯,因为肥胖儿童成年后是糖尿病人群的重要"后备军"。

五、糖尿病的危害

糖尿病本身并不可怕,可怕的是并发症。我国香港著名的"开心果"沈殿霞去世的时候曾引起人们深深的惋惜及遗憾,但很多人并不知道她是由于糖尿病引起的严重并发症而不幸离世的。还有很多惨痛的教训无时无刻不提醒我们，治疗糖尿病一定要预防或延缓并发症的发生(图5-12)。

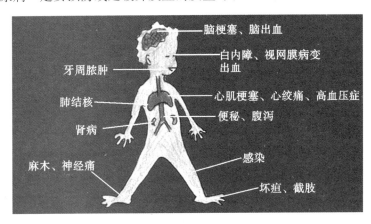

图 5-12 糖尿病的慢性并发症

因糖尿病引起失明比一般人群高 10～23 倍；引起肢体坏死截肢比一般人群高 20 倍；引起冠心病和脑中风比一般人群高 2～3 倍；导致肾功能衰竭比一般人群高 17 倍。

糖尿病几乎对我们身体的每个器官都会产生危害。严重程度与病程的长短相关，所以，对于我们来说，一位十几岁患病的少年和一位六十几岁患病的老年人，治疗标准是不一样的，青少年患者就要使血糖严格控制在正常范围之内，因为你们的人生之路才刚刚开始。

还有一个对我们影响较大的是低血糖(当糖尿病患者的血糖低于 4mmol/L 时就要提高警惕)，尤其是正处于求学阶段的青少年。因为葡萄糖是为大脑提供能量的主要物质，反复低血糖的发生会对神经系统会产生不可恢复的损害，使记忆力减退，导致学习成绩下降等。所以，糖尿病患者不但要降低高血糖，还要预防低血糖，把血糖控制在一个稳定的范围之内。

六、糖尿病的干预措施

(一)饮食干预

饮食对糖尿病的干预非常重要，被确诊为糖尿病和处于上述高危因素的青少年，从今天开始就要和原来的饮食习惯说"拜拜"了(图5-13)。

(1)尽量少吃油炸食品、糖类、甜点。

（2）适量吃瘦肉、鱼、蛋奶。

（3）多吃绿色蔬菜，水果适量吃，但是西瓜、香蕉、红枣要少吃。

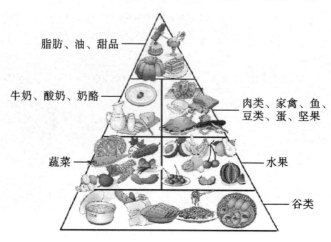

脂肪、油、甜品

牛奶、酸奶、奶酪

肉类、家禽、鱼、豆类、蛋、坚果

蔬菜

水果

谷类

图 5-13　糖尿病的饮食干预

（4）多吃五谷杂粮，粗细搭配，营养均衡。

无论病情轻重，病程长短，均应严格限制自己的饮食。

（二）运动干预

确诊为糖尿病的患者不但要管住自己的嘴，还要迈开自己的腿。绝不能因节食或惧怕低血糖而减少活动量，切记"饭后躺一躺，不长半斤也长四两"的谚语。

研究显示，坚持运动及饮食控制能使糖尿病的风险降低 35%～58%。建议进行每周 5 天，每次 30 分钟以上的中等强度的运动。适合我们的运动有步行、快走、慢跑、滑冰、游泳、骑自行车、打太极拳等。

糖尿病患者容易发生足部病变，运动时应注意穿合脚的鞋及舒适的袜子，运动前将鞋里的沙粒等清理干净，防止足部受损伤。

（三）心理干预

保持良好的心态，积极配合治疗。

七、糖尿病的早期预防

糖尿病严重影响人们的身体健康和生活质量，其死亡率位居肿瘤和心血管病之后，位列第三。专家预测，21 世纪糖尿病对人类健康的威胁将超过 20 世纪艾滋病对人类健康的威胁。针对糖尿病的影响因素，早期预防的重点应放在控制肥胖、改变饮食结构和加强体育锻炼等方面。

（1）防止和纠正肥胖。肥胖是 2 型糖尿病发生发展中的一个十分重要的因素,肥胖者患糖尿病的危险是非肥胖者的 3 倍,肥胖时间越长,患糖尿病的危险性就越高,必须采取多种措施防止和纠正肥胖。

（2）合理膳食。科学安排膳食结构,避免高脂肪饮食。

（3）体育锻炼。体育锻炼和体力活动可提高胰岛素的敏感性,降低血糖,对预防 2 型糖尿病有积极的作用。

（4）良好的生活习惯。生活有规律,保持良好的心态,戒除烟酒等不良习惯。

（5）合理用药。不要盲目滥用药物,避免对糖代谢不利的药物。

第六节 癌 症

癌症(也叫恶性肿瘤)是威胁人类健康和生命的常见病和多发病。目前癌症已经成为死亡的第一位原因。2007 年国内统计数据表明,在当年死亡的城市或者农村居民中,癌症造成的死亡占 28.53%。尽管癌症的治疗效果不断改善,但是一些主要癌症的 5 年生存率却没有明显提高。在我们的日常生活和工作环境中存在着许多致癌物质,这些致癌物质如果侵入机体,就会对人体产生严重危害。

良好的健康状况和由之带来的愉快的情绪,是幸福的最好资本。

一、为什么会发生癌症

（一）病从口入

如果我们食用了不当的食物,致癌物质就会进入体内。

（1）含黄曲霉素的食物。黄曲霉素是引起胃癌、肝癌、食道癌的罪魁祸首。它是由发霉的粮食、花生所长出的黄曲霉菌产生的。所以,发霉的粮食、花生千万不能吃。

（2）含亚硝酸盐的食物。亚硝酸盐可导致食道癌和胃癌。它存在于腌制食品中。例如,咸菜、咸肉、酸菜等都含有亚硝酸盐。所以,腌制的食品应少吃为宜。

（3）含苯并芘的食物。苯并芘也是一种重要的致癌物质。多次使用的高温植物油,烧焦的或油炸过火的食物中都含有这种物质。所以,用过的油不宜再次使用,烧烤或油炸食品也不宜多吃。

(4)动物脂肪。过多的动物脂肪可导致大肠癌和生殖系统癌症。因此,动物脂肪也不宜过多食用。

(5)蔬菜水果的农药残留。由于农作物大多使用农药,所以出售的农产品上一般都有农药残留。如果食用时不清洗干净,那些残留的杀虫剂进入体内就会成为致癌"杀手"。

(6)自来水。自来水中的"杀菌剂"——氯气会放出活性氯,它与水中的污染物发生化学作用生成一种氯化物。这种氯化物可诱发膀胱癌和直肠癌。所以,粗劣处理的或氯气味大的自来水不宜饮用。

致癌食物"黑名单"

咸腌制品鱼:咸鱼产生的二甲基亚硝酸盐,在体内可以转化为致癌物质二甲基亚硝酸胺。虾酱、咸蛋、咸菜、腊肠、火腿、熏猪肉同样含有致癌物质,应尽量少吃。

烧烤食物:烤牛肉、烤鸭、烤羊肉、烤鹅、烤乳猪、烤羊肉串等,因含有强致癌物不宜多吃。

熏制食品:如熏肉、熏肝、熏鱼、熏蛋、熏豆腐干等含苯并芘致癌物,常食易患食道癌和胃癌。

油炸食品:煎炸过焦后,产生致癌物质多环芳烃。咖啡烧焦后,苯并芘会增加20倍。油煎饼、臭豆腐、煎炸芋角、油条等,因多数是使用重复多次的油,高温下会产生致癌物。

霉变物质:米、麦、豆、玉米、花生等食品易受潮霉变,被霉菌污染后会产生致癌毒素——黄曲霉菌素。

隔夜熟白菜和酸菜:会产生亚硝酸盐,在体内会转化为亚硝酸胺致癌物质。

槟榔:嚼食槟榔是引起口腔癌的一个因素。

反复烧开的水:反复烧开的水含亚硝酸盐,进入人体后生成致癌的亚硝酸胺。

鼻子是另外一张"嘴",它也可吸入致癌物质。

(1)烟雾。香烟和食用油烟及石油气燃烧所产生的烟都含有致癌物质,无论是主动和被动吸入都对人体有害。

(2)涂料。涂料中的一些挥发性气体也可致癌。所以,刚装修的房子尤其是新房不宜立即入住。

（3）空气污染。工厂排出的废气和汽车尾气中都含有多种致癌物质,空气污染是致癌的因素之一。

（三）病从皮肤入

一些射线可诱发皮肤癌症,其中以紫外线最为常见。

紫外线辐射可诱发皮肤癌,特别是现在,大气层中的臭氧层被破坏,传达到地面的紫外线增多,皮肤直接接受阳光的时间不宜过长。夏季正午的阳光是最应防范的。

以上这些因素只是使患癌的机率增大,在注意防范这些致癌因素的同时,更重要的是锻炼身体并保持愉快的心情。

二、癌症的早期发现

（1）久治不愈的干咳或痰中带血,伴有胸痛,有长期吸烟史,应怀疑是否患有肺癌。

（2）妇女出现阴道不规则出血或白带增多,伴有血性或恶臭时,应怀疑有无子宫颈癌。

（3）消瘦、长期消化不良、肝区疼痛、大便发黑等症状,应怀疑有无肝癌或胃癌。

（4）乳房出现无痛性的肿块,或乳头排出血性液体时,应考虑有无乳腺癌。

（5）鼻塞、鼻衄,尤其是单侧鼻出血,应注意有无鼻咽癌。

（6）吞咽食物时有梗阻感,胸骨后闷胀或胸骨后有烧灼感,应怀疑有无食道癌。

（7）发热、贫血、出血,是白血病的常见症状,应及时做化验检查确诊。

（8）对于身体任何部位出现肿块都应特别注意,如颈部肿块应注意是否为甲状腺癌、淋巴肉瘤或淋巴结转移癌。

（9）经常性大便带血,或大便习惯改变,要警惕肠道癌症,如结肠癌。

（10）身体任何部位的黑痣,如有突然增大、变色或者破溃出血时,要想到恶性黑色素瘤。

（11）血尿,尤其是无痛性血尿时,要想到泌尿系统癌症的可能。

以上症状是常见癌症的一般信号,但不一定就是癌症,需要及时到医院检查确诊。

三、癌症的早期预防

对于任何一个健康人来说,养成良好的生活习惯,是预防癌症发生的最好方法。随着人类对癌这一顽症认识的不断深化、逐渐意识到预防是抗击癌症最有效的武器。科学研究表明,1/3 的癌症是可以预防的;1/3 的癌症如能及早诊断,则可能治愈;合理而有效的姑息治疗可使剩余的 1/3 癌症病人的生存质量得到改善。

(一)避免吸烟

吸烟是重要的致癌因素,与 30% 的癌症有关。烟焦油中含有多种致癌物质和促癌物质,如苯丙芘、多环芳香烃、酚类、亚硝胺等。当烟草燃烧的烟雾被吸入时,焦油颗料便附着在支气管粘膜上,经长期慢性刺激,可诱发癌变。吸烟主要引起肺、咽、喉及食管部癌症,也可引发身体其他部位的癌症。每年全世界因吸烟导致的癌症死亡在 150 万人以上。控制吸烟可减少大约 80% 以上的肺癌和 30% 的总癌症死亡。因此,青少年千万不要染上吸烟这个坏习惯。

鲜明的对比

美国。自 20 世纪 60 年代提倡禁烟以来,成年人吸烟率由 1965 年的 52% 降至 1995 年的 25% 以下,肺癌发病率的上升趋势已被遏止。

中国。烟草消费占全球总量的 30% 以上,且以每年 5.3% 的速度上升,成年男性吸烟率超过 60%。按现有的吸烟水平估计,到 21 世纪中叶,我国每年将有 300 万人死于烟草所致的疾病,其中 15% 为肺癌。我国的控烟形势非常严峻。

(二)改善饮食结构

结肠癌、乳腺癌、食管癌、胃癌及肺癌是最有可能通过改变饮食习惯而加以预防的。事实上,合理的膳食可能对大部分癌都有预防作用,特别是植物类型的食品中存在各种各样的防癌成分,这些成分几乎对所有癌的预防均有效果。要合理安排膳食结构,做到营养平衡;减少脂肪、胆固醇的摄入;多吃富含维生素和纤维素的食物(如蔬菜、水果);不吃霉变、烧焦、过咸或过热的食物,少吃油炸、烟熏、火烤、腌制食品。

小知识

研究表明,在癌症死亡者中,约有 1/3 是由于饮食不当引起的。饮食中缺乏叶酸和维生素可致胃癌、食管癌等消化道癌症发病率增加。

（三）养成良好的生活习惯

建立良好的个人生活习惯，生活有规律，积极参加体育锻炼和体力活动，控制体重，对增强机体免疫力，预防癌症发生有积极作用。

（四）保持健康的心理状态

心理因素在癌症发生过程中起了重要作用。家庭中的不幸事件、过度紧张、人际关系不协调、心灵创伤、家庭破裂等导致的长期持续紧张、绝望，是引起癌症的重要精神心理因素。多愁善感、精神抑郁；易躁易怒、忍耐性差；沉默寡言、处事冷淡；性格怪僻、孤独矛盾等不良性格也是癌症发生的重要危险因素。因此，青少年要注意调整情绪，保持心理健康，塑造健全人格。

小贴士

心情愉快是健康的增进剂。

（五）注意自我保护

有些工作场所（如工厂车间等）可能存在某些致癌物质，避免到这些场所玩耍。避免滥用药物，防止某些药物的副作用。接种乙肝疫苗，预防乙肝，对肝癌的早期预防也有帮助。

预防癌症小贴士

（1）不吸烟，吸烟者戒烟。

（2）控制饮酒。

（3）控制情绪。学会减压，保持乐观情绪，注意心理平衡。

（4）避免过多地晒太阳。

（5）工作中如果接触致癌物质，一定小心谨慎，正规操作。

（6）经常多吃新鲜水果、蔬菜及纤维素含量多的食物。

（7）控制体重，避免肥胖。

（8）如果身体某部位有肿块或黑痣发生变化或出血，应立即就医。

（9）妇女要定期做宫颈涂片检查、检查乳房是否有肿块，50岁以上妇女定期进行乳房X线检查。

（10）长期咳嗽、嗓子嘶哑、大便异常或无故消瘦，必须马上就医检查。

第六章　传染病预防

第一节　传染病防治常识

　　人类与传染病的斗争从来就没有停息过,它贯穿于人类发展的历史,即使在人类社会高度发展的今天,传染病仍然是威胁人类生命和健康的重要问题。历史上天花、鼠疫、霍乱的流行曾给人类造成重大的灾难;现代社会中艾滋病的全球流行又给人类敲响了警钟,2003 年的那场"非典"疫情让我们记忆犹新,近年来流行的甲型 H1N1 流感和手足口病更让人们感到不安。我们只有掌握了传染病防治知识以后,才能做好各项防治工作,才能不在疾病面前束手无策,也才能战胜疾病,保护生命和健康。

一、人类与传染病斗争的历史回顾

　　人类与传染病之间有一部悲壮的斗争史,传染病的流行曾给人类带来许多毁灭性的灾难,如 17 世纪,天花在欧洲大流行,死亡人数高达 1.5 亿;最令人恐怖的是第 2 次世界性鼠疫大流行(1347~1351 年),史称"黑死病",使威尼斯人口减少 70%,英国人口减少 58%,法国人口较少 75%;第一次世界大战期间,流感的大流行造成全球 2000 万人死亡,超过了战争死亡的人数。20 世纪以来,随着社会的进步和人类生活、卫生条件的改善,特别是计划免疫的实施,人类在与传染病的斗争中也取得了一些重大的胜利,人类已成功地消灭了天花,正在向消灭脊髓灰质炎的目标努力。然而,近年来,一些"古老"的传染病又死灰复燃(如结核病、霍乱、疟疾、性病等),新的传染病也不断出现(如艾滋病、疯牛病、非典型肺炎、人感染禽流感、甲型 H1N1 流感、手足口病等)。我国每年新发现肺结核病人 150 万,死亡 13 万;性病的发病率每年以 10%~20%的速度上升。传染病对人类的威胁并没有放松,人类与传染病的斗争也注定不会停止。

小知识

　　20 世纪 70 年代全世界消灭了天花,在人类与传染病斗争的历史上,第一次实现了消灭疾病的宏愿。

二、传染病的流行过程

病原体从感染者体内排出，经过一定的传播途径，侵入易感者体内形成新的感染，并不断发生、发展的过程叫做传染病的流行。传染病在人群中流行必须具备三个基本条件：传染源、传播途径和易感人群(图6-1)。

(1)传染源。是指体内有病原体生存、繁殖，并能排出病原体的人或动物，包括传染病的病人、病原携带者和受感染的动物。

(2)传播途径。病原体从传染源排出后，经过一定的方式再侵入其他易感者，所经过的途径称为传播途径。空气、水、食物、生物媒介，以及密切接触等是常见的传播途径。

(3)易感人群。是指对某种传染病缺乏免疫力而容易被感染的人群。如未出过麻疹的儿童，就是麻疹的易感人群。感染人群的多少，对传染病的发生和传播具有很大影响，感染人群越多，说明人群对某种传染病缺乏免疫，该病越容易发生流行。

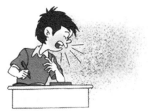

传染源	传播途径	易感人群
能够散播病原体的人或动物叫传染源。	病原体离开传染源到达健康人所经过的途径叫传播途径。如空气传播、饮食传播、生物媒介传播等。	对某种传染病缺乏免疫力而容易感染该病的人群叫易感人群。

图 6-1 传染病的流行过程

名词解释

病原携带者：是指没有任何症状但能排出病原体的人。由于没有临床症状，常不易被发现，是"潜伏的杀手"。

潜伏期：是指自病原体侵入机体至最早出现临床症状的这段时间。不同的传染病其潜伏期长短不同，有的短至几小时，如细菌性痢疾；有的长达数年，如艾滋病。

三、传染病的基本特征

传染病一般具备四个基本特征：

(1)特异性病原体。每种传染病都具有特异性的病原体,不同的病原体引起不同的传染病。如流感病毒引起流行性感冒,痢疾杆菌引起痢疾,沙眼衣原体导致沙眼。

(2)传染性和流行性。所有的传染病都具有一定的传染性,但传染性的强弱是有差别的,有的传染性很强,有的则较弱。传染病在易感人群中传播扩散的特征成为流行性。传染病的流行受病原体致病能力的强弱和易感人群的多少等因素有关,如有的传染病可造成局部流行,有的则能造成世界性大流行。

(3)季节性和地方性。许多传染病的发病率每年都有一定的季节性升高,称为季节性。例如,肠道传染病多发生在夏秋季,呼吸道传染病多发生在冬春季。还有一些传染病受自然条件和人们生活习惯的影响,局限在一定的地区发生或流行,称为地方性。如布氏杆菌病多发生在牧区,血吸虫病多发生在水洼区。

(4)免疫性。人体被某种病原体感染后而获得了免疫力,在一定时间内对同一种病原体不再感染发病称为免疫性。如幼儿时期得过麻疹,其后在一生中就不再受麻疹病毒感染了,这种免疫力可持续终生;而有些传染病的免疫力维持时间较短,能重复感染,如流行性感冒、细菌性痢疾等。

四、传染病的防治措施

针对传染病流行的三个基本环节,防止措施包括:控制传染源、切断传播途径和保护易感人群。

(1)控制传染源。对病人要做到早发现、早诊断、早报告、早隔离、早治疗,即"五早"。对患传染病的动物要及时杀灭,防止传播蔓延。

(2)切断传播途径。不同传染病因传播途径不同,所采取的防治措施也不同。例如,肠道传染病的病原体通过粪便排出体外,污染环境造成传播,因此应加强对粪便、垃圾、病人排泄物的管理和消毒,保护水源,讲究个人卫生和饮食卫生,把住"病从口入"关;呼吸道传染病通过病人的痰和呼出的空气传播,应采取空气消毒、通风及个人防护(戴口罩)等措施;艾滋病通过注射器和性活动传播,应采取杜绝吸毒和共用注射器,使用安全套等措施;有些传染病是通过病媒昆虫传播的(如疟疾、乙型脑炎等),驱虫和杀虫就是重要的防治措施之一。

(3)保护易感人群。主要是通过预防接种来提高机体的免疫力。加强自我保护,避免与病人接触,减少感染机会也非常重要。

五、预防接种

预防接种是将生物制品(抗原或抗体)接种到机体,使机体获得对传染病的特异性免疫力,从而保护易感人群,预防传染病的发生。预防接种是预防、控制甚至消灭传染病的重要措施。通过预防接种,曾经是人类头号杀手的天花已经被我们消灭。预防接种需要根据传染病的流行趋势和人群的免疫状况,按照一定的程序,有计划、有组织地进行,这就是计划免疫。我国儿童基础免疫程序见表 6-1。

表 6-1　我国儿童基础免疫程序

年(月)龄	接种疫苗(剂次)	主要预防的疾病
出生(24 小时内)	卡介苗、乙肝疫苗(第 1 次)	结核病
1 月龄	乙肝疫苗(第 2 次)	
2 月龄	脊髓灰质炎疫苗(第 1 次)	小儿麻痹
3 月龄	脊髓灰质炎疫苗(第 2 次)、百白破(第 1 次)	
4 月龄	脊髓灰质炎疫苗(第 3 次)、百白破(第 2 次)	
5 月龄	百白破(第 3 次)	百日咳、白喉、破伤风
6 月龄	乙肝疫苗(第 3 次)	乙型肝炎
8 月龄	麻疹疫苗(第 1 次)	麻疹
1.5 岁~2 岁	百白破(加强)	
4 岁	脊髓灰质炎疫苗(加强)	
7 岁	麻疹疫苗(加强)、白破二联(加强)	

六、我们应该这样做

讲究卫生好习惯　注意防病勤洗手
室内通风勤开窗　清洁卫生除病害
咳嗽喷嚏吐痰时　别忘纸巾掩口鼻
不喝生水手抓食　生吃瓜果洗干净
营养休息和运动　增强体质病可防

(1)接种疫苗。按规定进行疫苗接种是预防各类传染病发生的主要环节,预防性疫苗是阻止传染病发生的最佳积极手段。

(2)注意个人卫生。要保持学习和生活场所的卫生,不要随便堆放垃圾;饭前便后要洗手,勤换、勤洗、勤晒衣服、被褥,不随地吐痰;保持教室、宿舍内空气流通;在传染病流行时应减少集会,少去公共场所,必要时戴口罩。

(3)加强锻炼,增强体质。体育锻炼是增强青少年身体素质的最有利因素,只有体育锻炼才能支撑你健康的体魄。青少年应积极参加体育锻炼和户外活动。在锻炼的时候,要注意气候变化,避开晨雾风沙,合理安排运动量,以免对身体造成不利影响。

(4)生活有规律。按时作息,生活有规律,保持充足的睡眠,对提高自身的抵抗力相当重要。要合理安排好作息,做到生活有规律,劳逸结合,不要过度疲劳。根据天气变化,适时增减衣服,合理安排好饮食。

(5)自我保护。尽量减少与病患者接触。发现身体不适,或有类似反应时要尽快到医院诊治,做到早发现,早治疗。

●●● 相关链接 ●●●

几种常见传染病简介

(1)流行性感冒,简称流感,是由流感病毒引起的急性呼吸道传染病,具有很强的传染性。潜伏期1～3日,主要症状为发热、头痛、流涕、咽痛、干咳,全身肌肉、关节酸痛不适等,发热一般持续3～4天,也有表现为较重的肺炎或胃肠型流感。传染源主要是病人和隐性感染者,传染期为1周。传播途径以空气飞沫直接传播为主,也可通过被病毒污染的物品间接传播。人群对流感普遍易感。

(2)普通感冒,俗称伤风,是由鼻病毒、冠状病毒及副流感病毒等引起,这些病毒存在于病人的呼吸道中,经飞沫传染给别人。普通感冒往往是个别出现,很少像流行性感冒流行时,病人成批出现。普通感冒发病时,多数是低热,很少高热,病人鼻塞流涕、咽喉疼痛、头痛、全身酸痛、疲乏无力,症状较流感轻微。

(3)流行性脑脊髓膜炎,简称流脑,是由脑膜炎双球菌引起的急性呼吸道传染病,传染性较强。流脑发病初期类似感冒,流鼻涕、咳嗽、头痛、发热等。病菌进入脑脊液后,头痛加剧,嗜睡、颈部强直、有喷射样呕吐和昏迷休克等危重症状。传染源主要是病人或带菌者,传播途径以空气飞沫直接传播为主,潜伏期一般为2～3天,最长的为1周。人群普遍易感,好发于小年龄段儿童。

(4)麻疹,是由麻疹病毒引起的急性传染病。以发热,皮疹及两眼发红、流泪、畏光、喷嚏、流涕、咳嗽为主要症状,并以口腔颊黏膜出现麻疹斑为特征。病程中可出现肺炎、喉炎、脑炎等并发症。病人自发病前2日至出疹后5日内,眼结膜分泌物、鼻、口、咽、气管的分泌物中都含有病毒,具有传染性。以空气飞沫直接传播为主,也可通过被病毒污染的物品间接传播,尽量减少和患者及其患者家属接触是预防麻疹的关键。

(5)水痘,是由水痘病毒引起的一种传染性很强的出疹性急性传染病。起病较急,可有发热、倦怠、食欲减退等全身症状,一般1~2天内发疹。皮疹首先见于躯干,为3~5毫米的斑疹,多数经12~24小时经皮疹发展成为水疱疹,皮疹一般是成批出现,皮疹经2~3天后干燥结痂,痂脱而愈,不留疤痕。患者为主要传染源,从发病前1天到全部皮疹干燥结痂均有传染性。主要通过飞沫经呼吸道传播,接触被病毒污染的物品也可能被传染。

(6)流行性腮腺炎,是由腮腺炎病毒引起的急性呼吸道传染病,俗称"痄腮",具有较强的传染性。主要通过飞沫经呼吸道传播。发病初可有发热,畏寒,头痛,食欲减退,全身不适等症状,1~2日后腮腺逐渐肿大,体温可达39℃以上。可引起脑膜脑炎、睾丸炎等并发症。

(7)细菌性痢疾,简称菌痢,是由痢疾杆菌引起的肠道传染病,主要症状是腹痛、腹泻、里急后重、排脓血样大便。夏秋季节多见。病人和带菌者是传染源,可通过食物、饮水和生活接触传播。应注意饮食卫生和个人卫生,保护水源,加强粪便管理,消灭苍蝇。

(8)手足口病,是由肠道病毒引起的婴幼儿常见传染病。主要表现为发热,咽痛,口腔内疼痛和皮疹,在手、足、臀、膝部出现丘疹、疱疹。少数病例可引起脑炎、心肌炎等并发症,危及生命。该病主要是通过人群间密切接触进行传播,极易在托幼机构中发生流行。

(9)流行性乙型脑炎,简称乙脑,是由乙脑病毒引起的以中枢神经系统病变为主的急性传染病,严重者危及生命。通过蚊子传播,夏秋季多见。人和动物,特别是家畜、家禽是传染源,蚊虫是传播媒介。防蚊灭蚊和预防接种是有效的预防措施。

(10)流行性出血热,是由病毒引起的以全身小血管损害为主,对肾脏损害较大的传染病。老鼠是传染源,吃了被老鼠污染的食物可造成感染。防鼠、灭鼠,保护好食物以及预防接种是有效的预防措施。

(11)狂犬病,是由狂犬病毒引起的急性传染病。狗、猫等动物是传染源,如果被咬伤可造成感染。一旦被咬伤,及时处理伤口和注射狂犬疫苗是关键。

(12)沙眼,是由沙眼衣原体引起的慢性传染性眼病。病人是传染源,病原体存在于眼分泌物中,通过手、手帕、脸盆和水传播。应注意个人卫生,不用脏手揉眼睛,不用别人的手巾和脸盆,提倡"一人一巾一盆",尽量用流动水洗手、洗脸。

传染病防治法简介

《中华人民共和国传染病防治法》于1989年颁布实施,并于2004年修订。

国家对传染病防治实行预防为主的方针,防治结合、分类管理。法定报告传染病分为甲类、乙类和丙类,共 37 种。在传染病暴发、流行时,当地政府报经上一级政府批准后,可采取限制或停止集市、集会、影剧院演出或其他人群聚集活动;停工、停业、停课;临时征用房屋、交通工具;封闭被传染病病原体污染的场所和公共饮用水源等紧急措施。

第二节　流行性感冒

流行性感冒简称流感,是由流感病毒引起的急性呼吸道传染病。表现为突然性的高烧、怕冷、浑身酸疼无力、打喷嚏、流鼻涕、咳嗽等。流感虽然不是什么大病,但可以引起心肌炎、肺炎等并发症,甚至死亡;心血管病、脑血管病、糖尿病等患者,也可因流感而加重病情,导致死亡。所以说,流感对人类健康和生命安全还是构成了较大威胁。虽然人们对流感已经非常熟悉,但并不一定真正的认识它、了解它,甚至还有不少的疑惑,如为什么流感这么容易流行?"猪流感"、"禽流感"是怎么回事? 就让我们带着这些疑惑,来认识一下流感吧!

一、"善变"的流感病毒

流感病毒的表面有两种抗原(H 抗原和 N 抗原),这两种抗原都容易发生变异,每发生一次变异就会产生一个新的病毒亚型,为流感的流行提供了病原基础。流感病毒分甲、乙、丙三型(也叫 A、B、C 三型),甲型流感病毒的变异性最强,常引起世界性大流行;乙型的变异性较弱,可引起中、小型流行或局部暴发;丙型相对比较稳定,多引起婴幼儿和成人散发病例,很少发生流行。流感之所以不断发生流行,主要与其抗原的变异有关。

20 世纪以来,发生了 3 次世界性流感大流行。最严重的一次发生于 1918～1919 年,全球累计发病达 7 亿多人,造成 2000 万人死亡,在欧洲几乎使城市瘫痪、生产停顿,严重影响了正常的社会生活。第 2 次是 1957 年,很多国家的发病率达 20%～80%。第 3 次大流行是在 1968 年。

甲型流感病毒不仅感染人类,还可感染多种动物,特别是禽类以及猪、马、牛、狗等;乙型流感病毒主要感染人类;丙型流感病毒可感染人和猪,但致病性较弱。

流感病毒对热敏感,56℃、30 分钟,100℃、1 分钟即可将其灭活。对乙醇、乙醚均敏感,但一般抗生素对流感病毒无效。

> **小知识**
>
> 中国是流感的多发地
>
> 自流感病毒被发现以来,曾出现过 3 种亚型(H2N2,H3N2,H1N1),这 3 种亚型的流感均首发于中国。中国被世界公认为是流感的多发地,是世界流感监测的前哨。

二、流感的传播过程

(一)传染源

流感患者是主要的传染源。多数病人从症状出现的前 1 天到发病后的 5 天内,都能将流感病毒传染给他人。这就是说,感染者在知道自己生病以前就有可能传染他人。一些隐性感染者虽没有出现临床症状,但仍能短期排毒,也可以造成传播。学龄儿童是流感发病率最高的人群,并且容易将病毒从学校带回家中,造成流感的蔓延与扩散。

> **名词解释**
>
> 隐性感染是指人体受病原体侵袭后,不出现临床症状或症状不明显,仅通过免疫学检测才发现已被感染。

(二)传播途径

流感病毒主要经空气飞沫传播。流感病人和隐性感染者的呼吸道分泌物中均有大量的流感病毒,随说话、咳嗽、打喷嚏喷出的飞沫散布在空气中,其传染性可保持 30 分钟。如果你与流感患者近距离交谈,或流感患者咳嗽、打喷嚏时,你正好在他旁边,你就会吸入带有病毒的空气而被感染。还可以通过被病毒污染的手帕、衣物、门把手、玩具等传播。通常,与流感患者接触 1～3 天之内,被感染的人就会发病。所以,在学校、幼儿园,流感就像草原上的野火不断蔓延。

(三)易感人群

人对流感病毒普遍易感。病后虽然可以获得一定的免疫力,但因为流感病毒经常变异,人对变异后的病毒仍然易感。所以,即使前一年感染过流感的人,第二年仍有可能再次感染。

(四)冬春季节防流感

流感一年四季均可发生,但流行通常发生在冬春季节。冬天天气寒冷,人体容易受寒,使其抵抗力减弱,病毒便乘虚而入。冬天,人们多半时间在室内活动,门窗关闭,空气不流通,病毒更容易感染。春季气候多变,乍暖还寒,若骤减衣服,极易降低人体呼吸道免疫力,造成病毒感染。另外,冬春季节气候干燥,在干燥的环境中,人的呼吸系统抵抗力降低,流感病毒也随着空气中的灰尘扩散,更容易造成传播。

小知识

人口密度和居住环境对流感的流行影响较大,人口密度大、居住拥挤,增加了人与人接触的机会,为病毒传播提供了便利条件。发生自然灾害时,灾民生活条件恶化,抵抗力下降,更容易导致流感的流行。

三、流感的预防

流感没有特效的治疗手段,重在预防。

(1)保持良好的个人及环境卫生,根据天气变化增减衣服,注意保暖。

(2)勤洗手,使用肥皂或洗手液用流动水洗手,不用污浊不洁的毛巾擦手。双手接触呼吸道分泌物后(如打喷嚏后)应立即洗手;不用脏手揉眼睛、挖鼻孔。

(3)打喷嚏或咳嗽时用手帕或纸巾掩住口鼻,避免飞沫污染他人。流感患者在家或外出时佩戴口罩,以免传染他人。

(4)均衡营养、适量运动、充足休息、避免过度疲劳。

(5)每天开窗通风数次,保持室内空气新鲜。

(6)在流感高发期,尽量不到人多拥挤、空气污浊的场所;必须去时,最好戴口罩;避免与病人接触。

(7)在流感流行季节前接种流感疫苗可减少感染机会或减轻流感症状。

流感疫苗小知识

(1)接种流感疫苗后,能迅速在人体产生保护性抗体,通常2周之内就有保护效果。保护性抗体在体内能持续1年,在接种后的1年中,能有效抵御流感的侵袭。但由于流感的病毒株几乎每年都在变化,因此需要每年接种流感疫苗。

（2）世界卫生组织在全球 82 个国家建立了 110 个流感中心进行全球性的监测，紧密追踪流感病毒变异的情况，每年定期公布用于疫苗制造的毒株。流感病毒流行株发生变异，对应的流感疫苗毒株配型也随之改变。

　　（3）由于流感病毒变异较快，疫苗制备的速度常赶不上病毒变异的速度，因此，流感疫苗的效果还不十分理想，一般只能降低发病率，而不能控制流行。

四、人感染高致病性禽流感

　　禽流感，是禽流行性感冒病毒感染的简称，主要发生在鸡、鸭、鹅、鸽子等禽类动物中，是由甲型流感病毒引起的禽类呼吸道传染病，通俗一点讲就是鸡瘟。人感染高致病性禽流感是指禽流感病毒在人群中所引起的一种流感，简称"人禽流感"。禽流感病毒不仅给养禽、畜牧业带来灾难性的危害，而且对人类健康也构成严重的潜在威胁。高致病性禽流感病毒（H_5N_1）已跨越物种屏障，在人类中造成感染、发病和死亡。

　　人感染高致病性禽流感的传染源主要是病禽或带毒禽类，而鸡是最重要的传染病源。经过呼吸道、消化道、皮肤损伤和眼结膜等多种途径传播。人类对禽流感普遍不易感，但在目前的发病人群中以少年儿童居多。

　　流行期间要注意个人保护，避免直接接触家禽和被家禽粪便污染过的东西，不要进食未煮熟的鸡蛋或禽肉。

第三节　结核病

　　结核病是由结核杆菌引起的以呼吸道传播为主的慢性传染病。结核病几乎与人类的历史同样久远，古埃及的木乃伊、中国马王堆出土的西汉干尸，体内都有感染过结核的痕迹。历史上，它曾在全世界广泛流行，曾经是危害人类的主要杀手，夺去了数亿人的生命。随着治疗药物和卡介苗的诞生，结核病的流行得到一定程度的控制，但 20 世纪 90 年代以来，它又死灰复燃，甚至在某些学校暴发疫情。我们与结核病的斗争仍将继续。

残酷的事实

　　肖邦、拜伦、卡夫卡、劳伦斯、郁达夫等中外艺术家都曾患有肺结核。著名数学家陈景润也饱受结核病的折磨。

一、罪魁祸首——结核杆菌

结核杆菌，是引起结核病的罪魁祸首，在很多年以前人们并不认识它。1882年，德国科学家科赫先生最先发现了它，并将其命名为结核分枝杆菌。结核分枝杆菌肉眼看不到，但经抗酸染色后，在显微镜下可看清它的全貌：杆状，形态稍弯曲，两端钝圆，像根火柴棍，常有分枝倾向。在肺结核病人的痰中可发现它。

结核杆菌侵入人体的门户主要是呼吸道，它可以侵袭机体的多种脏器和组织，肺组织是它的最爱，肺结核约占所有结核病人的90%以上。而且，只有肺结核病才具有传染性。

结核杆菌首次侵入人体后在肺泡内繁殖，称为"原发感染"。原发感染的结核杆菌沿淋巴管进入血液，再经血液循环到达身体各个脏器和组织，如肠、肾、关节、淋巴等，叫做"血行播散"。机体感染结核杆菌后是否发病受到细菌毒力、侵入机体的细菌数量以及机体免疫力的影响。大部分感染者可能一生都不发病。结核杆菌蛰伏于体内，称为"潜隐感染"。只有5%～10%的感染者会在一生中的某个阶段发展为活动性结核病。处于潜隐感染的感染者没有结核病的临床表现，也不会传播结核病，其体内的结核杆菌处于休眠静止状态。但当机体因各种原因导致抵抗力下降时，处于休眠状态的结核杆菌就会重新滋生繁殖，引起发病，这一过程称为"复燃"。

二、白色瘟疫

结核病是一种古老的传染病，历史上对人类的危害触目惊心。新中国成立前，民间称结核病为痨病，并且有"十痨九死"的说法，令人谈痨色变。在一些小说和影视作品中，会经常发现有一个患病的角色：一个生病的人，他面色苍白、虚弱，咳血，慢慢地消瘦，他卧床不起无法照顾自己的家庭和亲人……鲁迅先生的小说《药》中描写了干瘦如柴，不停咳嗽和发热的病小孩——华老栓的儿子，华老栓用"人血馒头"为儿子治疗痨病……结核病曾是人类健康的主要杀手，人们把它称为"白色瘟疫"。"白色"是指患者苍白的脸色。"她脸色越来越白，到了下半天，颧骨上倒像搽了胭脂，粉红粉红的。我懵懵懂懂，还不当它一回事。有一天她应酬回来，我替她脱袍子，随手在口袋里一摸，摸出一条上有血迹的手帕，才晓得她得了痨病。"这是小说中对结核病患者的一段描写，现在看来，作家对痨病的这种描写真是太真实了。慢慢消瘦、茶饭不思，面容憔悴，脸色苍白，下午常常发热，面颊红晕，这就是病态美——结核病的信号。在过去，只要得了痨病，就要远离亲人，与世隔绝，等待死亡来临。

随着医学的发展，人们对结核病的认识更加全面和深入。肺结核患者的常见症状有咳嗽、咳痰、胸痛、咯血、疲劳、食欲减退、消瘦、发热、盗汗等。

小知识　　　　　　　　结核病的预警信号

（1）无明显原因出现：容易疲倦、乏力、食欲不振和体重减轻。

（2）反复发作或迁延不愈的"伤风"、"感冒"。

（3）咳嗽、咳痰连续两周以上，查不出原因。

（4）痰中有血丝或咳血。

（5）长时间低热，以下午发热最明显。

有以上表现的朋友，应到当地结核病专科医院做进一步检查。

三、我们面临的严峻形势

自 20 世纪 90 年代以来结核病在全球"死灰复燃"，再次成为威胁人类健康的主要传染病。目前，全球大约 1/3 的人感染了结核杆菌，95％的结核病人及98％的结核病死亡发生在发展中国家。面对全球结核病疫情日趋严重的局面，世界卫生组织将结核病列为重点控制的三种传染病之一，并于 1993 年宣布全球结核病处于紧急状态，强调遏制结核病的流行已经到了刻不容缓的程度。

我国是世界上 22 个结核病高发病国家之一，患者人数仅次于印度居全球第二位。我们正面临着严峻的形势，与结核病的斗争将是十分艰巨的。

知识窗

全球结核病疫情回升的主要原因

（1）对结核病的忽视：由于发达国家结核病控制的效果较好，盲目乐观地认为消除结核病在望，放松了结核病控制工作，削减机构、人员和经费。而发展中国家尽管疫情严重，但无足够的力量支持结核病防治工作。

（2）移民和难民增加：来自结核病流行严重地区的大量移民和难民，这些移民和难民大多数是已经感染了结核菌，发病率很高，他们的发病加重了当地的结核病流行。

（3）人类免疫缺陷病毒（HIV）感染和艾滋病（AIDS）的流行：HIV 感染降低了人体对结核菌的免疫力，使 HIV 感染合并结核菌感染的人迅速发生结核病。

（4）多耐药结核病例增加：由于结核病人的不规律治疗，病人肺内的结核菌对多种抗结核药物发生耐药。这些病人不但治疗无效，病死率高，而且传染给其他人造成耐药性结核菌的流行。

四、结核病的传播

(一)传染源

肺结核病人是结核病的主要传染源。

(二)传播途径

结核病主要经空气传播。肺结核病人在谈话和咳嗽时会排出含有结核杆菌的飞沫,大飞沫迅速落下,小飞沫则与空气接触后水分急剧蒸发形成"飞沫核",吸入飞沫核即可造成感染。1次咳嗽可排出 3500 个飞沫核,1次喷嚏可排出 100 万个飞沫核。距离传染源越近,受感染的可能性就越大。拥挤、通风不良的居住环境可以增加感染的机会。

(三)易感人群

人群对结核杆菌普遍易感。免疫功能紊乱或缺陷、营养不良、糖尿病、过度劳累等,可增加机体对结核杆菌的易感性。

艾滋病是由人类免疫缺陷病毒(HIV)引起的,HIV 所攻击的正是人体免疫系统,致使人体丧失抵抗能力,不能与那些对生命有威胁的病菌战斗,最终导致感染者死亡。HIV 病毒感染者,一旦与排菌的肺结核病人接触,就很容易感染结核,并迅速恶化、扩散。艾滋病与结核病是一对可恶的"双胞胎",也可以说是"狼狈为奸",HIV 与结核的合并感染是一种致命的结合。

> **贫困与结核病**
>
> 贫困是结核病发生的一个重要危险因素。贫困,常常伴随着营养不良,居住条件差,劳动强度大,医疗保健差,造成了结核病在贫困人群中肆虐流行。

五、结核病的预防

(一)及早发现新发病人

预防结核病传播的首要任务是控制传染源,即及时发现和彻底治愈传染性肺结核患者。结核病的传染主要是发生在病人未被发现并进行治疗之前,1 名结核病患者(即传染源)平均可传染 15 人。因为在未发现患病前,新发病人没有采取任何预防手段,在与家庭成员、同事、同学等密切接触的过程中,接触者就容易被结核菌感染。因此,预防结核病的首要措施是尽早发现隐藏在人群中的新发病人。青少年要定期进行体格检查,做到早发现、早隔离、早治疗。发现有低热、盗汗、咳嗽、痰中带血丝等症状时,要及时到专业医院进行检查和治疗。

> **政府关怀**
>
> 　　我国政府为结核病提供了一定的免费治疗政策,例如,出现咳嗽、咳痰2周以上,或伴有发热、咯血等肺结核可疑症状及结核病患者都可以到结核病防治专业机构(疾病预防控制中心或定点医院)接受免费诊断和治疗。

(二)防止结核菌传播

生活有规律,避免长期过度疲劳和精神紧张,饮食均衡,适当进行锻炼,增强抵抗力;注意起居卫生,经常开窗通风换气,保持室内空气流通,尽量让日光进入室内;养成良好的卫生习惯,不随地吐痰,结核病患者的痰应进行焚烧。

(三)预防接种

接种卡介苗可以使儿童产生一定水平的特异性免疫力,减少感染机会。卡介苗接种被称为"出生第一针",新生儿一出生就应接种。

> **卡介苗的来历**
>
> 　　卡介苗是法国医学家卡麦特和他的助手兽医学家介兰,于1921年发明的一种用来预防儿童结核病的疫苗。为了纪念这两位发明者,将这种疫苗命名为"卡介苗"。目前,世界上多数国家都已将卡介苗列为计划免疫必须接种的疫苗之一,我国将卡介苗纳入国家免疫规划。

◨◨◨ 相关链接 ◨◨◨

问题解答

学校和集体生活环境中发现肺结核病人怎么办?

学校和集体生活环境是人群密集区,人们接触密切,而肺结核又是呼吸道传染病,在此环境中一旦出现肺结核病人极易造成蔓延,严重时还能造成爆发流行。因此,当学校和集体生活环境中出现肺结核病人时,首先要让病人离开集体环境并接受正规抗结核治疗;其次对接触人群进行必要的检查,如发现异常,可及时治疗,如无异常,3个月后最好再进行1次检查。

家庭中出现肺结核病人怎么办?

当家庭中出现结核病人时,首先应弄清楚家庭其他成员是否被感染。应及时到结核病防治机构就诊检查,以便早期发现,早期治疗。尤其是儿童机体抵抗力较低,容易感染上结核病。其次对在家中治疗的结核病人,应督促其按时服药,定期复查。病人最好能单独居住,无条件时可分头、分床睡,房间要经常开窗通风,以保持室内空气新鲜;病人的衣物、被褥要经常洗晒,病人的餐具可煮沸消毒;病人不要随地吐痰,要将痰吐在纸上烧掉,也不要近距离对别人咳嗽、高声谈笑以减少传播机会。

世界防治结核病日的来历

记住这个特殊的日子吧,1882 年 3 月 24 日。这是德国科学家科赫发现结核病的元凶——结核杆菌的日子。在 1982 年纪念科赫发现结核杆菌 100 周年时,世界卫生组织将每年的 3 月 24 日作为"世界防治结核病日"。

第四节　病毒性肝炎

病毒性肝炎是由 5 种肝炎病毒所引起的以肝脏损害为主的一组传染性疾病。这 5 种病毒分别是甲型肝炎病毒、乙型肝炎病毒、丙型肝炎病毒、丁型肝炎病毒和戊型肝炎病毒,分别引起甲型、乙型、丙型、丁型和戊型肝炎。根据传播途径的不同,可将这 5 种病毒性肝炎分为两类,一类是通过消化道途径传播的病毒性肝炎,包括甲型和戊型肝炎,以急性发病为主,可引起暴发和流行;另一类是通过非消化道的途径传播,包括乙型、丙型和丁型肝炎,多为散发,但容易转化为慢性肝炎,甚至发展为肝硬化、肝癌。病毒性肝炎是对人类健康危害最为严重的传染病之一,我国是病毒性肝炎的高发区,对人们健康造成严重威胁,并带来巨大的经济负担。

一、甲型肝炎

甲型肝炎,简称甲肝,是由甲型肝炎病毒引起的以肝脏损害为主的急性肠道传染病,主要感染对象是儿童青少年。病人是主要传染源,病毒随粪便排出体外,主要通过粪—口途径传播。既然病毒在病人排出的粪便里,它怎么会被别人吃到肚子里呢?主要通过以下途径。

(1)经食物传播。食用被病毒污染的食物后即可造成感染。上海市分别于 1983 年和 1988 年发生过两次甲肝流行,1983 年发病人数 2 万余人,1988 年发病人数高达 31 万余人。这两起甲肝流行的原因就是生食被污染的毛蚶所致。

(2)经水传播。在贫困和卫生条件差的国家和地区,经水传播是甲肝的主要传播途径。由于对粪便和水源的管理不利，特别在雨季或暴雨后，雨水冲刷粪便污染水源，易引起甲肝暴发。

（3）日常生活接触传播。病毒通过手、食品、玩具、衣物等生活用品，直接或间接经口传入。学校、托幼机构等集体场所常发生这种传播，特别在卫生条件差、居住拥挤的地方更容易发生传播。

预防甲肝应以切断粪—口传播途径为主，接种甲肝疫苗也是有效的防控手段。

（1）管理传染源。对病人要早发现、早隔离、早治疗。对其居住和活动场所进行消毒，对其粪便进行无害化处理。

（2）切断传播途径。养成良好的个人卫生和饮食习惯，饭前便后要洗手，不生吃贝类等水产，不喝生水，蔬菜、水果要彻底洗净；搞好环境卫生，做好水源保护和粪便的无害化处理；防蝇、灭蝇，防止苍蝇污染食物。

（3）预防接种。接种甲肝疫苗可以起到很好的保护作用，目前已广泛应用。

知识窗

得过甲型肝炎后机体可产生持久免疫，很少再得第二次。但5种类型的肝炎之间没有交叉免疫，所以，有可能再患其他类型的肝炎。

二、乙型肝炎

乙型肝炎，简称乙肝，是由乙型肝炎病毒引起的以肝脏病变为主的传染病。我国是"乙肝大国"，有1.2亿人长期携带乙肝病毒，乙肝病人约2000万。在5种类型的肝炎中，乙肝病人占全部肝炎病人的82%。乙肝的危害最为严重，给病人、家庭和社会带来沉重的经济负担，病人及病毒携带者在就业方面也存在某些限制甚至是被歧视。

（一）传染源

乙肝病人和表面抗原携带者是主要传染源。乙肝表面抗原携带者是指血清表面抗原阳性，但无肝炎症状，肝功能检查正常的人。由于这部分携带者从外观看和正常人没有什么区别，而且数量多、分布广、隐蔽性强、活动不受限制，因此是乙肝的最主要传染源。

乙肝五项指标

表面抗原：HBsAg　　　　　　表面抗体：HBsAb
核心抗体：HBcAb　　　　e抗原：HBeAg　　　　e抗体：HBeAb

（二）传播途径

乙肝的传播途径有：血液传播、性接触传播、日常生活接触传播和母婴传播4种。

（1）血液传播。输入含有乙肝病毒的血液及血制品可引起乙肝，称为输血后肝炎；在手术、拔牙、注射、预防接种、针刺等过程中，如果医疗器械及物品被污染均可引起乙肝病毒的传播；针灸、文身、共用剃刀、牙刷等也容易经破损的皮肤、粘膜感染乙肝病毒；静脉吸毒者共用针头或针管，容易传播乙肝。

（2）性接触传播。乙肝病毒可通过性行为传播。

（3）日常生活接触传播。如果接触带有乙肝病毒的血液或分泌物，病毒可通过破损的皮肤、粘膜侵入机体，造成感染。

（4）母婴传播，又称垂直传播。如果母亲是乙肝感染者，在分娩、哺乳及密切接触过程中有可能将病毒传给婴儿。

乙型肝炎的传播途径较多，需要特别小心，并采取多方面的预防措施。

（1）预防接种。我国已将乙肝疫苗纳入儿童计划免疫：婴儿出生后24小时内接种第一针，满月时接种第二针，6月龄时接种第三针。其他人群也应根据情况接种乙肝疫苗。在有乙肝患者或病毒携带者的家庭中，其他成员应接种乙肝疫苗，避免家庭内传播。

（2）自我保护。需要手术、注射、拔牙等医疗服务时要到正规的医院，使用一次性注射器；非必须时尽量不要输血及血制品；不到卫生条件差的理发店理发；皮肤有损伤时，要加强个人防护，以防病毒乘虚而入。

知识窗

什么是"大三阳"和"小三阳"

HBsAg、HBeAg、HBcAb 阳性称为"大三阳"，表示体内病毒复制活跃，传染性强；HBsAg、HBeAb、HBcAb 阳性称为"小三阳"，表示体内病毒复制已减缓，传染性较弱。

三、其他类型的肝炎

丙型肝炎病毒引起丙型肝炎。其传播途径与乙肝类似，主要通过血液和性行为传播。患者多数可发展为慢性肝炎，甚至转为肝硬化和肝癌。预防措施也与乙肝类似，只是还没有有效的疫苗可用于预防。

丁型肝炎病毒引起丁型肝炎。该病毒是一种缺陷病毒，它自身不会独立繁殖,必须借助于乙型肝炎病毒的感染才可以在肝脏内繁殖,造成肝损害。也就是说,丁型肝炎病毒必须与乙肝病毒联合感染才能致病。其传播途径和预防措施与乙肝相同。

戊型肝炎病毒引起戊型肝炎。传播途径与甲肝相同,主要经水、食物和日常生活接触传播。预防措施也与甲肝基本相同,如管好水源,防止粪便污染,保证饮用水安全;搞好环境卫生和饮食卫生,养成良好的个人卫生习惯。

> **世界上规模最大的一次戊肝流行**
>
> 1986 年 9 月至 1988 年 4 月,我国新疆南部地区发生了水源持续污染,造成戊肝持续流行,共有 119280 人发病,707 人死亡。这是迄今为止世界上最大规模的一次戊肝流行。

第五节 沙眼与红眼病

沙眼是由沙眼衣原体引起的一种慢性传染性眼病。急性出血性结膜炎(俗称红眼病),主要是由肠道病毒引起的急性传染性眼病,常来势汹汹,容易发生暴发和流行。沙眼和红眼病都与密切接触和不良的个人卫生习惯有关。学校是人群聚集的场所,如果不注意个人卫生,很容易在学生中造成传播。

一、沙眼

沙眼是常见的慢性传染性眼病。因其在睑结膜表面形成粗糙不平的外观,形似沙粒而得名。常因并发症而影响视力,严重者引起失明。目前在发展中国家特别是农村中仍是致盲的主要原因。新中国成立前,我国沙眼流行,沙眼病人中有 1.2% 的人致盲,在 100 个盲人中,有 40 人是因沙眼致盲的。

(一)流行因素

沙眼病人是该病的传染源。

沙眼衣原体存在于病人的眼分泌物中,健康的眼睛如果接触到带有病原体的眼分泌物就会造成感染。沙眼主要通过接触传播,凡是被沙眼衣原体污染的手、毛巾、手帕、脸盆、水及其他公用物品,都可以传播沙眼。沙眼的传播途径有两种:一种是直接接触传播,如患者在亲吻孩子时,通过眼部直接接触而传播。另一种是间接接触传播,如与病人合用毛巾、脸盆、手帕等物品而造成传播。沙眼病人在洗脸或用手揉擦自己的眼睛时,手上沾染了沙眼衣原体,再去接触日常用品时,衣原体就会被带到这些物品上(日常用品受到污染)。当健康人的手接触这些被污染的物品时,手上就会沾染衣原体,如果再去揉擦自己的眼睛,就会感染沙眼。由此看来,手、手帕、毛巾、脸盆和水,是传染沙眼的主要媒介。

(二)沙眼患者的表现

感染沙眼后的典型症状是眼睛有异物感、发痒、发干、怕光、流泪,眼内分泌物增多。可概括为"迎风流泪,眼内像有沙子磨擦一样的难受"。检查时发现,睑结膜肥厚,发红,浑浊,血管模糊,有滤泡和条索状瘢痕形成。

得了沙眼以后,如不积极治疗,任其发展下去,可发生一些严重的并发症,如睑内翻和倒睫、角膜血管翳、角膜溃疡、睑球粘连、慢性泪囊炎、结膜干燥等,导致视力减退,甚至失明。

(1)睑内翻倒睫。重症沙眼由于睑板肥厚变形,使睑缘向内卷曲,睫毛也随之内倒(倒睫毛),像毛刷一样在角膜上刷来刷去,久而久之,使角膜上皮损伤,常继发细菌或病毒感染,形成角膜溃疡,角膜发生浑浊、斑翳,甚至白斑,俗称"白蒙",严重影响视力,重者失明。

(2)角膜血管翳。角膜俗称"黑眼珠",是无色透明的。沙眼患者会有成排的新生血管长入角膜,使角膜混浊变白,透光性差,视力下降明显。

(3)睑球粘连。沙眼患者的结膜粗糙不平,重者形似皮肤,覆盖整个角膜,眼球转动受限,视力下降,甚至失明。

(三)沙眼的预防

沙眼的发生与卫生条件差和不良的个人卫生习惯有关。预防沙眼应做到:

(1)注意个人卫生,随身带干净手帕,勤洗手,不要用脏手或衣襟揉擦眼睛。

(2)每人有各自的专用毛巾和脸盆,不要用他人或公用的毛巾、脸盆;更不要两人或一家人合用一盆洗脸水。

(3)勤用肥皂洗净毛巾、手帕,并在阳光下晒干。

(4)尽量用流动水洗手、洗脸。

(5)不去卫生条件差的理发店理发。

沙眼患者可在医生指导下使用利福平、酞丁胺、氯霉素等眼药水滴眼。有并发症者可施行矫治手术。

二、红眼病

急性出血性结膜炎俗称红眼病,是一种世界范围内流行的古老的传染性眼病,是我国法定管理的丙类传染病。该病传染性很强,常常是一人患病殃及全家或班级的大部分同学,在幼儿园、学校、工厂等集体单位容易造成爆发或流行。

（一）流行因素

病人是该病的传染源，其眼部分泌物和泪液中含有大量病毒。其特点是接触传染、人群普遍易感、常造成大范围的暴发和流行。

急性出血性结膜炎多见于夏秋季节，主要通过接触传染，接触被患者眼部分泌物污染的手、物品或水均可造成传染。

（二）红眼病患者的表现

红眼病多是双眼先后发病。在患病早期，病人感到双眼发烫、烧灼、怕光、眼红、眼痛，像进入沙子般地滚痛难忍，紧接着眼皮红肿、眼分泌物增多，早晨起床时眼皮常被分泌物粘住，不易睁开。红眼病一般不影响视力，如果大量粘性分泌物粘附在角膜表面时，会有暂时性的视物模糊或虹视（眼前有彩虹样光圈），一旦将分泌物擦去，视物即可清晰。

（三）红眼病的预防

红眼病主要通过接触传播，而且传染性很强，预防措施应包括以下几个方面：

（1）注意个人卫生，尤其是保持手部清洁，触摸眼睛前后要彻底洗手，不要用脏手揉搓眼睛。

（2）不要与别人共用毛巾或个人卫生用品，用流动水洗脸、洗手。不接触患者用过的洗脸用具、手帕等。

（3）不与他人共用眼部药物、眼部化妆品和其他可能接触眼部的用品。

（4）在红眼病的流行期间，更要注意个人卫生，勤洗手、少揉眼；共用水龙头、电梯扶手、门把手、电话、电脑键盘和鼠标、遥控器、玩具等要用75％的酒精擦拭消毒；外出回家时，先用肥皂洗手；尽量少去人群聚集的场所，不去游泳池游泳。

（5）家中有人患病时，病人的洗漱用具要严格隔离使用，每日煮沸消毒；病人接触过的物品（门把手、水龙头、电话、键盘等），用酒精擦拭消毒；家庭成员接触患者后，要用75％酒精消毒双手。

病人可在医生指导下，使用滴眼液在家庭休息治疗。

第六节　性病与艾滋病

性病是指通过性行为传播的，主要发生在生殖器官部位的感染性疾病。这是一个老的概念，俗称"花柳病"或"阴疮"，意思是"寻花问柳"，因不洁性交而得的疾病。梅毒、淋病、软下疳、性病淋巴肉芽肿,被称为"经典"的四种性病。随着医学的发展,人们认识到性病不仅引起生殖器官的病变,而且能引起全身皮肤和重要器官的病变,甚至威胁生命。因此,世界卫生组织将那些通过生殖器的性行为或类似性行为接触发生的感染性疾病,统称为性传播疾病。"性传播疾病"这个新概念逐渐取代了"性病"这个旧概念。为了习惯和方便起见,现在仍简称为"性病",只是内涵更加丰富了。性传播疾病,除了四种"经典"性病外,还包括:尖锐湿疣、生殖器疱疹、艾滋病、非淋菌性尿道炎、滴虫性阴道炎、阴虱病、生殖器霉菌病以及乙型和丙型肝炎等十多种疾病。性病是危害人类最严重、发病最广泛的一种传染病,它不仅危害个人健康,也殃及家庭,贻害后代,危害社会。

知识窗

《传染病防治法》中规定:艾滋病、淋病、梅毒属乙类传染病。

《性病防治管理办法》中要求监测报告的 8 种性病是:艾滋病、淋病、梅毒、软下疳、性病淋巴肉芽肿、非淋菌性尿道炎、尖锐湿疣、生殖器疱疹。

一、死灰复燃的性病

性病既是人类最古老的疾病之一,也是世界上发病最广泛的传染病。新中国成立前,我国性病流行猖獗,以梅毒和淋病为主。新中国成立后,党和政府十分重视性病的防治工作,采取了一系列措施,性病发病率迅速下降,1964 年我国正式宣布基本消灭了性病。遗憾的是,在上世纪 70 年代末,随着改革开放,西方的一些所谓的"性解放"、"性自由"观念也传入我国,有的人的性行为变得复杂而混乱,性病发病率不断上升。

你可能注意到,大街小巷"治疗性病"的小广告随处可见,也从一个侧面反映了目前性病流行的严重程度。

(一)性病的危害

性传播疾病是一种社会性疾病,其危害无穷。一个人如果得了性病,不仅造成身体损害和精神上的极大痛苦,而且还给配偶、子女、家庭带来灾难。性病流行泛滥时,国家也将遭受重创。

1.危害个人

性病对个人的危害很大,它影响健康,如治疗不及时、不彻底可造成各种并发症、后遗症。如晚期梅毒可引起神经、心血管及骨的损害。淋病、非淋菌性尿道(宫颈)炎不彻底治愈,男性可引起附睾炎、精索炎、前列腺炎;女性可引起子宫内膜炎、盆腔炎、输卵管炎、输卵管阻塞,导致异位妊娠(宫外孕)、流产,甚至不育等。此外,性病对病人心理上的创伤较大,尤其是在受到来自家庭、社会各方面压力、歧视、恐吓后,可能产生严重的心理负担,影响正常的工作、生活,甚至使人丧失生活信心。性病患者不仅有身体上的病痛,而且由于人们对性病的鄙视,会对病人造成巨大的心理压力和精神负担,他们往往要忍受躯体和精神上的双重折磨。

2. 殃及家庭

家中如有一人患性病,全家都处于危险之中。不仅配偶可受到性传播,患者的分泌物及被分泌物污染的物品,都可能使家庭成员受到感染,全家遭殃。因婚外性行为导致感染的性病患者,常常引起婚姻危机,造成家庭解体,遗憾终生。

3. 损害后代

性病患者可通过直接或间接的方式将病原体传给婴幼儿,对其造成伤害。如孕妇患有性病,病原体可通过胎盘传染给胎儿,导致流产、早产、死产、先天畸形。病原体还可通过母亲的产道感染新生儿,增加新生儿死亡率。

4. 危害社会

性病的流行与社会风气密切相关,嫖娼、卖淫、随便的性接触、吸毒等现象是性病传播的高危因素,也是造成社会不安定的潜在因素。性病往往与性滥和性交易等丑恶现象联系在一起,伤风败俗,有悖于社会道德,破坏精神文明建设。性病流行蔓延,会严重扰乱社会秩序,影响社会稳定和健康发展。

(二)性病的传播

性行为的直接接触是性传播疾病的主要传播途径;当皮肤有破损时,直接接触病人的病变部位或分泌物也能造成感染;输血或医疗器械消毒不彻底也能造成传播;接触病人的衣物、被褥、毛巾等生活用品也有可能被感染;母亲可通过胎盘、产道等途径将病原体传给胎儿或新生儿。

(三)预防性病

性传播疾病的流行和蔓延与不正当的性行为有直接关系。青少年正处在性发育和性成熟时期,要注意性道德修养,用科学的性知识和卫生知识充实头脑,增强辨别是非美丑的能力,自觉抵制西方所谓"性解放"、"性自由"等腐朽思想的侵蚀,学会自尊、自重、自爱。要充分认识性传播疾病的危害性,严格约束和规范自己的行为,加强自我保护。

严格维护一夫一妻制,反对婚前和婚外性行为,注意性生活卫生。一旦染上性病,要及时到正规的专业医院诊治;不要听信小广告,找不正规的机构或游医治疗,以免延误治疗时机使病情恶化。

怀疑自己得了性病怎么办?

　　由于社会上常把性病与某些坏名声联系在一起,所以,有些人怀疑自己得了性病后心理负担较重,讳疾忌医,不敢到医院检查,悄悄到街头巷尾找游医或自己查书买药治疗,结果不仅白花很多钱,还贻误病情,产生耐药、并发症、后遗症等恶果,造成终身遗憾。因此,怀疑自己得了性病一定要到正规医院的皮肤性病科、泌尿科或妇产科检查治疗。并如实向医生反映病史,帮助医生做出正确的诊断。

二、超级瘟疫——艾滋病

　　艾滋病的医学全称是"获得性免疫缺陷综合征",艾滋病是 AIDS 的音译,AIDS 是艾滋病的英文名称的字头缩写词。艾滋病是一种世界性、致死性传染病。

　　(一)艾滋病的发现

　　1981 年美国疾病控制中心首次报道洛杉矶先后有五例男性同性恋者、吸毒者等发生了平时罕见的卡氏肺囊虫肺炎。这种肺炎以往仅发生在免疫抑制的病人中,而上述五例患者发病前均似健康人。1981 年 7 月,已有报告称发现 26 例卡波济氏肉瘤患者。随后又不断发现新的类似病例。这些病人都有原因不明、性质相似的免疫功能低下的情况,这预示着一种新的传染性疾病开始流行。1982 年这种新的疾病被命名为"获得性免疫缺陷综合征",即艾滋病。1983 年从一名同性恋艾滋病患者的淋巴结中分离到了一种新的病毒,这种病毒就是引起艾滋病的病原体。1986 年 7 月,国际病毒分类委员会将其命名为"人类免疫缺陷病毒",即艾滋病病毒,英文缩写 HIV。

知识窗

艾滋病的潜伏期和窗口期

　　(1)潜伏期:是指从感染病毒到出现症状前的一段无症状时期,短者几个月,长则十几年。

　　(2)窗口期:从艾滋病病毒进入人体到血液中产生足够量的、能用检测方法查出艾滋病病毒抗体之间的这段时期,称为窗口期,一般为 2~6 周。在窗口期虽测不到艾滋病病毒抗体,但体内已有艾滋病病毒,因此处于窗口期的感染者同样具有传染性。

（二）艾滋病席卷全球

自 1981 年美国首先发现并报道了艾滋病以来，艾滋病已蔓延到全球的所有国家和地区，没有一个地域能够幸免。艾滋病和艾滋病病毒感染也许可以说是人类历史上第一个称得上全球性的流行病。古今中外，没有一种疾病能像艾滋病那样，在短短几年间就席卷全球，冲破国界，冲垮一切民族、社会、文化和宗教的大堤，留下一片恐惧、惊慌、悲哀和死亡。艾滋病是肆虐全球的一种致死性传染病。

我国自 1985 年发现首例 HIV 感染者以来，其传播速度十分惊人。我国艾滋病疫情的发展可分为四个阶段：

第一阶段（1985～1988 年），是传入期，以输入病例为主，多为外国人或海外华人；

第二阶段（1989～1993 年），是散发期，以吸毒人群为主；

第三阶段（1994～1996 年），是增长期，以血液传播为主；

第四阶段（1997 年至今），是快速增长期，仍以血液传播为主，性传播和母婴传播也在上升。

中国报告的首例艾滋病病例

1985 年 6 月，北京协和医院首先报告了中国境内第一例艾滋病病人。此人为美籍阿根廷人，来中国旅游。发病 5 天后死亡。这是中国报告的第一例艾滋病输入病例。

（三）艾滋病的危害

大家知道，免疫系统是我们身体的健康卫士，如果失去了卫士的保护，我们的身体将会怎样？艾滋病毒攻击的主要目标就是我们的健康卫士——免疫系统！它使人体的免疫功能降低甚至丧失，最终因各种感染而走向死亡。

1. 对个人和家庭的危害

人感染了艾滋病毒以后，经过一定时期就会出现低热、淋巴结肿大、慢性腹泻、体重下降、咳嗽、盗汗等症状，身体状况很快出现恶化，发展为各种感染和肿瘤，最终导致死亡。一个人一旦知道自己感染了艾滋病病毒，就像听到了对自己的死刑宣判，心理上既恐惧，又无奈。由于人们对艾滋病人还存在一些歧视，他们很难得到关心和照顾，生理和心理的双重压力，使他们陷入孤独和绝望。

艾滋病是这样一种病，当你靠近它时，世界就离你远去。

艾滋病主要侵害的是青壮年,而这些青壮年正是家庭的主要劳动力和经济支柱。一旦感染了艾滋病毒,对家庭的最先影响就是劳动力丧失,经济收入下降,高额的治疗费用使家庭陷入贫困。社会上对艾滋病病毒感染者的歧视态度会殃及整个家庭,使其他家庭成员也要蒙受巨大的心理压力,往往导致家庭不和甚至破裂。由于感染者的最终结局是死亡,又导致年迈的父母无人赡养,年幼的孩子成为孤儿,结局十分凄惨。这正是"艾滋病真可怕,一人感染全家遭殃"。

2. 对社会的危害

艾滋病流行对社会的影响主要表现在劳动力损失和经济负担加重。在艾滋病流行严重的一些国家,经济的增长每年减少 1%～2%,社会生产力和民族素质出现明显下降。如果艾滋病流行不能得到有效控制,我国的社会经济将蒙受巨大的损失,改革开放以来所取得的成果将毁于一旦。

艾滋病流行对社会风气和安定都带来不良影响。它使许多无知的青少年走向歧途,使家庭不再和睦,社会不再和谐。更有甚者,一些自知感染艾滋病病毒的人,对生活丧失希望,萌发了报复社会的罪恶念头,使更多无辜的人们遭受侵害。艾滋病流行不过 20 年,是历史长河的短短瞬间,但它给人类社会带来的灾难却是深痛的,难怪社会学家发出惊呼:艾滋病传播蔓延 20 年,也使人类的文明和进步倒退了 20 年!

(四)艾滋病的传播

艾滋病病毒存在于艾滋病病毒感染者和病人的体液中(血液、精液、阴道分泌物、乳汁、伤口渗出液等),如果人与人之间发生体液交换,就有可能造成病毒的传播。艾滋病的传播途径主要有三条,即血液传播、性传播、母婴传播。

1. 血液传播

含有艾滋病病毒的血液及制品以各种方式进入健康人体都可以造成感染。输血、注射是重要的传播途径。我国 1985 年最早发现的 4 例浙江省的血友病患者被艾滋病病毒感染,就是因为注射了从美国进口的血液制品 Ⅷ 因子引起的。静脉吸毒者共用注射器和针头可造成传播;医院的手术器械消毒不严格,以及某些不正规医院、诊所不使用一次性注射器也是造成传播的途径之一;使用未消毒的器械文身、文眉、穿耳眼,使用别人的剃须刀和牙刷等,都有被感染的危险。

2. 性传播

在性交(异性或同性)过程中,艾滋病毒可通过精液和阴道分泌物侵入对方体内,造成对方感染。

3.母婴传播

如果母亲是艾滋病病毒感染者或病人,病毒会通过胎盘、分娩时产道分泌物、哺乳等途径传给胎儿或婴儿。

艾滋病病毒不会通过空气、食物、水等一般日常生活接触传播。日常生活中的接触,如咳嗽、打喷嚏、握手、拥抱、礼节性接吻、共用餐具和马桶、蚊虫叮咬等不会传播艾滋病。

(五)预防艾滋病

艾滋病的病死率几乎高达 100％,被誉为"超级癌症"。目前尚无预防艾滋病的有效疫苗,因此最重要的是采取有效的预防措施。针对艾滋病传播的 3 条途径,我们要做到:

(1)坚持洁身自爱,不卖淫、嫖娼,避免婚前、婚外性行为。

(2)严禁吸毒,不与他人共用注射器。

(3)不要擅自输血和使用血制品,要在医生的指导下使用。

(4)不要借用或共用牙刷、剃须刀、刮脸刀等个人用品。

(5)受艾滋病感染的妇女避免怀孕、哺乳。

(6)使用避孕套是性生活中最有效的预防性病和艾滋病的措施之一。

(7)避免直接与艾滋病患者的血液、精液、乳汁和尿液接触,切断其传播途径。

(六)多一份关爱,少一份歧视

很多人将艾滋病病毒感染者和病人视为作风不正派的人,认为他们是罪有应得,歧视他们,这是不对的。一方面,有相当一部分感染者是通过被污染的血液或制品被感染的,他们是无辜的;还有一部分是因为夫妻一方有不洁性行为染上病毒再传染给配偶的,配偶也是无辜的。歧视他们无疑是再往他们的伤口上撒盐。另一方面,感染者不堪忍受歧视,认为社会对他们不公,往往会采取一些极端的行为,如报复社会,故意向社会散播病毒,感染他人;对生活失去信心,甚至自杀。这些结果都是我们不愿看到的。所以,我们应该减少歧视,给他们一个宽容的生存环境,使他们正确对待自己的感染情况,采取必要的预防措施,防止对他人的感染,并积极配合医护人员,接受治疗。关怀是一副良药,能使感染者看到希望,鼓起生活的勇气,增强与疾病斗争的信心和意志。

(1)我们的敌人是艾滋病病毒,而不是感染了艾滋病病毒的人。

(2)歧视只能将本已不幸的生命逼向绝路,而关爱则能使绝望的心灵感受到阳光。

有问必答

我的身边有人感染了 HIV,我该怎么办?

首先,你不应该歧视他,应在精神上给予鼓励,让他积极配合医生治疗,战胜病魔,同时让他注意自己的行为,避免将病毒传染给他人。其次,不必视感染者为洪水猛兽而退避三舍,因为 HIV 不能通过空气、一般的社交接触或公共设施传播,与艾滋病患者及艾滋病病毒感染者的日常生活和工作接触不会感染 HIV。

相关链接

红丝带的由来及涵义

20 世纪 80 年代末,人们视艾滋病为一种可怕的疾病。美国的艺术家们就用红丝带来默默悼念身边死于艾滋病的同伴。在一次世界艾滋病大会上,艾滋病病人和感染者齐声呼吁人们的理解。此时,一条长长的红丝带被抛在会场的上空。支持者将红丝带剪成小段,并用别针将折叠好的红丝带标志别在胸前。其含义是:红丝带像一条纽带,将世界人民紧紧联系在一起,共同抗击艾滋病;象征着我们对艾滋病病毒感染者和病人的关心与支持;象征着我们对生命的热爱和对平等的渴望;象征着我们要用"心"来参与预防艾滋病的工作。

世界艾滋病日的由来

1988 年 1 月,世界卫生组织在伦敦召开"全球预防艾滋病规划"部长级会议。提出将每年的 12 月 1 日作为全世界宣传防治艾滋病的日子。设立世界艾滋病日的目的是:

(1)让人们都知道艾滋病在全球范围内是能够加以控制和预防的。

(2)让大家都知道,防止艾滋病很重要的一条就是每个人都要对自己的行为负责。

(3)通过宣传,唤起人们对艾滋病病毒感染者的同情和理解。

(4)希望大家支持各自国家制定的防治艾滋病规划,唤起全球人民共同行动起来支持这方面的工作。

第七节 自然灾害应急防病知识

生机勃勃的大自然孕育了人类,然而大自然的狂飙也会给人类带来巨大的灾难。强烈的地震能瞬间摧毁房屋、桥梁等建筑物,诱发火灾、海啸等,致使大批人员伤亡;洪涝灾害不仅造成重大的财产损失,更重要的是改变了生态环境,可导致疾病的暴发和流行;火山爆发呈现了大自然疯狂的面目,台风、龙卷风、泥石流、暴风雪、沙尘暴,都让人们触目惊心。自然灾害摧毁了我们的家园,破坏了生态环境,导致传染病流行,对人们的生命安全和身心健康都造成巨大威胁。

灾害总在大自然看似平静的外表下蛰伏。在灾害来临的时候,由于缺乏防灾知识,人们往往手忙脚乱,只能无奈地与生死做一次赌博。然而生命之花只开一次,并且在灾害面前生命显得异常脆弱。我们与灾害抗争,不能用生命下赌注。我们必须提高救灾防病意识,掌握必要的安全和防病知识,居安思危,为我们的生命和健康系上一条"安全带",构筑生存和安全的防线。

一、灾害期间的卫生要求

各种自然灾害使灾区人民失去衣、食、住、行等基本生活条件,生活秩序被打乱。有时会导致停水、停电、交通中断;水井、厨房、厕所等设施被严重破坏;蚊、蝇、鼠类大量孳生,为各种传染病流行创造了条件。在此非常时期,要提高卫生防病和自我保健意识,维护身体健康。

> **提示**
>
> 我国是世界上自然灾害最严重的国家之一,灾害频发,种类繁多,平均每年造成近2万人死亡,直接经济损失高达国家财政收入的1/6~1/4。

(一)饮水卫生

水是人类赖以生存和发展的最基本的物质条件之一。灾害发生时,水源遭到破坏,水质遭受污染。此时此刻,保证饮水卫生,是灾区人民的生存之本。

(1)选择合适的水源。天然水分为地面水、地下水和降水三大类。地面水包括江河、湖泊、水库、池塘等,由于暴露在地表面,往往容易被周围环境所污染,需要经过净化、消毒处理后才能饮用;降水包括雨水、雪水,收集和贮存比较麻烦,而且能收集到的水量也有限,只有少数缺水严重的海岛和干旱地区才以降水作为饮用水源;地下水是最好的饮用水水源,经过土层的渗滤,水中大部分细菌、病毒、寄生虫卵及某些有害物质被滤掉,水质较好。

(2)保护水源。在灾难发生的非常时期,要建立水源保护制度,专人看护,以防人为破坏;清除水源周围50米以内的厕所、粪坑、垃圾以及人畜尸体等污染物;水井要建井台、井盖,挖排水沟,取水要用公用水桶;禁止在井旁洗脏物和喂饮牲畜,专人负责定时消毒。

(3)饮用水消毒。最简单、有效的方法是喝开水,不喝生水;用漂白粉或漂白粉精片对饮用水进行消毒。

(二)食物安全

自然灾害发生时,往往会造成食物短缺,食品污染和食品加工场所的破坏,如果不注意食物安全和饮食卫生,则容易造成疾病传播和食物中毒。食物要单独安全存放,保持干燥、通风,不能与杀虫剂、汽油及其他有毒物品混合存放;注意防蝇、防虫、防鼠,防止食品受到污染;食品加工要烧熟煮透,餐具消毒;避免在简易住处大量加工食品和集体就餐。

下列食品不能吃:

(1)被洪水浸泡过的食物,除了密封完好的罐头类食品以外都不能食用,罐头类食品也要用清水清洗外周后方可食用。

(2)病死和死因不明的畜、禽及水产品。

(3)被水淹过的已腐烂的蔬菜和水果。

(4)来源不明的、非专用食品容器包装的、无明确食品标志的食品。

(5)严重发霉的大米、小麦、玉米、花生等。

(6)其他已腐败变质的食物和不能辨认是否有毒的蘑菇。

(7)被农药和其他化学工业品污染的食品。

(三)环境卫生

发生自然灾害时,灾民聚居的地方往往人口密集,环境卫生较差,容易发生传染病流行,要注意以下几点:

(1)搞好环境卫生,经常打扫,管好厕所,不要随地大小便,粪便、垃圾定时清理。

(2)病人的粪便、呕吐物要加漂白粉进行消毒。

(3)管好猪、狗等动物,猪要圈养。

(4)淹死、病死的禽畜应掩埋或焚烧,不能食用。

(5)杀灭蚊、蝇和老鼠。

二、地球打了个"冷颤"

地球在运动过程中积累了巨大的能量,这股力量在地球内部东突西撞,四处游走,寻找着宣泄点。这是一种可怕的力量,它最终在地壳的某些脆弱地带,找到了突破点,造成地下岩石突然破裂或者错动,以地震波的形式向四面八方传播出去。地球的一个"冷颤",瞬间内即可造成毁灭性的灾难,房屋倒塌、桥梁断裂、交通中断、家园被毁,同时还会诱发水灾、火灾、海啸、有毒有害物质泄漏等次生灾害,被列为群灾之首。

(一)跑还是躲?

地震在瞬间袭来,跑还是躲? 专家认为:震时就近躲避,震后迅速撤离到安全地方,是应急避震的最好办法。为什么不选择夺路而逃呢? 这是因为:城市居民多住高层楼房,根本来不及跑到楼外,反倒会因楼道中的拥挤践踏造成伤亡;地震时人们进入或离开建筑物时,被砸死砸伤的可能性最大;地震时房屋剧烈摇晃,造成门窗变形,很可能打不开门窗而失去求生的时间;大震时,人们在房中被摇晃甚至抛甩,站立和跑动都十分困难。如果住平房,震时在屋门附近,室外又无危房、窄巷和障碍,可立即跑出室外,但一定要避开高大建筑物、大烟囱、水塔、高压线、变压器、桥梁、陡崖、滚石等地带。

(二)紧急避险

地震袭来时,要保持镇定,不要慌乱,顾此失彼。要因地制宜、就近避险,地震一停,迅速撤离。

(1)如果你在室内,就近躲到小开间的厨房、厕所或坚实的家具下。

(2)如果你在教室,迅速抱头、闭眼、蹲到课桌下,地震一停,迅速有序撤离。

(3)如果你在商场,就近躲藏在柱子和大型商品旁,但要避开玻璃橱柜。

(4)如果你在工厂车间,就近躲到大型机器和设备旁,但要避开电源、气源、火源等危险地点。

(5)如果你在室外,要选择空旷地带,远离狭窄街道、高大建筑、玻璃幕墙、高压线等。

(三)震后自救

(1)尽快清理压在身上的物体,脱离危险区。

(2)一时不能脱险的,要设法扩大安全空间,防止重物坠落压身。

(3)设法保持呼吸道畅通,防止灰尘造成窒息,可用毛巾、衣物等捂住口鼻。

(4)坚定信心,保持体力,不要急躁,不要盲目高声呼叫,可用敲击等方法与外界联系。

（5）寻找代用食品和水，创造生存条件，延长生命，等待救援。

三、洪涝灾害

我国每年都会发生不同程度的暴雨洪涝灾害。特别是 1998 年夏季，我国遭遇百年不遇的特大暴雨洪涝，遍布大江南北、长江流域、松花江、嫩江流域，受灾农田 3 亿多亩，受灾人口 2.2 亿，直接经济损失 2000 多亿元。

洪涝灾害淹没农田、村庄，冲毁房屋，破坏了生活环境。灾民临时居住于简易的庵棚，加上烈日暴晒、食物匮乏和风吹虫咬，身心疲惫、免疫力下降，极易造成传染病流行。要搞好环境卫生，清除垃圾、管好水源、管好厕所、灭蚊、灭蝇、灭鼠；注意个人卫生和饮食卫生，不吃生食和凉拌食品，不喝生水，把住"病从口入"关。

第七章　安全与保健

第一节　树立安全意识，学会自我保护

相信多数青少年朋友都会吟唱《好人一生平安》，它唱出了人们对平安的祈祷；也相信，都能理解"平安是福"所包含的对生命的思考。生命是顽强的，也是脆弱的，有时一个小小的疏忽或错误，就会酿成大祸，使花季中的少年过早凋谢。外面的世界很精彩，有时也很无奈，各种危险因素就在我们身边。我们只有将安全之弦绷紧，树立安全意识，学会自我保护，才能确保身心不受侵害，在人生的旅途上健康快乐成长。

一、青少年安全意识不可少

古时候就有"无危则安、无缺乃全"的说法，可见没有危险、没有缺失才能称为安全。危险有三个基本要素：人的不安全行为、物的不安全状态和环境的不安全条件。在这三者中，物和环境相对比较稳定，而人是最活跃的，是操作者和控制者。大部分安全事故是因为人的不安全行为所造成的。

"安全重于泰山"，它是维系个人、家庭、集体和社会最基本的生命线。意外事故常常打乱了人们的日常生活，不仅给当事人造成身心伤害或生命危险，同时也给家庭和社会带来巨大损失。意外伤害是青少年致伤、致残、致死的罪魁祸首。我国目前大多为独生子女家庭，如果孩子发生了意外事故，不仅孩子本人受到身心伤害，家庭也将遭受沉痛的打击，甚至由此导致无法挽回的家庭悲剧。

青春期少年有其独特的心理特点，一方面表现为思维活跃，富有想象力；有浓厚的模仿性和好奇心；情感热烈、活泼好动、反应敏捷。另一方面又表现出思想简单片面；缺乏生活经验，对是非、安危的辨别能力较差；情绪易波动，行为较鲁莽，带有冲动性，自我约束能力薄弱；常有冒险和侥幸心理，行动不计后果，等等。这些都是青少年自身隐伏着的可能诱发意外事故发生的内在因素。因此，青少年一定要注意克服自身的这些弱点，树立安全意识，提高防御各种安全风险的能力，掌握自我保护的方法，珍爱健康和生命。

二、提高防范危险的能力

安全就是避免危险的发生。在我们的日常生活和学习、工作中,往往存在着许多潜在的危险,这些危险来自主观和客观两个方面。我们要充分认识到危险的存在和可能造成的不良后果,提高安全防范意识和能力,消除或避免安全隐患,保护身心健康不受损害。

(1)掌握安全常识。一般来说,诱发事故发生的原因不外乎主观和客观两个方面。主观方面,缺乏必要的安全知识,对各种潜在的危险性认识不足;不重视安全问题,不愿意为了安全而忍受某些不愉快,甚至是一点不方便;习惯于采取某些不利于安全的行为。客观方面,包括家庭、学校、社会等各种环境中可能存在的危险因素。要充分认识你所面对的各种潜在危险因素,尽量消除或避免这些危险因素,以免受伤害。

(2)树立安全信念。有专家认为,通过安全预防,80%的意外伤害事故是可以避免的。我们在了解安全事故发生的诱因等相关知识的基础上,要建立这样一个信念:事故是可以预防的,之所以发生安全事故与个人的危险行为有关。要消除日常生活中存在的侥幸心理,提高个人在防范安全事故中的自觉性和责任感。

(3)采取安全行为。为了保护个人和他人的健康和幸福,为了社会的稳定和发展,日常生活中要处处提高警惕,摒弃那些危险行为,避免意外事故的发生。

> 生命只有在安全中才能永葆活力,幸福只有在安全中才能永具魅力。

三、青少年常见的安全问题及预防

(一)交通安全

随着经济社会的发展,交通工具越来越先进,给人们的工作和生活带来极大方便,与此同时,也带来了更多的交通安全隐患。交通事故已成为当今世界一个重大的社会问题,我国的交通安全问题尤为突出,以每万辆车死亡率作为一个指标,我国为50左右,是日本的26.5倍,美国的17.8倍,居世界之首。一桩桩触目惊心的车祸无情地吞噬着成千上万的生命。"交通事故猛于虎",每天都在"吃"人、伤人,顷刻间夺去人的健康,甚至生命,家庭失去美满和幸福,花样少年的梦想变成泡影。

增强交通安全意识,预防交通伤害是每个公民,尤其是青少年不容忽视的事情。一桩桩血淋淋的交通惨案提醒我们，青少年一定要自觉遵守交通规则，强化安全意识，加强自我警觉和自我约束，克服不安全行为，谨防交通事故的发生。

（二）体育运动安全

生命在于运动。体育运动与人们的生活息息相关，尤其是青少年特别喜爱体育运动，这对于增强体质、促进发育、锻炼意志、陶冶情操都是十分有益的。我们倡导体育运动，目的是促进健康，但如果忽视运动安全，就会损害健康，违背了体育运动的宗旨。也就是说，体育运动不能以损害健康为代价。

预防运动损伤，要注意强化防护意识，采取必要的防护手段；要以轻松、平和的心态参加体育运动，不能逞强好胜，赌气冒险；遵循体育运动的规则和项目特点，做好准备活动；穿着和场地符合卫生要求。

（三）在校安全

在校安全是每位同学学习和发展的最基本前提。尽管校园环境是一个相对安全的地方，但如果我们在上课或活动时违反规定，还是存在安全隐患的。因此同学们在接触带电设备和上体育课、劳技课、实验课及参加课外活动、集体活动时，一定要严格按规定操作，听从老师指挥，特别是做实验、利用刀具手工操作，以及进行强度大、对抗性强的体育活动时，一定要有安全意识，绝对不能违反操作和运动规程，或打打闹闹。同学之间应相互友爱，注重文明，不能以大欺小，以强欺弱，防止伤害事故的发生。

（四）外出安全

社会环境很复杂，外出时你可能会遇到形形色色的人或各种意想不到的事情，一定要注意安全。外出时要征得家长同意并将行程和去处告诉父母，说明回家的时间；上学、放学最好与同学结伴同行；不单独与素不相识的人同乘无人看管的电梯；不搭乘陌生人的便车，不接受陌生人的钱财、玩具、礼物或食物；不独自通过狭窄街巷、昏暗的地下室，不独自去偏远的公园、无人管理的公共厕所；不要在外人面前炫耀父母的地位或财富；不要单独到银行存款或取款，携带钱财时要隐蔽好，切忌招摇过市。

（五）旅游安全

旅游是一项陶冶情操、增长知识、锻炼体魄，有益于身心健康的活动。但一定要充分考虑到外出旅游可能会存在的某些危险因素，做好充分的心理和物质准备，避免危险，勿让伤害搅乱你的好心情。如了解旅游地的天气和自然情况；衣着方便舒适，不穿高跟鞋；尽量避免一人独行，以防突发事件出现时无人照应;遵守景点的安全要求,对一些危险的景点更要格外小心;注意保管好自己的钱物;随身携带水杯,注意饮食安全;携带一些必需药品(如晕车药、创可贴、感冒药等)备用。

四、学会自我保护

俗话说:"害人之心不可有,防人之心不可无。"这话在一定程度上是很有道理的。学会自我保护,就是提高警惕性,增强辨别是非的能力,确保自己的人身和财物不受侵犯。社会上一些坏人的犯罪行为并没有停止,抢劫、盗窃、强奸、杀人等违法行为严重侵蚀着健康的社会机体,影响人们的正常生活和生命安全。复杂的社会现实还告诫我们:欺骗我们的不仅仅是陌生的坏人,有的包括我们身边的熟人。因此,对于不谙世事的青少年来说,增强自我保护意识,掌握自我保护的生活技能,对防止坏人的欺侮和诱骗尤为重要。

下面是一些生活中值得注意的事项,供少年朋友们参考:

(1)一人独自在家时,不要轻易给来访者开门。对于自称要求进屋查看、查电表、水表者,不要开门,告诉他待父母回来时再来处理;对于自称是父母或家里熟人的来访者,如果没有把握,也应婉言拒绝,让他改日再来。

(2)不要轻信他人,更不能轻易将陌生人带回家;拒绝陌生人的花言巧语和礼物,不占小便宜;不吃陌生人赠送的食物和饮料。

(3)拒绝陌生人的花言巧语。

(4)晚上不要单独出行,白天外出也不要到人少偏僻的地方;不搭陌生人的车;不去歌厅、酒吧、舞厅等娱乐场所。

(5)路遇打架斗殴时,不要驻足观看,更不要轻易地偏袒某一方,应及时离开,报告警察。

(6)与家人或同学闹矛盾时,应正视矛盾,冷静处理,寻求解决问题的最佳方法,不要盲目离家出走。

(7)服饰穿戴得体,不要穿过于暴露或花哨的服饰,更不要浓妆艳抹,尤其是青春少女,更应该注意,这样很容易引起坏人的注意和侵袭。

(8)举止端庄稳重,语言文明,游戏适度,避免与异性追逐打闹。

(9)遇到坏人侵扰,要随机应变,尽快脱离险境,并大声呼救,寻求帮助。

少年朋友们,生命和青春对于每个人来说只有一次。只要我们牢固树立安全意识,掌握安全常识,学会自我保护的本领,杜绝一切安全隐患,就能健康快乐地成长。

第二节 意外伤害的预防

意外伤害是指突发事件对人体造成的损伤与死亡。少年儿童由于缺乏自我保护和安全防范意识,容易造成意外伤害。全世界每年有 100 多万 14 岁以下儿童死于意外伤害。我国儿童因意外伤害死亡占儿童死亡总数的 26.1%,已成为 0~14 岁儿童生命健康的"第一杀手"。

一、道路交通伤害

道路交通伤害是因交通事故而发生的意外伤害。全世界每天有 3000 多人死于道路交通伤害,每年有 1500 万人受伤。我国每年有 1.85 万儿童死于道路交通伤害。

> 自从德国卡尔发明汽车以来,全世界因交通事故死亡的人数已超过 3000 万,比世界大战死亡的人数还要多,人们称之为"永不休止的战争"。

少年儿童发生道路交通伤害的常见原因是:不遵守交通规则;走路或横过马路时,注意力不集中,甚至在马路上游戏、追逐打闹。驾驶员违章驾驶,车况不良,以及在道路狭窄、车辆混行的路段都容易发生道路交通伤害。

预防道路交通伤害要做到:严格遵守交通规则,行人走人行道,过马路走人行横道,不要翻越护栏;走路时精力集中,不要边走边看书,更不要在马路上乱跑乱跳,嬉戏耍闹;骑自行车注意安全,技术不熟练不能上马路;注意乘车安全,合理使用安全带,勿将头手伸出窗外。

二、溺水伤害

溺水伤害是指在游泳、失足落水、水灾等情况下,人体呼吸道被水堵塞,或由于水刺激发生喉痉挛、声门关闭而使肺组织和心肌缺氧,从而导致死亡的严重意外伤害。男生发生溺水伤害多于女生,男女比例为 5∶1。

发生溺水的常见原因是:

(1)不会游泳而误入深水;

(2)冷水刺激导致肌肉痉挛(抽筋);

(3)对游泳场所的环境生疏,以及嬉水打闹或盲目冒险;

(4)冬季多因滑冰时冰层断裂而落水。

　　发现溺水伤害后,应紧急组织抢救。不会游泳者可投以竹竿、绳索或木板等物让溺水者抓住,拖至岸边;会游泳者可从溺水者背后抓住其头发或腋窝,用仰泳姿势救出水面。立即清除其口、鼻内的污物,揭开其衣扣、腰带,取单腿半跪位,将溺水者腹部置于膝上,头肩向下,用手按压其背部,使腹部积水控出。控水时间不宜过长,出现呼吸、心脏停止时,应立即进行人工呼吸和胸外心脏按压。

> **小贴士**
> (1)不独自到环境陌生的地方(湖泊、水库等)游泳;
> (2)不在水中打闹;最好不要到深水区游泳;
> (3)患病、饥饿、疲劳状态下不宜游泳;
> (4)下水前做好准备活动,用冷水浸湿全身,以防抽筋。

三、电击伤害

　　电击伤害又称触电,是指人体触到电源后受电流的作用所造成的伤害。一般多指交流电触电。我国民用照明电电压为220伏,工业用电多为380伏,对人体危害较大,触电后如不及时切断电源,会致人死亡。

　　发现有人触电,应立即切断电源。电源开关不在身边时,应用木棒、竹竿等绝缘物品挑开电线,千万不能用手直接拖拉伤者,以免救护者本人触电。如伤者心脏、呼吸停止,应立即做人工呼吸和胸外心脏按压,并准备送医院急救。

　　预防触电应做到:安全用电,不乱接电线,电器插头、电源线经常检查,防止漏电;不爬电线杆,不摸落在地上的电线;不在供电线路附近放风筝;雷雨天不要在树下避雨或在空旷的地方行走,以防雷击。

四、跌落伤害

　　跌落伤害是指从高处摔落或水平面跌倒所发生的意外伤害。轻者损伤皮肤、淤肿,重者出现扭伤、肌肉拉伤,甚至骨折、死亡。

　　跌落伤害多由粗心大意、冒险所造成,如地面不平,走路不小心;冒险攀高,翻越栏杆;骑自行车过快或急转弯;追逐打闹等。

　　跌落伤害的救护原则是:四肢受伤,尽快冷敷减轻痛苦;骨折时避免随意搬动伤者,先止血,再用木板固定;颅脑或颈、腰椎损伤要保持伤者平卧,不可搬动,立即呼叫120现场抢救。

　　预防跌落伤应做到:增强安全意识,不逞能攀高、爬树、翻越栏杆;走路不东张西望,不要边走边看书;骑车不要过快,更不要做冒险动作;做清洁卫生时(如擦玻璃),务必注意安全和防护。

五、烧烫伤害

烧烫伤害是指热液、火焰或强酸、强碱等化学物质所致的意外伤害,主要使皮肤受到损伤。轻者局部潮红、烧灼痛;重者起泡,剧痛;严重时可发生大块皮肤剥脱或烧焦,甚至休克、昏迷,危及生命。烧烫伤的种类有:热力烧伤,如开水、热粥、热汤、热蒸汽的烫伤,火焰、灼热金属的烧伤;化学烧伤,如强酸、强碱等;电灼伤;放射烧伤等。

发生烧烫伤时,要立刻消除烧烫伤的原因,设法使伤者镇静、止痛,严重者保护创面,迅速送医院救治。

预防烧烫伤应做到:增强防火意识,不要玩火;学生打开水时不要拥挤,热水瓶和热汤等妥善放置;不要随便触摸危险的化学品。

六、运动伤害

运动伤害是指运动或训练引起的肌肉、骨骼、内脏等部位的损伤。运动伤害在少年儿童中比较常见,如小学生的跌伤有 1/3 是运动伤。

发生运动伤害的原因是多方面的,既有运动场地不平坦、布局不合理,运动器材不符合要求,气候和光线不良,气温过高或过低等客观因素,也有少年儿童争强好胜,经验不足,技术动作不规范,缺乏准备活动,运动量过大,身体状况欠佳等个人因素。

预防运动伤害应做到:增强安全意识,掌握运动器械的使用方法和技术,合理使用运动器械;选择适合的场地进行运动,运动前做好准备活动,运动后做好整理活动;根据自己的年龄和体能状况确定适合自己的运动项目和运动量,动作不要过大、过猛;运动时精力集中,不要嬉戏打闹,更不要逞能和冲动;不要在光线不好的天气(阴雨天、雾天)参加运动;根据运动项目选择合适的保护措施。

七、动物咬伤

动物咬伤是指被狗、猫、蛇等动物咬伤或抓伤。动物咬伤多发生在农村,近年来,城市饲养宠物的人越来越多,被动物咬伤的事情也较为普遍。

被动物咬伤后,紧急处理的关键在于预防狂犬病。应立即用肥皂水反复冲洗伤口,及时到医疗部门全程、足量注射狂犬疫苗,暴露伤口,不易缝合。被毒蛇咬伤后,应迅速挤压伤口出血排毒,立即到医院注射抗蛇毒免疫血清。

预防动物咬伤应做到:增强安全意识,外出时提高警惕,不到荒郊野外活动,不与宠物戏逗。

常用急救技术

人工呼吸

先将病人口、鼻中的痰或污物清除。病人仰卧,并将病人的头尽量后仰,使呼吸道伸展。救护者站(跪)在病人一侧(可能时用手帕或纱布盖住病人的口鼻),然后一手把病人下颌托起,张开嘴;另一手捏住其鼻孔。救护人员深吸气后,对准病人的口,快速向病人口中吹气;病人胸部扩张起来后,停止吹气,并放松捏鼻子的手。待胸部自然缩回去,再做第二次。以每分钟吹气 16～20 次(小儿可稍增加几次)的速度重复进行,直到病人恢复自然呼吸。

胸外心脏按压

让病人平躺在地面上或硬板床上,救护人员站在病人左边,右手掌根部放在胸骨(胸部正中的那块骨头)下端,左手压在右手手背上,肘关节伸直,利用体重适当用力向下直压,使胸骨下陷 3～4 厘米,然后两手放松,让胸部自行弹起。对成人用每分钟 60～80 次的速度重复进行,小儿每分钟 100 次。进行胸外心脏挤压时不要用力太大,以免肋骨骨折。如遇到呼吸、心跳都停止的病人,可以同时进行人工呼吸和心脏按压。每做口对口吹气 2 次,胸外心脏挤压 15 次。如果两人同时参与抢救,可一人做人工呼吸,另一人做心外按压,每吹 1 次气,心脏按压 4 次,交替进行。做心脏挤压术时,要注意观察效果,如病人大动脉可摸到脉搏,瞳孔缩小,并逐渐恢复自然呼吸,说明有效。

游泳抽筋的自救

游泳中发生抽筋时务必保持镇静,千万不要惊恐慌乱以至呛水致使抽筋加剧。发生抽筋时应大声呼救并与前来救援的人主动配合安全出水。游泳时抽筋也可主动进行自救,一般采用拉长痉挛肌肉的方法,当痉挛的肌肉被外力牵拉伸长到一定程度后抽筋一般即可解除。如小腿、足趾或腿后群肌抽筋,游泳者可先吸一口气,使身体仰浮水面,用抽筋肢体对侧的手握住抽筋肢体的脚趾,用力向身体方向拉,同时用同侧的手掌压在抽筋肢体的膝盖上,帮助抽筋腿伸直,一般即可缓解。反之,大腿前部的肌群抽筋则应用手握紧踝关节向臀部方向拉,使膝关节前部肌群拉长而缓解。如手指抽筋,可先用力握拳,再用力张开,迅速反复几次后一般即可解除。抽筋缓解后不宜再继续游泳,应立即上岸,否则易再次抽筋出现意外。

临时止血法

短时间内大量出血会发生休克危及生命,临时止血可为抢救病人争取时间。

动脉出血止血法。动脉出血情况紧急,立即用手指在出血伤口的近心端压迫止血,然后用止血带(胶管、绷带或干净的布条)扎紧(为防止组织缺血坏死,每隔半小时放松止血带2~3分钟),迅速送往医院抢救。

静脉出血止血法。采用加压包扎止血法。将敷料、纱布、棉花等折成垫子覆盖在伤口上,然后用绷带裹紧,到医院进一步处置。

毛细血管出血止血法。多为渗血,伤势较轻,经一般包扎或用"创可贴"处置即可。鼻粘膜出血时,可用棉球团塞于鼻腔,压迫止血。

第三节 运动性损伤的处理和预防

运动性损伤是指在体育运动过程中所发生的各种身体损伤。运动性损伤并非运动员的专利,普通人群在参加体育锻炼时,如果不注意防护,也容易发生身体损伤。青少年活泼好动,积极参加体育锻炼对促进身体发育和增强体质是十分有利的,但必须科学合理地选择锻炼项目和运动量,加强自我保护,预防运动性损伤。

一、发生运动性损伤的原因

造成运动性损伤的原因是多方面的,既有运动环境、场所、器械等客观因素,也有个人的技术水平、保护意识等主观因素,往往是多种因素综合作用的结果。

(1)思想麻痹大意,这是出现运动性损伤的主观原因,也是最重要的因素。其中包括对预防损伤的重要性认识不足,放松警惕;运动前不检查器械,预防措施不力;好胜好奇,盲目和冒失地进行运动。

(2)准备活动不当。准备活动不当包括不做准备活动或准备活动不充分,没有根据专项运动的特点进行准备活动,使机体未能进入有效的工作状态。如果准备活动的量过大,身体在进入正式运动前已感到疲劳;准备活动与正式活动之间的间隔时间过长,也容易造成运动损伤。

(3)缺乏运动经验与自我保护能力。在体育活动中当出现意外情况时不知道如何处理,惊慌失措或者缺乏自我保护的经验是造成运动性损伤的原因之一。例如,摔倒时用肘部或直臂撑地,造成尺(或桡)骨或肘关节损伤;由高处跳下时,脚跟落地或屈膝缓冲不够,易造成腿部、腰部或内脏损伤。

（4）技术上的缺点和错误。技术动作不正确,往往使局部受力过大或身体失去平衡和控制而造成损伤。

（5）体育锻炼安排不合理。体育锻炼的运动负荷过大;身体过于疲劳;长期局部运动负担过重;不能根据身体机能状态及时调整锻炼计划都会造成运动性损伤。有些青少年为了表现自己,冒险去做一些超出自己能力的动作,更容易造成损伤。

（6）不良的运动环境。运动场地狭窄、不平整,有行人及车辆过往;器械安装不牢固,位置不恰当;运动时服装或鞋不合适;气温或光线不良;运动秩序混乱,或嬉戏打闹等都可能造成伤害。

二、常见运动损伤的处理

（一）擦伤

擦伤是指人体表皮与粗糙的物体相互摩擦而引起的皮肤表层损害,表现为皮肤表皮剥脱,有小出血点和组织液渗出。如无伤口感染,几天后即可结痂愈合;伤口感染时,局部可发炎或化脓。

小面积的擦伤,可用1‰～2‰红汞或1‰～2‰龙胆紫涂抹。大面积擦伤,伤口较深,容易感染,需外敷生理盐水纱布或凡士林纱布包扎,感染的伤口应每日或隔日换药。

（二）裂伤、刺伤、割伤

裂伤是指受钝物打击引起的皮肤和皮下组织撕裂,其特点是伤口边缘不整齐。以头、面部皮肤撕裂较为常见,如打篮球时,眉弓容易被对方肘部撞击造成眉际撕裂。

刺伤是指尖细锐物刺穿皮肤及皮下组织或器官引起的损伤,其特点是伤口小而深。

割伤是指锐器割破皮肤引起的损伤,其特点是伤口边缘整齐,多成直线形,出血较多。

轻度撕裂伤、刺伤和割伤,可用碘酒、酒精消毒伤口周围皮肤,再用消毒纱布包扎或"创可贴"粘合即可;伤口较大、较深,出血较多时,应及时去医院处理,必要时口服或注射抗生素预防感染,注射破伤风抗毒血清,预防破伤风的发生。

（三）挫伤

挫伤是指人体某个部位遭受钝性暴力而引起该处及其深部组织的闭合性损伤。在体育运动中,人体难免会发生相互碰撞或与器械撞击,这些都容易发生挫伤。大腿前面肌肉和小腿是最常见的受伤部位。头部和躯干部的挫伤有时还会并发脑组织和内脏器官的损伤,后果较为严重。

单纯肌肉挫伤,伤部疼痛、肿胀、皮下出血可形成血肿或淤斑。

复合性挫伤是一种较严重的损伤。如头部挫伤,轻者可发生脑震荡,严重者可导致颅骨骨折或合并脑挫伤而危及生命;胸、背部挫伤可合并肋骨骨折或肺脏损伤,形成气胸或血胸;腰、腹部挫伤可合并肾脏挫伤或肝、脾破裂而引起内出血和休克。

单纯性肌肉挫伤可冷敷加压包扎,抬高受伤的肢体,防止继续出血,减轻肿胀。严重挫伤应尽快送医院抢救。

(四)肌肉拉伤

肌肉拉伤是指肌肉强烈的收缩或被动过度拉长使身体某个部位造成肌肉损伤、肌肉部分撕裂或完全断裂。

在体育运动中,准备活动不够,技术动作错误,注意力不集中,动作用力过猛等,均可引起肌肉拉伤。大腿肌肉、腰背肌、腹直肌、小腿和上臂肌肉拉伤最为常见。

肌肉拉伤局部可有疼痛、压痛、肿胀、肌肉痉挛等表现,当受伤肌肉主动收缩或被动拉长时疼痛加剧。

轻度拉伤时,可冷敷,局部加压包扎,抬高患肢。24 小时后施行按摩或理疗。肌肉、肌腱断裂时,应加压包扎、固定患肢后,送医院手术治疗。

(五)肌肉痉挛

肌肉痉挛俗称抽筋,表现为肌肉发生不自主的强直收缩。其症状是:肌肉僵硬,疼痛难忍,痉挛肌肉所涉及的关节,伸屈功能有一定的障碍。运动中最容易发生痉挛的肌肉为小腿腓肠肌,其次是足底的屈踝和屈趾肌。常见的原因是:

(1)寒冷刺激:肌肉受到低温的刺激,兴奋性增高,易使肌肉产生强直性收缩。如游泳时,未事先用冷水淋湿身体,突然受到冷水刺激;冬季户外锻炼时受到冷空气刺激,都可以引起肌肉痉挛。

(2)电解质丢失过多:运动中大量排汗,长时间剧烈运动或夏天运动时(产生脱水),使电解质从汗液中大量丢失。使神经、肌肉的兴奋性增高,容易引起肌肉痉挛。

(3)肌肉连续快速收缩:肌肉连续收缩过快,放松时间太短,使肌肉的收缩与放松不能协调交替,因而引起肌肉痉挛,这在自行车和短跑运动中较多见。

(4)疲劳:身体疲劳时,特别是局部疲劳状态下再进行剧烈运动或做些突然紧张用力的动作,就容易产生肌肉痉挛。

不太严重的肌肉痉挛,只要向相反的方向牵引痉挛的肌肉,一般都可使其缓解,如腓肠肌痉挛,可伸直膝关节,用力将踝关节背伸;屈踝和屈趾肌痉挛时,可用力将足和趾背伸;牵引时切忌暴力,用力宜均匀、缓慢,以避免造成肌肉拉伤,采用揉捏按摩,促使症状缓解。游泳中发生肌肉痉挛时,不要慌张,可先深吸一口气,仰浮水面,用抽筋肢体异侧的手握住抽筋肢体的足趾,用力向身体方向拉,同时用同侧的手掌压在抽筋肢体膝盖上,帮助将膝伸直,待缓解后,慢慢地游向岸边,此法如事先未能掌握,就应立即呼救,发生抽筋后一般不要再继续游泳,应上岸休息、保暖、按摩局部。

(六)扭伤

扭伤是指关节韧带或肌腱受强大外力的冲击,或由于动作用力过猛,超过关节韧带的弹力限度而造成的一种损伤。

扭伤的典型症状是局部疼痛,出现血肿,皮肤青紫和关节活动障碍。

扭伤后首先应固定关节,避免活动,冷敷止血,防止肿胀,然后送医院处理。

(七)关节脱位

由于暴力的作用使关节面之间失去正常的连接关系,叫做关节脱位(脱臼)。关节脱位可分为完全脱位和半脱位,前者是关节面完全脱离原来的位置,后者是关节面部分错位。完全脱位时常伴有关节囊撕裂,关节周围韧带和肌腱的损伤。运动中发生的关节脱位大多是由于间接外力所致,如摔倒时手撑地,可引起肘关节脱位或肩关节脱位。

关节脱位的表现是:受伤关节剧烈疼痛,并有明显压痛;关节功能丧失,受伤关节不能活动;畸形,关节的正常位置发生改变。

发生关节脱位时,应立即用夹板和绷带在脱臼所形成的姿势下固定伤肢,保持伤员安静,尽快送医院处理。

(八)骨折

骨折是指骨骼遭受外力的冲击而发生的部分或全部折断,分闭合性骨折和开放性骨折两种。闭合性骨折,骨折处皮肤完整,骨折端与外界不相通。开放性骨折,骨折端穿破皮肤,与外界相通,容易感染并发骨髓炎和败血症,病情严重。

骨折后,应先进行临时固定(图7-1～7-5),用夹板、绷带把折断的部位固定、包扎,使伤部不再活动,避免骨折端损伤周围的血管和神经,然后立即送医院抢救。

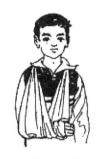 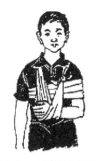 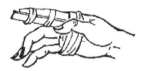

图 7-1　前臂骨折夹板固定法　图 7-2　上臂骨折躯干固定法　图 7-3　手指骨折固定法

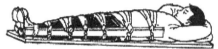 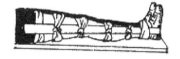

图 7-4　大腿骨折夹板固定法　　　　图 7-5　小腿骨折夹板固定法

固定的原则和方法是：

（1）固定前不要无故移动伤肢，以免因不必要的移动而增加伤者的痛苦。需要暴露伤口时，不要脱衣，可剪开衣裤、鞋袜。大腿、小腿和脊柱的骨折，要就地固定，再送往医院。

（2）对伴有出血的伤口，在固定前应先止血、包扎伤口，然后再固定。

（3）夹板和肢体之间要有垫衬物，空隙地方要填紧，夹板的长度和宽度要合适，长度须超过骨折部的上、下两个关节。

（4）露出伤口的骨片，可用消毒纱布覆盖，保持清洁，以免造成感染。

（5）固定时先固定骨折段的上、下部位，再固定上、下两个关节。

（6）固定四肢要露出指（趾）端，以便观察。如发现指端苍白、发凉、青紫等现象时，表示固定过紧，肢体血流不畅，须立即松开，重新固定。

（7）固定后伤肢要保暖。

三、运动损伤的预防

运动损伤直接影响青少年的健康成长和学习，严重者还会造成身体残疾，甚至死亡。必须增强安全意识，学会自我保护，科学的进行体育锻炼。

（一）运动前要充分做好热身活动

不少运动性损伤是由于运动前的准备活动不足造成的，因此，在运动前做好准备活动十分必要。热身活动不仅仅局限于伸伸胳膊、踢踢腿等关节的伸展，而应包括心血管系统、呼吸系统、神经肌肉系统及骨骼关节系统等体内各种系统的活动。运动前的热身活动可以提高中枢神经系统的兴奋性,增加肌肉中毛细血管开放的数量,提高肌肉的力量、弹性和灵活性及关节韧带的机能,增强韧带的弹性,防止肌肉和韧带的损伤。

(二)选择适合自己身体条件的运动项目

要根据自己的年龄、性别、健康情况、锻炼的基础、兴趣爱好、环境条件等选择适合自己的运动项目。

(三)运动强度要循序渐进

运动的频度、时间和强度都要因人而异,循序渐进,防止走入"运动量越大越好"的误区。各种运动都是由肌肉、骨骼、关节共同协调完成的,其中肌肉对骨骼、关节具有保护作用。过度的运动会导致肌肉疲劳,运动协调性下降,关节不稳,进而引发运动性损伤。青少年运动锻炼贵在坚持,持之以恒,运动强度以中等为宜。运动强度是否合适,个人可以根据感觉来判断。如果运动后第二天精力充沛,身体轻松,说明运动强度较为合适;如果运动后感觉精力不济,浑身困乏甚至疼痛,说明运动量过大,应适当减轻运动强度。

(四)坚持多种运动相互配合,防止局部负荷过重

长时间重复进行某种运动,容易造成机体局部负荷过重,引起某些部位的慢性损伤。如膝关节半蹲起跳动作过多,易引起髌骨损伤;"过顶运动"(手举起来超过头顶的运动)容易造成肩关节损伤等。应选择不同的运动项目交替进行,防止机体某些部位局部负荷过重。

(五)选择合适的运动场地和保护

有些运动性损伤是由于运动场地不合适而引起的,不要在人员拥挤、有车辆出入、狭小或危险的场所活动。使用运动护具可以大大减小运动性损伤。如打篮球时戴上护膝、护踝,踢足球时加上护腿板,打羽毛球时戴上护肘、护腕,打棒球时使用头盔等。这些护具使关节肌肉在正常范围内运动,避免肌腱过度拉伸,关键时刻可以保护我们免受损伤。

第四节 劳动与防护

青少年参加劳动,是贯彻"德、智、体、美、劳"全面发展教育方针的一个重要方面。通过适当的劳动体验,有助于青少年树立劳动观念,形成热爱劳动为荣、好逸恶劳为耻的价值取向,有利于培养生活技能,陶冶情操,磨炼意志,增强体质,消除脑力疲劳,提高学习效率。中华民族拥有勤劳自强的优良传统,青少年

是祖国的希望,只有一代又一代崇尚劳动、热爱劳动、自立自强的青少年群体,才能撑起国家和民族的未来。

一、树立正确的劳动观

劳动是人类社会赖以生存的基础,是人类文明之源。无论是物质文明,还是精神文明、社会文明,无一不是人民群众劳动成果的积淀与结晶。劳动的观点是马克思主义的基本观点之一,人类社会的历史就是劳动创造世界的历史,离开了劳动,一切人类文明都无从谈起。劳动是打开幸福之门的钥匙,是每个公民的根。在我们的生活中,劳动是一笔难得的人生资源和宝贵财富,辛勤劳动和勇于创造谱写了人生的绚丽和精彩。马克思说过:"任何一个民族,如果停止了劳动,不用说一年,就是几个星期也要灭亡。"大发明家爱迪生也曾感慨地说过:"世界上没有一种具有真正价值的东西,可以不经过艰苦辛勤的劳动而能够得到。"

劳动对每个人的健康成长意义重大。美国哈佛大学曾对 456 名儿童做过一项长达 20 年的追踪调查,调查发现,爱干家务的孩子和不爱干家务的孩子相比,长大以后的失业率为 1：15,犯罪率为 1：10,爱干家务的孩子其平均收入比不爱干家务的孩子高出 20%,而且家庭和睦,心理疾病的患病率也较低。

我们倡导"以热爱劳动为荣、以好逸恶劳为耻",就是要把热爱劳动作为一项美德发扬光大。小到个人、家庭,大到民族、国家,辛勤劳动才能兴旺发达,好逸恶劳则只能衰败。青少年要树立正确的劳动观和人生观,崇尚劳动,尊重辛勤劳动的人们,从身边的小事、家务事做起,在劳动中培养吃苦耐劳、坚韧负责、珍重亲情、尊重他人的优良品质。

名人名言

体力劳动是防止一切社会病毒的伟大的消毒剂。 ——马克思
我知道什么是劳动:劳动是世界上一切欢乐和一切美好事情的源泉。
——高尔基

二、在劳动中锻炼成长

目前我国青少年劳动观念淡薄已成为一个值得关注的社会问题,许多青少年自己的衣服不会洗,被子不会叠,连吃饭的碗筷都不想洗,过着衣来伸手,饭来张口的悠闲生活。这些肩不能挑,手不能提的"公子哥"和"娇小姐"吃不了

苦,受不了罪,意志品质脆弱,生活技能和自立能力极差。要知道,温室里的树苗是长不成参天大树的,只有经过风雨的洗礼才能成为栋梁之材。青少年必须树立正确的劳动观念,适当参加一些劳动实践,在劳动中磨炼意志、增长知识、锻炼体魄、健康成长。

深度思考

镜头回放

镜头1:某农村,妈妈挑着水桶去挑水,20多岁的儿子在家里闲着没事,邻居问母亲:"怎不让儿子去挑水呢?"母亲回答说:"他不会担担子。"

镜头2:某大学校园内,父母扛着行李、提着箱子,汗流满面地送孩子上大学,孩子则两手空空心安理得地跟在后面。

镜头3:某大学组织学生清理环境卫生,学生纷纷议论起来:"我们是来上大学的,不是来当清洁工的。""我们交了学费,雇人打扫就行了,怎么让我们自己干呢?"

思考:中华民族吃苦耐劳、自力更生的优良传统和作风,在我们这一代会不会丢失?

(1)劳动实践有利于培养青少年的道德情操。古人云:"天将降大任于斯人也,必先苦其心志,劳其筋骨。"劳动锻炼有利于青少年道德观念的形成。通过劳动的磨炼与体验,青少年可以体会到人们创造生活条件的艰辛过程,知道自己享受的吃、穿、住、行及生活各方面条件都来之不易,从而懂得珍惜,学会尊重和感恩;由一味的索取、享受等习惯意识向服务、回报、奉献的意识转变;有利于培养不畏困难、坚忍不拔的意志品质。

(2)劳动实践有助于增强青少年体质。劳动实践是一种很好的体力锻炼,适当的劳动锻炼可以促进生长发育,提高身体各系统、器官的功能和协调性;增强机体免疫力,减少疾病,维护健康;有助于缓解视力疲劳,预防近视;有助于调节机体能量代谢,控制体重,预防肥胖。

(3)劳动实践有助于青少年智能发展。劳动锻炼能促进青少年的动手、动脑能力,培养积极主动、勇于探索的创新意识,学到课本上没有的知识,提高发现问题和解决问题的能力,有利于消除大脑疲劳,提高学习效率。劳动是知识的源泉,劳动实践有助于青少年成为聪明的思考者和新知识的创造者。

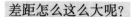

差距怎么这么大呢？

美国小学生每天的劳动时间为 1.2 小时，韩国为 0.7 小时，英国为 0.5 小时，我国仅为 0.2 小时。

三、劳动卫生与安全

适宜的体力劳动对青少年的身心健康和学习都是有益的，但由于青少年正处在生长发育时期，身体各系统、器官的功能尚未发育完善，如果劳动安排不合理，反而会对身体健康和发育带来不利影响。因此，青少年在参加劳动时要注意以下要求：

（一）劳动负荷不宜过大

青少年参加劳动是为了学习劳动技能、培养严肃认真的劳动态度和独立的工作能力，而不是以生产劳动产品为目的。因此，劳动负荷不应过大，劳动过程中应安排适当的休息时间，不宜从事过重的负重劳动。长期过重的负重劳动，往往导致青少年脊柱弯曲异常和扁平足。

（二）避免有毒有害的工种

《学校卫生工作条例》明确指出："普通中小学校组织学生参加劳动，不得让学生接触有毒、有害物质或者从事不安全工种的作业，不得让学生参加夜班劳动。"根据青少年的生理特点，应严格禁止从事以下工种的劳动：

（1）危险性较大的工种：如高温、有易燃易爆物质或能产生化学性烧伤的强酸、强碱环境，脱粒机、铡草机等机械操作。

（2）接触毒物的工种：如粉尘作业，产生有害气体和有害物质的场所。铅、汞等重金属，苯、甲苯等有机物对青少年健康都能造成严重危害。

（3）接触有害物理因素的工种：如噪声、振动、高频电磁场、放射性物质等，对青少年健康会带来不良影响。

（三）根据个人情况区别对待

由于每个人的身体情况和体力都有较大差异，因此，劳动工作量和强度要考虑到青少年的年龄、性别、体力和健康状况等特点，因人而异，区别对待。女生，特别是月经期的女生不应从事笨重的体力劳动；患病期间不宜参加体力劳动。

青少年参加劳动时一定要注意安全，防止发生意外伤害。要严格执行操作规程，不能随意拆卸机器，严禁使用劳动工具打闹；参加农业生产劳动时，应有集体观念,不能单独行动,更不能独自去深山野谷"探险",不要去水库游泳;注意劳动防护,根据不同工种合理使用工作服、口罩、手套、安全帽等防护用品;劳动过程中能量消耗增加,水分、无机盐和维生素损失较多,应注意补充。

四、预防中暑和农药中毒

中暑和农药中毒是常见的与劳动有关的疾病,轻者影响身体健康,重者可危及生命。了解预防中暑和农药中毒的有关知识,对保护劳动者健康,防止意外事故发生,具有重要意义。

(一)中暑

中暑是因外界气温过高,体温调节发生障碍或失水引起循环血量减少等因素所致的急性疾病。尤其是青少年耐受能力较差,当气温超过34℃时,人体散热困难,加上出汗失去大量水分和无机盐,若在烈日下持续较长时间劳动,就容易引起中暑。

中暑的表现分为先兆中暑、轻度中暑和重度中暑三个阶段。在高温环境下劳动一定时间后,会出现大量出汗、口渴、疲乏无力、头晕、胸闷等症状,此时为先兆中暑,如能及时离开高温环境,经休息和补充水分后即可恢复。如果进一步发展,就会出现体温升高、面色潮红,皮肤灼热,或面色苍白、恶心、呕吐、皮肤湿冷、血压下降、脉搏细弱等表现,为轻度中暑。此时需要脱离高温环境4~5小时才能恢复。重度中暑的情况严重,会出现四肢抽搐,呼吸困难,甚至昏迷,如不及时治疗,会有生命危险。

预防中暑要做到:合理安排劳动时间,避开气温最高的时间;注意个人防护,野外作业要戴草帽,穿浅色衣服,防止太阳直射;注意补充水分和无机盐,大量出汗后,要多喝开水、绿豆汤等,有条件的可多吃西瓜、喝些冷饮,以降温消暑。

遇有中暑病人,应立即使其离开高温作业环境,把病人抬到阴凉通风处安静休息;解开衣扣,用冷水浸过的毛巾敷在病人头部或擦洗四肢,帮助降温;让病人喝些凉(盐)开水或冷饮,以补充体内水分;重度中暑患者,在采取以上措施的同时,应立即送医院抢救。

(二)农药中毒

农药是指用于防治危害农作物的害虫、病菌、鼠类、杂草以及调节植物生长的化学药剂,以杀虫剂最为常用。农药可通过呼吸道、皮肤吸收,或误食(消化道)引起中毒。常用的杀虫类农药包括有机磷、有机氯、有机氮、拟除虫菊酯类等。

青少年参加农业生产劳动时要注意个人保护,不要用手直接接触农药;喷洒农药时要穿戴整齐,选择上风向,减少呼吸道吸入;一旦有农药溅到身上,要立即脱去被污染的衣服,清洗受污染的皮肤;不要将农药与粮食、瓜果、蔬菜混合装运、存放,不得用装农药的容器盛放食品。一旦发生农药中毒,要立即送医院抢救。

第五节 培养自我保健的意识和能力

自我保健是一个综合概念,其特点是:自己负责改变个人的卫生习惯、生活方式和生活环境,控制情绪以及决策个人面临的健康问题。世界卫生组织认为,自我保健是指由个人、家庭、邻里、亲友和同事自发的卫生活动,并作出与卫生有关的决定。实际上,自我保健强调人的主观能动性在维护自身健康中的积极作用,从过去把生命与健康交给医生的"依赖型"转变为自己把握健康的"自助型"。我们应该认识到,健康既是一项基本的人权(人人都享有健康的权利),也是每个人应尽的社会责任。每个人都应该树立自我保健的意识,学会健康保健的生活技能,达到促进健康,提高生命质量之目的。

一、自我保健——青少年通往健康的桥梁

随着医学模式的转变,目前对人类健康构成严重威胁的疾病已从传染病、寄生虫病转变为心脑血管疾病、肿瘤和意外伤害事故等。这些疾病主要是不良的行为习惯和生活方式以及不良的环境因素造成的,这类疾病一旦发生,医生也会感到非常棘手,治疗效果往往不甚理想,而且给家庭造成沉重的经济负担。因此,我们必须明白这样一个道理:健康不是"馈赠"的,而是通过长期坚持的良好行为和生活方式获得的,要想获得健康,必须学会驾驭健康,主动把握自身的健康权。

研究表明,人类健康的好坏、寿命的长短与"五大因素"有关:习惯因素占60%,遗传因素占15%,社会因素占10%,医疗因素占8%,气候因素占7%。可以看出,每个人的健康与寿命主要取决于自己,取决于个人的生活方式。

青少年正处在生长发育时期,体力和智力都在增长,对外界事物高度敏感,可塑性强,是养成良好行为习惯的最佳时期。另外,一些成年期严重疾病(高血压、冠心病、糖尿病等)的病因都可追溯到少年时期,是由少年时期的某些不良生活方式和行为造成的,也就是说,在少年时期就已埋下了危险的种子。因此,培养自我保健意识,掌握自我保健的生活技能对青少年来说非常必要。健康生活方式一旦确立,健康就掌握在你自己的手中。

自己可以是健康最好的朋友,也可以成为健康最大的敌人。

二、自我保健的内容和方法

青少年自我保健的内容大致包括生理调节、心理调整、环境因素和行为因素 4 个方面。

(1)生理调节包括合理正常的生活规律和节奏,充足的营养,科学合理的膳食结构,有规律的学习、工作、锻炼和睡眠等。

(2)心理调整是指善于调控自己的情绪和情感,心理活动和性格健康,心理环境宽松愉悦。

(3)环境因素是指良好的生理和社会环境。

(4)行为因素主要指个人的卫生习惯和生活方式。

青少年自我保健应该从以下两个方面做起。

(一)把握健康的金钥匙——知、信、行

知,即知识,是指获得卫生信息,掌握保健知识。知识是获得健康的基础,知识能告诉人们应该做什么和怎么做,不该做什么和怎么改;可以帮助我们破除迷信,免受伪科学的蒙蔽和欺骗,懂得道理,学会技能,用科学的方法来维护自己的健康。

信,即信念,是指人们对所获得的科学知识要相信并产生一种信念。知识一旦形成信念,就会支配人的行动,没有信念就不会产生行为。对一位吸烟者来说,当他获得"吸烟有害健康"的相关知识后,如果相信这个科学道理,并坚信自己能够把烟戒掉,就会产生戒烟的行为。相反,如果对科学道理半信半疑,不相信自己有决心和勇气戒烟,他就会有侥幸心理或者找种种借口为自己的吸烟行为辩解。

行,即行动,是指在获得知识,树立信念后,自觉地付诸行动。行为的改变比获得知识和形成信念更为复杂和困难,需要有决心和毅力。

青少年思维活跃,可塑性强,容易接受各种科学知识,只要做到知必信、信必行,你就掌握了打开健康宝库的金钥匙,为终生健康和快乐奠定了坚实的基础。

(二)营造益于身心健康的环境

人生活在大千世界,各种环境因素都对健康产生一定影响,这种影响有的是积极有利的,有的则是消极不利的。根据青少年的发育和心理特点,应从以

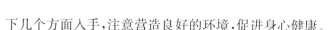

下几个方面入手,注意营造良好的环境,促进身心健康。

(1)居室和教室卫生。居室和教室是青少年休息生活和学习的场所,每天在居室和教室的时间较长,其卫生状况对青少年的身心健康和学习影响较大。要养成良好的卫生习惯,保持室内清洁、整齐、卫生,创造一个温馨、轻松的学习和生活环境,这对青少年身心健康是十分有利的。室内空气中的含氧量直接影响青少年的健康和学习效率,尤其是冬季,一般都关闭门窗,室内空气污浊,在这种情况下,更要注意经常通风换气,保持室内空气新鲜。改善教室的采光和照明条件,对保护视力也是非常重要的。

(2)增加户外活动。由于学习负担较重导致青少年户外活动时间相对不足是目前的一个普遍现象。从维护身心健康和提高学习效率的角度出发,青少年应适当增加户外活动的时间,利用周末和节假日,走进大自然,接受清新空气和阳光的沐浴,调节情绪,使身体和精神都得到充分的舒展和放松,消除紧张学习带来的身心疲惫,促进身心健康。

(3)生活规律,充满情趣。人的身体和大脑活动都有其自身的规律,我们的生活和学习都要遵循这些规律。如果不遵守科学的作息制度,学习和生活缺乏规律和节奏,搞得一团糟,就会导致学习效率下降,机体免疫力降低,损害身心健康。还要学会调剂生活,通过多种发式使生活充满情绪,保持最佳的学习和生活状态。

(4)心理调整。心理因素对健康的作用越来越重要。一个人的情绪变化与内脏器官的生理变化有着密切的联系,心情愉快的时候,脉搏、呼吸、血压、消化液的分泌及新陈代谢都处于平稳协调的状态;在情绪消沉、悲伤、焦虑的时候,会伴有胃肠蠕动的减弱、消化液分泌减少、身体内部的生物调节失常。青少年时期会遇到各种各样的心理问题,要学会调控情绪,养成良好的性格,建立良好的人际关系,培养乐观向上的生活情趣。良好的心理气氛需要靠自己去创造,勤奋可赢得成功,真诚能促进友谊,乐观会赶走烦恼,幽默则战胜软弱。

三、合理用药

药品是人们日常生活中的一种特殊的必需品,用药的目的在于预防和治疗疾病,维护健康。但我们必须明白这样一个道理:药物具有双重性,它既能治疗疾病,也能对机体产生某些有害的不良反应。恰当的用药可治病救人;不合理的用药则有害无益。

合理用药主要是指遵照医嘱,对症下药,按时、按量、按指定的发法用药。日常生活中,有人生病不愿吃药或拒绝打针,延误治疗使病情加重;有人不按医生的嘱咐,想起来就吃,想不起来就不吃,本应一日三次,他却只服一次,使药效大减;还有人未经医生允许,擅自增加药量,导致不良反应或药物中毒。这些都是不科学、不合理的表现。

用药之前要认真检查药品的有效期,不要使用过期药品;有些药品可能会发生变色、发霉、变形、发粘,不要使用变质的药品;茶叶中含有大量鞣酸,能与许多药品发生反应,降低疗效,因此不要用茶水吃药,应白开水送服;药品应干燥、避光、通风和低温保存,各种药品的用途、用量、用法要标记清楚,以免用错;切勿在没有医生的指导下,私自到药店购买或滥用药物,以免产生不良后果。

四、慎用补品

滋补品对于虚症病人和康复期患者是必要的,但也只能适量服用。而对于身体发育旺盛的青少年来说,盲目使用滋补品,不仅没有必要,而且有害健康。我们必须正视这样的现实:目前我国的保健品市场还很不健全,缺乏科学的质量标准和管理制度,鱼龙混杂现象严重。有些生产商抓住人们渴求健康、爱子心切、望子成龙的心理,夸大产品效果,将产品吹捧为增智健脑、祛病保健、甚至包治百病的灵丹妙药,采取一些伪科学的手段欺骗消费者。有些滋补品含有激素,容易使人内分泌紊乱,导致儿童性早熟,严重影响儿童少年正常的身心发展和健康。因此,有必要告诫青少年及家长,在使用补品的问题上一定要慎重,千万不要重金买来对健康的损害。还请记住:合理的膳食营养和体育锻炼是增强青少年体质的根本途径。

第六节　创建健康家庭

"我想有个家,一个温暖健康的家",道出了人们的共同愿望。一个美满的家庭,有如沙漠中的甘泉,涌出宁谧和安慰,使人洗心涤虑,怡情悦性。家庭是社会的细胞,更是每个人成长的摇篮。社会学家告诫我们,切莫忽视家庭健康。因为健康的家庭情绪和家庭氛围,使人经常处于和谐、轻松和欢愉的状态。在这种精神环境中生活,如同生活在温暖、舒适的怀抱里,对身心健康十分有益。一位著名的医生这样说:"一个不大健康的人,如果长期生活在一个'健康家庭'里,他(她)的健康状况可望逐步改善。相反,一个健康者若长期生活在一个不健康的家庭里,则他(她)的健康状况会每况愈下,甚至会导致多种疾病。"

健康家庭是一个综合指标,它不仅包括每个家庭成员的身心健康水平和疾病状况,还包括家庭结构是否完整、家庭成员的相互关系是否融洽、家庭成员的生活习惯与嗜好、家庭卫生和营养状况,以及家庭的医药卫生和文化知识水平等各个方面。让我们一起,共同构建一个健康的家庭。

一、家庭环境,清洁卫生

家庭环境与我们的身心健康息息相关,清洁卫生的家庭环境不仅有利于身体健康,还会带给人轻松愉快的好心情。家庭环境卫生应做到:各种物品摆放整齐有序;经常打扫,不留灰尘;经常通风换气,保持室内空气新鲜;勤晒被褥,勤洗澡;注意厨房和厕所卫生,消除鼠害。在传染病流行季节,尤其要注意保持家庭卫生,特别注意那些容易被忽视的卫生死角,往往隐藏着严重的健康隐患:

(1)枕头。枕头是我们每晚都要亲密接触的地方,所以有时候头发上的油腻、灰尘、头屑都会粘在上面,如果长时间不换洗,这里就成为病菌的栖身之所。

(2)门把手。家里家外的人都接触门把手,上面有大量的致病菌,是传播疾病的重要媒介。应经常用消毒液擦拭消毒。

(3)键盘、鼠标、电话。键盘、鼠标和电话是日常生活中常用的物品,上面积累了很多病菌,如键盘每个键上的微生物多达 10 万个以上,且种类繁多。应经常用专用清洁剂或消毒液擦拭消毒。

(4)案板。有的家庭怕灰尘,用湿抹布将案板盖上,其实这样做适得其反,因为湿润的环境更容易让细菌滋生。正确的做法是:每次用完案板后洗干净,然后竖着晾干。另外,切生食和熟食的刀板要分开。

(5)下水口。家庭的下水口、排水管道最容易成为病菌和虫害的"温床"。卫生间的下水口常常有头发堆积,而头发不易腐烂还会藏污纳垢。要经常打扫、喷洒消毒液,并保持洗手间的干爽。

(6)空调。空调风管、风机内的环境适合病菌生长,尤其是全封闭的中央空调里,特别适合军团菌等细菌、病毒生长。打开空调 1～3 个小时后要注意开窗换气。应定期清洗空调内部,保持风管、过滤网、回水管的清洁卫生。

(7)饮水机。要定期清洗消毒,否则细菌超标有损健康。

(8)毛巾。家庭成员要每人一条毛巾,不要混用,防止交叉感染。

(9)宠物。加强对宠物的卫生管理,防止传播疾病。

二、膳食搭配,科学合理

随着我国社会经济的快速发展,城乡居民的生活条件有了明显改善,但也存在由于缺乏合理营养知识,导致膳食搭配不合理的现象。与膳食营养相关的慢性病(如肥胖、高血压、糖尿病、高血脂等)成为威胁人们健康的突出问题。合理营养是构筑健康的物质基础,而平衡膳食则是合理营养的根本途径。每个家庭都要遵循中国居民膳食指南来安排一日三餐,做到科学搭配、合理营养。

一般人群的膳食指南(10 条):

(1)食物多样,谷类为主,粗细搭配;

(2)多吃蔬菜水果和薯类;

(3)每天吃奶类、大豆及制品;

(4)常吃适量的鱼、禽、蛋和瘦肉;

(5)减少烹调油用量,吃清淡少盐膳食;

(6)食不过量,天天运动,保持健康体重;

(7)三餐分配合理,零食适当;

(8)每天足量饮水,合理选择饮料;

(9)饮酒限量;

(10)吃新鲜卫生的食物。

儿童青少年在一般人群膳食指南的基础上,还要强调以下 4 条:

(1)三餐定时定量,保证吃好早餐,避免盲目节食;

(2)吃富含铁和维生素 C 的食物(预防缺铁性贫血);

(3)每天进行充足的户外运动;

(4)不抽烟、不饮酒。

三、生活方式,健康文明

健康是人的基本权力,是幸福快乐的基础,是国家文明的标志,是社会和谐的象征。在全面建设小康社会过程中,我国人民的健康水平明显提高,精神面貌焕然一新。然而,社会发展和经济进步在带给人们丰富物质享受的同时,也在改变着人们的饮食起居和生活习惯。与吸烟、酗酒、缺乏体力活动、膳食不合理等生活方式密切相关的高血脂、高血压、高血糖、肥胖等已成为影响我国人民健康素质的大敌。随着都市化进程和人们生活节奏的加快,生活方式对身心健康的影响越来越明显。面对不断增加的生活方式病,药物、手术、医院、医生的作为受到限制,唯一可行的是每个人都从自己做起,摒弃不良习惯,成为健康生活方式的实践者和受益者。培养健康生活方式是创建健康家庭的核心内容。

(1)追求健康,学习健康,管理健康,定期体检,把投资健康作为最大回报;

(2)改变不良生活习惯,不吸烟,不酗酒,不随地吐痰,不滥用药物,拒绝毒品,洁身自爱,生活作息规律,不熬夜;

(3)合理搭配膳食结构,规律用餐,保持营养平衡,维持健康体重;

(4)少静多动,适度量力,不拘形式,贵在坚持;

(5)保持良好的心理状态,自信乐观,喜怒有度,静心处事,诚心待人;

(6)营造绿色家园,创造整洁、宁静、美好、健康的生活环境。

(7)以科学的态度和精神,传播科学的健康知识,反对、抵制不科学和伪科学信息。

(8)不断强化健康意识,长期保持健康的生活方式。

让我们在追求健康的生活方式中实现人与自然的和谐相处,人人拥有健全的人格、健康的心态、健壮的体魄,实现全面发展,拥有幸福生活!

> 每年的 9 月 1 日为全民健康生活方式日。

四、家庭气氛,平等和谐

家庭是儿童成长的摇篮,也是儿童最早接触和接触最多的社会环境。父母是儿童的第一位启蒙老师,其言行举止都会对儿童留下深刻的影响。儿童既是一张白纸,可以在上面画出各种图案,又像一面镜子,能够反映出家长的言行作风。家庭气氛是指家庭成员在日常生活中形成的稳定的心理环境,对儿童的智力开发、情感陶冶、个性塑造和道德发展有着潜移默化的作用。

家庭气氛主要取决于家长的素质,如果父母经常吵架,牢骚满腹、悲观失望,家庭气氛一定是紧张、压抑、沉闷。在这种不健康的家庭气氛中,儿童容易形成孤僻、冷漠、焦虑的不良情绪,影响身心健康。平等和谐的家庭气氛,能使儿童感到安全、舒适、心情愉快。在一个健康的家庭里,每一个家庭成员都有机会表达自己的意见,并且能够耐心倾听别人的意见,家长不会把自己的观点强加给孩子,也不一味地满足他们的所有要求,而是诱导、帮助他们作出正确的决定。父母要把孩子作为平等的人,尊重孩子的爱好,给他一定的自主权利决定与选择事情;有些事情可以和孩子商量,征求孩子的意见。这种健康的家庭生活、和谐融洽的家庭气氛有助于儿童健康心理的形成和稳定。在这种民主平等的家庭中成长起来的青少年,往往具有良好的品质,独立性和自信心较强,有愉快的情绪和良好的心境,适应社会能力较好,有利于身心健康。

五、健康保健,强身健体

健康是人生的第一财富,也是人生的最大幸福。一个人如果失去了健康,他的生活质量将明显下降,幸福和快乐也将无从谈起。人体就像一台机器,需要精心维护,才能避免故障,正常运转,延长使用寿命。我们生活在大千世界,形形色色的不良因素随时都会对身体健康构成威胁,因此,我们必须学会自我保健,维护健康。每个家庭成员都要学习和掌握必要的健康保健和养生方法,提高自我保健的意识和生活技能,用科学的知识和手段来维护我们的健康,抵制那些伪科学和迷信的东西。家庭有必要配备一个日常生活"小药箱",准备一些常用的药品,以备紧急情况下使用,但要熟悉药物的适应征和使用方法,不可滥用药物。家庭成员要定期体检,建立个人健康"档案",根据体检结果和医生的建议,做好日常生活中的个人保健。

体育锻炼是促进健康的有效途径。随着人们生活条件的改善和认识水平的提高,体育锻炼已成为我们生活中一个不可缺少的重要元素,强身健体成为一种时尚,人们在健身锻炼中享受健康和快乐。儿童青少年正处在生长发育时期,体育锻炼能够促进身体发育、增强体质、磨炼意志、树立自信,还能消除脑力疲劳,提高学习效率,有利于青少年健康成长;对于成年人来说,体育锻炼能够控制体重,降低血压,调节血脂和血糖,降低发生冠心病、糖尿病、肿瘤等严重疾病的风险,还能调节情绪、减轻工作压力、缓解焦虑,改善睡眠,促进身心健康;对于患有慢性病的老年人来说,选择合适的项目,坚持健身活动,有利于身体康复、延缓衰老。

为了满足广大人民群众日益增长的体育需求,为了纪念北京奥运会成功举办,国务院批准,从 2009 年起,将每年的 8 月 8 日定为"全民健身日"。主题口号是"天天健身,天天快乐"、"好体魄,好生活"、"全民健身,你我同行"。

全民健身日的标志是以 8 月 8 日中的两个"8"作为主体,巧妙组合出两个迎着朝阳、昂扬向上、充满朝气、极富动感和现代感的健身男女图形,不仅具有直观垂范的效果,更能传递出全民健身人人参与、人人受益,天天健身、天天快乐的健身理念。

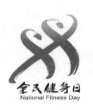

◐◐◐ 相关链接 ◐◐◐

自我评价:

下面是一种自测家庭健康水平的简易方法,每个人都可以将自己家庭健康的实际情况按此标准"对号入座",认真地打分。

家庭结构:结构完整者(夫妻生育年龄育有子女)加 2 分;不完整者(丧偶或离异而未再婚,或无子女)减 2 分。

家庭成员及邻里关系:家庭成员(以夫妻为主)关系融洽、良好者加 2 分;关系一般者不加分;较差者(指常争吵或生闷气)减 2 分;关系很差(已达破裂边缘,或夫妻分居者)减 3 分。邻里关系好且经常来往者,加 1 分;邻里关系紧张者减 1 分。

家庭生活习惯:全家多数人生活有规律,按时起居、就餐者加 2 分;生活基本有规律者不加分;生活无规律(起居不定时,经常熬夜、睡懒觉)减 2 分。

不良嗜好:嗜烟(按人计算)1 人减 1 分;嗜酒 1 人减 1 分。若经常酗酒,已达到慢性中毒程度,则 1 人减 2 分;嗜赌 1 人减 2 分;有吸毒者,1 人减 3 分。

家庭休闲生活:休闲生活内容丰富、愉快者,加 1 分;休闲生活单调、乏味、沉闷者,减 1 分。

家庭卫生及周围环境状况:卫生状况良好者,加 2 分;一般者不加分;较差者,减 2 分。经常受噪声干扰或受"三废"污染者,减 3 分。

家庭成员健身情况:经常参加锻炼,1 人加 1 分;偶尔锻炼不加分;从不参加锻炼,1 人减 1 分。

家庭成员营养状况:全家人营养供应充足、合理者,加 2 分;一般者(尚充足和基本合理)不加分;营养供应不足或过剩或不合理者,减 2 分。

家庭卫生知识文化水平:能掌握了解一般的医药卫生常识并经常应用者,1 人加 1 分;一般者不加分;对医药卫生常识无知者,1 人减 1 分;迷信严重者,1 人减 2 分。家庭主要成员(指成年人)文化水平平均在高中以上者,加 1 分;平均在小学以下或文盲者,减 1 分。

家庭疾病及心理健康状况:现患较严重的心、脑、肝、肾、肺、胃等器质性疾病,1 人减 1 分;现患严重传染性疾病,1 人减 2 分;现患一般传染病,1 人减 1 分;现患精神病,1 人减 2 分。家中有残疾人,1 人减 1 分;家中有性格异常、变态心理及其他严重心理障碍者,1 人减 2 分。

计分方法及标准:

15 分以上者为优秀,即"健康之家";10～14 分者,为良好,属"健康家庭";6～9 分者,为尚可,属于"基本健康家庭";5 分或 5 分以下,则为较差,即"不大健康家庭";若总得分为 0 分以下则为很差,即"不健康家庭"。获得结果后,应针对失分的项目采取有效措施,以提高家庭健康水平。

第八章　生长发育评价

第一节　身体形态发育评价

儿童少年最大的特点就是生长发育。你想了解自己的生长发育水平吗？你想知道自己的发育水平在同龄的群体儿童少年中是属于上等，还是下等吗？让我们来学习一种自我评价的方法吧。

人体形态主要是指人体测量和观察的内容，包括人体各部的大小、长短、重量、体型等。在多种人体测量指标中，身高、体重、胸围是最基本的身体发育指标。

一、身高

身高是指人体站立时从颅顶点到地面的垂直高度，它表示人体立位时头、颈、躯干和下肢的总高度。未满 2 周岁的婴幼儿要卧位测量，所以叫"身长"。身高是反映生长发育的一项最基本的指标。身高是相对稳定的，一般不会受短期外界因素的影响，也就是说，身高的变化是反映环境因素（营养、体育锻炼、疾病等）长期影响的结果。如长期的营养不良可导致儿童少年身高的发育速度减缓甚至停滞，一旦营养改善，儿童少年的身高就会出现快速增长，这种现象叫做"追赶性生长"。

二、体重

体重是人体总的质量。在一定程度上可反映儿童少年的营养状况和骨骼、肌肉、皮下脂肪及内脏质量的综合情况。体重是最容易变化的指标，当受到外界营养因素的影响后，在短期内即可发生明显变化，主要是由于体脂肪的增减所致。对于这一点少年朋友应该能体会到，比如你有一段时间（1 周、或 1 个月）吃得很多，又缺乏体育活动，你会发现体重长了好几斤；相反，如果你挑食、偏食，不好好吃饭，你会发现自己瘦了几斤。

三、胸围

胸围表示胸廓的围度。受胸廓内心、肺发育及胸、背部皮下脂肪厚度的影响,能够间接反映心肺发育和营养状况。3 岁以上儿童少年胸围发育水平的变化可反映体力活动是否充分;3 岁以下的婴幼儿,在未开展特殊锻炼的情况下,胸围的发育状况主要反映其营养状况。

表 8-1 至表 8-6 是儿童青少年身高、体重、胸围的生长发育水平评价表。少年朋友,你可以测量一下自己的身高、体重和胸围,然后对照相应的评价表,对自己的发育水平做出评价。如张小明,男,12 周岁,身高 158.3 厘米,体重为 36.7 千克,胸围为 70.5 厘米。分别对照表 8-1、8-3 和 8-5,其身高发育水平为中上等;体重为中等;胸围为中等。

作为家长,从孩子幼年时期,经常测量(每 3 个月或 6 个月一次)孩子的身高和体重等,将测量数据记录下来,有助于了解孩子的生长发育状况。如果在一段时期内孩子的身高没有变化,就要找找原因,是营养方面的原因? 还是缺乏体育锻炼? 还是因为疾病的原因呢? 找到原因后及时采取相应的补救措施,确保孩子健康成长。另外,等到孩子长大成人后,你可以将若干年来测量的数据绘制一张生长发育图(以年龄为横坐标,以身高、体重等为纵坐标),送给你的孩子,这是一份非常有意义的礼物,因为它记录了你孩子的生长发育历程。

表 8-1　中国汉族男生身高发育水平评价表(厘米)

年龄/岁	下等	中下等	中等	中上等	上等
6	<112.4	112.4~115.7	115.8~122.8	122.9~126.1	>126.1
7	<116.3	116.3~120.1	120.2~128.2	128.3~132.0	>132.0
8	<121.4	121.4~125.2	125.3~133.8	133.9~137.8	>137.8
9	<126.1	126.1~130.0	130.1~138.7	138.8~142.7	>142.7
10	<130.7	130.7~134.6	134.7~143.9	144.0~148.2	>148.2
11	<135.0	135.0~139.6	139.7~149.6	149.7~154.8	>154.8
12	<139.7	139.7~144.3	144.4~156.4	156.5~162.2	>162.2
13	<145.7	145.7~151.6	151.7~164.5	164.6~169.4	>169.4
14	<152.8	152.8~158.6	158.7~169.4	169.5~173.8	>173.8
15	<158.8	158.8~163.2	163.3~172.5	172.6~176.5	>176.5
16	<161.5	161.5~165.5	165.6~174.1	174.2~178.0	>178.0
17	<162.6	162.6~166.5	166.6~175.0	175.1~179.0	>179.0
18	<163.1	163.1~166.8	166.9~175.1	175.2~179.0	>179.0

表 8-2 中国汉族女生身高发育水平评价表(厘米)

年龄/岁	下等	中下等	中等	中上等	上等
6	<111.3	111.3~114.3	114.4~121.2	121.3~124.6	>124.6
7	<115.0	115.0~118.8	118.9~126.7	126.8~130.1	>130.1
8	<120.4	120.4~124.1	124.2~132.4	132.5~136.5	>136.5
9	<125.2	125.2~129.0	129.1~138.3	138.4~142.8	>142.8
10	<130.2	130.2~134.6	134.7~145.0	145.1~149.5	>149.5
11	<135.8	135.8~140.9	141.0~151.5	151.6~156.0	>156.0
12	<141.0	141.0~146.0	146.1~156.0	156.1~160.0	>160.0
13	<146.9	146.9~151.0	151.1~159.2	159.3~162.6	>162.6
14	<149.6	149.6~153.0	153.1~161.0	161.1~164.5	>164.5
15	<151.0	151.0~154.1	154.2~161.8	161.9~165.4	>165.4
16	<151.4	151.4~154.8	154.9~162.3	162.4~165.8	>165.8
17	<151.8	151.8~155.1	155.2~162.5	162.6~166.0	>166.0
18	<151.9	151.9~155.1	155.2~162.8	162.9~166.3	>166.3

表 8-3 中国汉族男生体重发育水平评价表(千克)

年龄/岁	下等	中下等	中等	中上等	上等
6	<18.0	18.0~19.5	19.6~23.8	23.9~27.6	>27.6
7	<19.5	19.5~21.1	21.2~26.7	26.8~30.8	>30.8
8	<21.4	21.4~23.4	23.5~30.1	30.2~35.6	>35.6
9	<23.3	23.3~25.5	25.6~33.8	33.9~39.7	>39.7
10	<25.6	25.6~28.3	28.4~37.8	37.9~44.7	>44.7
11	<27.8	27.8~30.9	31.0~42.2	42.3~50.0	>50.0
12	<30.3	30.3~34.0	34.1~47.2	47.3~55.8	>55.8
13	<34.2	34.2~38.8	38.9~52.6	52.7~61.1	>61.1
14	<39.1	39.1~44.0	44.1~57.2	57.3~66.4	>66.4
15	<43.6	43.6~47.9	48.0~60.5	60.6~69.5	>69.5
16	<46.7	46.7~50.9	51.0~62.8	62.9~71.5	>71.5
17	<48.8	48.8~52.7	52.8~64.3	64.4~72.5	>72.5
18	<49.5	49.5~53.5	53.6~65.0	65.1~73.0	>73.0

表 8-4　中国汉族女生体重发育水平评价表(千克)

年龄/岁	下等	中下等	中等	中上等	上等
6	<17.2	17.2～18.6	18.7～22.5	22.6～25.3	>25.3
7	<18.5	18.5～20.2	20.3～24.9	25.0～28.2	>28.2
8	<20.4	20.4～22.3	22.4～28.0	28.1～32.0	>32.0
9	<22.4	22.4～24.5	24.6～31.5	31.6～36.3	>36.3
10	<24.6	24.6～27.3	27.4～36.2	36.3～42.2	>42.2
11	<27.5	27.5～30.9	31.0～41.4	41.5～47.9	>47.9
12	<30.8	30.8～34.6	34.7～45.3	45.4～51.4	>51.4
13	<35.3	35.3～39.0	39.1～49.0	49.1～55.0	>55.0
14	<38.4	38.4～42.1	42.2～51.6	51.7～57.4	>57.4
15	<40.7	40.7～44.1	44.2～53.3	53.4～58.8	>58.8
16	<42.5	42.5～45.6	45.7～54.4	54.5～59.5	>59.5
17	<43.1	43.1～46.4	46.5～55.0	55.1～60.1	>60.1
18	<43.4	43.4～46.6	46.7～55.1	55.2～60.3	>60.3

表 8-5　中国汉族男生胸围发育水平评价表(厘米)

年龄/岁	下等	中下等	中等	中上等	上等
6	<53.0	53.0～54.5	54.6～59.0	59.1～62.5	>62.5
7	<54.3	54.3～56.0	56.1～61.0	61.1～65.0	>65.0
8	<56.0	56.0～58.0	58.1～63.6	63.7～69.0	>69.0
9	<57.5	57.5～59.6	59.7～66.5	66.6～72.1	>72.1
10	<59.2	59.2～61.5	61.6～69.5	69.6～76.0	>76.0
11	<61.0	61.0～63.4	63.5～72.4	72.5～79.0	>79.0
12	<63.0	63.0～65.6	65.7～75.2	75.3～82.0	>82.0
13	<65.4	65.4～68.6	68.7～78.1	78.2～84.8	>84.8
14	<68.9	68.9～72.2	72.3～81.0	81.1～87.0	>87.0
15	<72.0	72.0～75.0	75.1～83.2	83.3～89.0	>89.0
16	<74.5	74.5～77.3	77.4～85.0	85.1～90.1	>90.1
17	<76.0	76.0～79.0	79.1～86.0	86.1～91.0	>91.0
18	<77.0	77.0～79.7	79.8～87.0	87.1～91.5	>91.5

表 8-6 中国汉族女生胸围发育水平评价表(厘米)

年龄/岁	下等	中下等	中等	中上等	上等
6	<51.0	51.0~53.0	53.1~57.0	57.1~60.0	>60.0
7	<52.5	52.5~54.0	54.1~59.0	59.1~62.0	>62.0
8	<54.0	54.0~56.0	56.1~61.2	61.3~65.2	>65.2
9	<55.8	55.8~57.8	57.9~64.0	64.1~68.9	>68.9
10	<57.5	57.5~60.0	60.1~68.0	68.1~73.0	>73.0
11	<60.0	60.0~63.0	63.1~72.0	72.1~77.4	>77.4
12	<63.0	63.0~66.0	66.1~75.0	75.1~79.8	>79.8
13	<66.5	66.5~69.9	70.0~77.6	77.7~82.0	>82.0
14	<69.0	69.0~72.0	72.1~79.5	79.6~84.0	>84.0
15	<71.0	71.0~73.5	73.6~81.0	81.1~85.0	>85.0
16	<72.0	72.0~75.0	75.1~82.0	82.1~86.0	>86.0
17	<72.5	72.5~75.3	75.4~82.0	82.1~86.0	>86.0
18	<73.0	73.0~75.8	75.9~82.6	82.7~86.5	>86.5

第二节 身体机能发育评价

　　人体的生理机能是指各系统、器官所表现的生理特征和生命活动现象。反映身体机能的指标很多,有些指标的测量方法较为复杂,需要专门的精密仪器和专业人员才能完成。不过,肺活量和握力对少年朋友来说并不陌生,学校每年组织的学生健康体检中一般都有这两项指标。

　　(1)肺活量,是指一次尽力深吸气后能够呼出的最大气量,用于反映肺的容量及呼吸肌的力量。肺活量是反映肺功能的常用指标,而肺功能又与体育锻炼有关,因此儿童少年肺活量能够反映其体育锻炼的情况。经常参加体育锻炼的人,肺容量大、呼吸肌发达,肺活量也较大;缺乏体育锻炼的人,则肺活量较小。目前我国青少年学生的肺活量有逐年下降的趋势,与学习负担过重、体育锻炼不足有关。肺活量的测量需要专门的肺活量计,尽力深吸气后,立即将吹嘴紧扣于嘴上,将肺内气体以中等速度尽力呼出,直到不能再呼为止,此时仪器显示的数值就是肺活量。

　　(2)握力,反映前臂和手部肌肉的力量。需用专门的握力计来测量。手臂自然伸向侧下方,用全力紧握把柄,直到不能再用力为止,握力计所显示的数值即为握力。

表 8-7 至表 8-10 为儿童青少年肺活量和握力的评价表。如张小明,12 岁男生,肺活量为 2150 毫升,中等水平;握力为 17 千克,中下等水平。将你的肺活量和握力测量值对照评价表,看看处于什么水平?

表 8-7　中国汉族男生肺活量发育水平评价表(毫升)

年龄/岁	下等	中下等	中等	中上等	上等
6	<585	585~714	715~1100	1101~1295	>1295
7	<640	640~800	801~1245	1246~1484	>1484
8	<765	765~970	971~1460	1461~1705	>1705
9	<905	905~1115	1116~1655	1656~1915	>1915
10	<1040	1040~1275	1276~1860	1861~2145	>2145
11	<1163	1163~1440	1441~2090	2091~2400	>2400
12	<1300	1300~1625	1626~2340	2341~2735	>2735
13	<1570	1570~1910	1911~2800	2801~3251	>3251
14	<1800	1800~2195	2196~3165	3166~3625	>3625
15	<2075	2075~2490	2491~3508	3509~4030	>4030
16	<2390	2390~2829	2830~3815	3816~4291	>4291
17	<2505	2505~2955	2956~3915	3916~4385	>4385
18	<2592	2592~3020	3021~4009	4010~4475	>4475

表 8-8　中国汉族女生肺活量发育水平评价表(毫升)

年龄/岁	下等	中下等	中等	中上等	上等
6	<530	530~640	641~985	986~1180	>1180
7	<590	590~720	721~1115	1116~1310	>1310
8	<690	690~865	866~1300	1301~1505	>1505
9	<795	795~986	987~1470	1471~1711	>1711
10	<900	900~1115	1116~1668	1669~1930	>1930
11	<1015	1015~1266	1267~1900	1901~2208	>2208
12	<1106	1106~1380	1381~2051	2052~2368	>2368
13	<1267	1267~1542	1543~2233	2234~2585	>2585
14	<1350	1350~1625	1626~2362	2363~2691	>2691
15	<1445	1445~1735	1736~2465	2466~2800	>2800
16	<1560	1560~1870	1871~2575	2576~2915	>2915
17	<1600	1600~1889	1890~2609	2610~2940	>2940
18	<1605	1605~1925	1926~2626	2627~2980	>2980

表 8-9　中国汉族男生握力水平评价表(千克)

年龄/岁	下等	中下等	中等	中上等	上等
6	<5.8	5.8～7.1	7.2～10.0	10.1～11.6	>11.6
7	<6.9	6.9～8.4	8.5～11.8	11.9～13.6	>13.6
8	<8.3	8.3～10.0	10.1～13.7	13.8～15.7	>15.7
9	<9.9	9.9～11.5	11.6～15.8	15.9～18.1	>18.1
10	<11.4	11.4～13.4	13.5～18.3	18.4～20.8	>20.8
11	<12.7	12.7～15.0	15.1～20.6	20.7～23.7	>23.7
12	<15.0	15.0～17.7	17.8～24.9	25.0～29.3	>29.3
13	<18.5	18.5～22.0	22.1～32.1	32.2～37.4	>37.4
14	<22.6	22.6～27.3	27.4～37.7	37.8～42.5	>42.5
15	<27.5	27.5～31.9	32.0～41.5	41.6～46.4	>46.4
16	<30.9	30.9～35.0	35.1～44.5	44.6～49.3	>49.3
17	<32.6	32.6～36.9	36.9～46.1	46.2～51.0	>51.0
18	<33.7	33.7～37.8	37.9～47.1	47.2～52.0	>52.0

表 8-10　中国汉族女生握力水平评价表(千克)

年龄/岁	下等	中下等	中等	中上等	上等
6	<4.8	4.8～6.0	6.1～8.8	8.9～10.1	>10.1
7	<5.6	5.6～7.0	7.1～10.3	10.4～12.0	>12.0
8	<7.0	7.0～8.6	8.7～12.0	12.1～13.8	>13.8
9	<8.3	8.3～10.0	10.1～13.9	14.0～16.0	>16.0
10	<9.9	9.9～11.7	11.8～16.4	16.5～18.9	>18.9
11	<11.4	11.4～13.7	13.8～19.2	19.3～22.0	>22.0
12	<13.5	13.5～16.0	16.1～21.9	22.0～24.8	>24.8
13	<15.8	15.8～18.6	18.7～24.6	24.7～27.5	>27.5
14	<17.3	17.3～20.1	20.2～26.2	26.3～29.2	>29.2
15	<18.5	18.5～21.3	21.4～27.5	27.6～30.7	>30.7
16	<19.1	19.1～21.9	22.0～28.3	28.4～31.5	>31.5
17	<19.7	19.7～22.5	22.6～29.0	29.1～32.3	>32.3
18	<20.1	20.1～23.0	23.1～29.5	29.6～32.7	>32.7

第三节　身体运动素质评价

身体运动素质包括力量、速度、耐力、灵敏性、柔韧性、平衡性和协调性等。每一种运动素质可用一种或几种特定的运动项目来表现。反映运动素质的指标有很多,其中快速跑、耐力跑和立定跳远是儿童少年熟悉的运动项目,分别反映身体的速度素质、耐力素质和爆发力素质。

表 8-11 至表 8-16 分别为儿童青少年 50 米跑、耐力跑和立定跳远成绩的评价表,对照标准,自己的运动素质如何一目了然。如:张小明 12 岁男生,50 米跑成绩 8.0 秒,为上等;50 米×8 往返跑成绩 115 秒,为中等;立定跳远成绩 190厘米,为中上等。

表 8-11　中国汉族男生 50 米跑成绩评价表(秒)

年龄/岁	下等	中下等	中等	中上等	上等
6	>13.6	13.6～12.7	12.6～11.1	11.0～10.4	<10.4
7	>12.8	12.8～11.9	11.8～10.4	10.3～9.9	<9.9
8	>11.8	11.8～11.1	11.0～9.8	9.7～9.3	<9.3
9	>11.3	11.3～10.5	10.4～9.4	9.3～8.9	<8.9
10	>10.8	10.8～10.2	10.1～9.1	9.0～8.7	<8.7
11	>10.5	10.5～9.9	9.8～8.8	8.7～8.4	<8.4
12	>10.3	10.3～9.6	9.5～8.5	8.4～8.1	<8.1
13	>9.7	9.7～9.1	9.0～8.0	7.9～7.6	<7.6
14	>9.4	9.4～8.7	8.6～7.7	7.6～7.3	<7.3
15	>8.9	8.9～8.3	8.2～7.4	7.3～7.1	<7.1
16	>8.6	8.6～8.1	8.0～7.3	7.2～7.0	<7.0
17	>8.4	8.4～8.0	7.9～7.2	7.1～6.9	<6.9
18	>8.4	8.4～7.9	7.8～7.2	7.1～6.9	<6.9

表 8-12　中国汉族女生 50 米跑成绩评价表(秒)

年龄/岁	下等	中下等	中等	中上等	上等
6	>14.1	14.1～13.2	13.1～11.6	11.5～10.9	<10.9
7	>13.4	13.4～12.5	12.4～10.9	10.8～10.3	<10.3
8	>12.4	12.4～11.6	11.5～10.2	10.1～9.7	<9.7
9	>11.9	11.9～11.1	11.0～9.8	9.7～9.3	<9.3
10	>11.4	11.4～10.7	10.6～9.5	9.4～9.1	<9.1
11	>11.1	11.1～10.5	10.4～9.3	9.2～8.9	<8.9
12	>10.9	10.9～10.3	10.2～9.1	9.0～8.7	<8.7
13	>10.8	10.8～10.2	10.1～9.1	9.0～8.6	<8.6
14	>10.9	10.9～10.2	10.1～9.1	9.0～8.6	<8.6
15	>10.9	10.9～10.1	10.0～9.0	8.9～8.6	<8.6
16	>10.8	10.8～10.1	10.0～8.9	8.8～8.5	<8.5
17	>10.9	10.9～10.1	10.0～9.0	8.9～8.5	<8.5
18	>10.8	10.8～10.1	10.0～9.0	8.9～8.5	<8.5

表 8-13　中国汉族男生耐力跑成绩评价表(秒)
(6～12 岁,50 米×8 往返跑;13～18 岁,1000 米跑)

年龄/岁	下等	中下等	中等	中上等	上等
6	>165	165～151	150～131	130～123	<123
7	>157	157～144	143～124	123～118	<118
8	>150	150～137	136～119	118～112	<112
9	>145	145～133	132～115	114～108	<108
10	>139	139～129	128～110	109～104	<104
11	>137	137～125	124～107	106～101	<101
12	>133	133～121	120～103	102～96	<96
13	>355	355～325	324～268	267～247	<247
14	>339	339～308	307～255	254～237	<237
15	>320	320～292	291～246	245～231	<231
16	>307	307～280	279～241	240～227	<227
17	>303	303～277	276～238	237～223	<223
18	>298	298～273	272～235	234～220	<220

表 8-14 中国汉族女生耐力跑成绩评价表(秒)
(6～12 岁,50 米×8 往返跑;13～18 岁,800 米跑)

年龄/岁	下等	中下等	中等	中上等	上等
6	>171	171～156	155～135	134～127	<127
7	>161	161～148	147～129	128～122	<122
8	>152	152～141	140～123	122～117	<117
9	>149	149～137	136～119	118～112	<112
10	>143	143～132	131～116	115～109	<109
11	>140	140～130	129～113	112～106	<106
12	>140	140～128	127～111	110～104	<104
13	>314	314～290	289～245	244～229	<229
14	>312	312～286	285～241	240～225	<225
15	>304	304～281	280～239	238～223	<223
16	>300	300～275	274～238	237～224	<224
17	>300	300～277	276～238	237～225	<225
18	>295	295～273	272～237	236～223	<223

表 8-15 中国汉族男生立定跳远成绩评价表(厘米)

年龄/岁	下等	中下等	中等	中上等	上等
6	<90	90～100	101～125	126～136	>136
7	<100	100～112	113～136	137～146	>146
8	<112	112～125	126～148	149～158	>158
9	<123	123～135	136～159	160～170	>170
10	<130	130～142	143～168	169～178	>178
11	<140	140～150	151～175	176～186	>186
12	<146	146～160	161～185	186～200	>200
13	<158	158～171	172～203	204～217	>217
14	<170	170～185	186～217	218～230	>230
15	<181	181～198	199～228	229～240	>240
16	<194	194～208	209～235	236～248	>248
17	<200	200～212	213～240	241～251	>251
18	<201	201～215	216～241	242～252	>252

表 8-16　中国汉族女生立定跳远成绩评价表(厘米)

年龄/岁	下等	中下等	中等	中上等	上等
6	<81	81~92	93~115	116~125	>125
7	<90	90~102	103~125	126~136	>136
8	<104	104~115	116~138	139~148	>148
9	<111	111~123	124~148	149~158	>158
10	<120	120~130	131~155	156~165	>165
11	<127	127~139	140~162	163~173	>173
12	<130	130~142	143~168	169~180	>180
13	<135	135~147	148~172	173~183	>183
14	<138	138~150	151~173	174~184	>184
15	<140	140~150	151~175	176~186	>186
16	<145	145~155	156~178	179~190	>190
17	<145	145~155	156~179	180~190	>190
18	<145	145~156	157~180	181~190	>190

第四节　健康筛查

儿童少年正处在生长发育的关键时期,其体质和健康状况直接影响到成年以后的健康和生命质量。因此,儿童少年有必要掌握一定的健康知识,对自己的健康状况进行经常性的自我评价,发现可能存在的健康隐患,及早采取有效措施,加强自我卫生保健,维护和促进身体健康。下面就介绍几种简便易行的健康筛查方法。

一、营养状况评价

目前我国儿童少年的营养状况存在明显的"两极分化"倾向,一部分儿童少年"营养过剩"导致超重和肥胖;另一部分则表现为身材消瘦。如果你是肥胖或超重,就要引起注意了,因为肥胖和超重是一个重要的健康危险隐患,是成年期多种严重疾患(高血压、冠心病、糖尿病等)的根源,要从改变饮食结构、加强体育锻炼和体力活动等方面入手,控制体重,预防肥胖或超重。如果你是消瘦(营养不良),就要找找原因,是营养摄入不足? 还是由于自己的不良饮食习惯(挑食、偏食、节食等)造成的?

体重指数(体重/身高^2,BMI)可以反映人体的体型和营养状况。儿童少年可以根据自己的身高和体重,计算 BMI,然后对照表 8-17 进行自我评价。如张小明,男,12 周岁,身高 158.3 厘米,体重为 36.7 千克,BMI＝36.7 千克/(1.583 米)^2＝14.64(kg/m^2),属于"消瘦"。

试试看,你属于那种情况? 根据你的评价结果,想一想,该采取哪些措施?

二、缺铁性贫血

缺铁性贫血是全球性的营养缺乏病,对儿童少年健康的危害主要表现在:造成体力下降,尤其是缺乏持久性耐力;导致注意力不集中,逻辑思维和记忆力下降,学习效率降低;身体抵抗力下降,容易感冒或诱发其他疾病。

贫血患者会经常感到头昏、疲乏无力、食欲减退;重者皮肤粘膜苍白,尤其是口唇、口腔黏膜等处最为明显。

检测血红蛋白含量可判定是否贫血,其诊断标准是:0.5～6 岁儿童,低于 110 克/升;7～14 岁,低于 120 克/升;14 岁以上,男生低于 130 克/升,女生低于 120 克/升。

预防缺铁性贫血应该多吃一些含铁丰富的食物(动物肝脏、瘦肉、动物血等)和富含维生素 C 的食物(维生素 C 能促进铁的吸收)。

表 8-17　儿童青少年 BMI 营养状况评价表(kg/m^2)

年龄/岁	男生				女生			
	消瘦	正常	超重	肥胖	消瘦	正常	超重	肥胖
7	≤13.4	13.5～17.3	17.4～19.1	≥19.2	≤13.3	13.4～17.1	17.2～18.8	≥18.9
8	≤13.6	13.7～18.0	18.1～20.2	≥20.3	≤13.4	13.5～18.0	18.1～19.8	≥19.9
9	≤13.8	13.9～18.8	18.9～21.3	≥21.4	≤13.5	13.6～18.9	19.0～20.9	≥21.0
10	≤14.1	14.2～19.5	19.6～22.4	≥22.5	≤13.8	13.9～19.9	20.0～22.0	≥22.1
11	≤14.4	14.5～20.2	20.3～23.5	≥23.6	≤14.2	14.3～21.0	21.1～23.2	≥23.3
12	≤14.8	14.9～20.0	21.0～24.6	≥24.7	≤14.7	14.8～21.8	21.9～24.4	≥24.5
13	≤15.4	15.5～21.8	21.9～25.6	≥25.7	≤15.6	15.7～22.5	22.6～25.5	≥25.6
14	≤16.1	16.2～22.5	22.6～26.3	≥26.4	≤16.3	16.4～22.9	23.0～26.2	≥26.3
15	≤16.7	16.8～23.0	23.1～26.8	≥26.9	≤16.9	17.0～23.3	23.4～26.9	≥26.9
16	≤17.2	17.3～23.4	23.5～27.3	≥27.4	≤17.4	17.5～23.6	23.7～27.3	≥27.4
17	≤17.6	17.7～23.7	23.8～27.7	≥27.8	≤17.6	17.7～23.7	23.8～27.6	≥27.7
18	≤18.0	18.1～23.9	24.0～27.9	≥28.0	≤17.8	17.9～23.9	24.0～27.9	≥28.0

三、血压偏高

高血压是严重危害人类健康的疾病。成年期高血压的病因往往可以追溯到幼年时期。在儿童少年中存在着一些没有症状但血压偏高的个体，这部分儿童很有可能发展为成年期高血压，因此有必要定期进行血压检测。

表8-18是儿童少年血压偏高的参考值，如果你的收缩压和/或舒张压持续超过相应的参考值，就是血压偏高。血压偏高，尤其是有高血压家族史（父母患有高血压病）的儿童少年要特别注意早期预防，采取合理饮食，减少脂肪和食盐的摄入量，控制体重，加强体育锻炼等干预措施。

表8-18　儿童青少年高血压筛查参考值（毫米汞柱）

年龄/岁	男生		女生	
	收缩压	舒张压	收缩压	舒张压
6	112	74	110	73
7	115	77	112	75
8	117	78	115	77
9	119	79	117	78
10	120	80	118	80
11	122	81	121	80
12	124	81	122	81
13	125	82	123	81
14	127	83	123	82
15	129	84	123	82
16	130	85	123	82
17	132	85	124	82

四、扁平足

扁平足是因足弓塌陷，造成足部弹性减小或消失，使人不能长时间走路或站立。儿童少年长时间地站立在过硬的地面上，过早参加体力劳动，身体负荷过重等，都会造成足弓韧带劳损，足弓塌陷，发生扁平足。扁平足的发生也与遗传因素有关。

小知识

　　自我检查:在一块硬纸板上均匀撒满滑石粉,脱去鞋袜,双足踩上滑石粉,再双足站立在一块小黑板上,轻轻提足离开,黑板上留下一对白色脚印。对照下图即可作出自我评价。

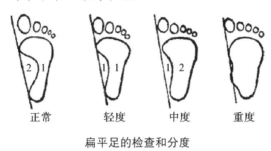

正常　　　　轻度　　　　中度　　　　重度

扁平足的检查和分度

第五节　身高预测

　　相信每个儿童少年都想知道自己将来成年时能长多高。这就涉及身高预测的问题,你可能要问,有没有一种方法能预测我的未来身高? 下面就介绍两种预测身高的方法,供少年朋友们参考使用。需要说明的是,预测与现实总会有一定的差距,预测只是一个大概的结果,仅供参考。

一、用现实身高预测未来身高

　　根据儿童现实身高,可利用下列公式预测儿童成年时的身高:

$$H = A + B \times C$$

　　式中,H 为欲求得的儿童达到成年时的身高,A 为常数,B 为相应年龄的系数,C 为儿童的现实身高。男女儿童各年龄组的 A、B 值从表 8-19 可以查到。例如,1 名 9.5 岁的男童,现实身高为 128.1 厘米,查表得 9.5 岁 A 值为 71.86,B 值为 0.78,则该男童成年时的身高＝71.86＋0.78×128.1≈171.8(厘米)。

二、用足长预测未来身高

　　足长预测身高的理论依据是,人体的足长生长与身高生长有密切关系,而且足长的生长早于身高并先期停止生长。表 8-20、表 8-21 为足长预测身高表,根据自己的足长,通过查表就会获得成年时的预测身高。

　　该表左侧第 1 列为被预测儿童的现实足长,其他各列为各年龄组相应的预测身高值。使用时,首先在第 1 列确定被预测儿童足长所在的位置,然后于第 1 行确定被预测儿童现实年龄所在的位置,列与行所在位置延长线的相交点即为该儿童成年时身高的预测值。例如,张小明,12 岁男生,足长 23.0 厘米,12 岁与 23 厘米的延长线相交于 176 处,其成年身高的预测值为 176(厘米)。

试一试,看看你的成年时预测身高是多少?

表 8-19　预测身高 A、B 值表

年龄/岁	男		女	
	A	B	A	B
2.5	86.90	1.02	99.75	0.75
3.5	76.76	1.02	86.71	0.81
4.5	76.00	0.97	73.04	0.88
5.5	75.44	0.91	52.22	1.01
6.5	73.09	0.88	50.09	0.97
7.5	71.85	0.85	51.68	0.91
8.5	70.89	0.82	56.57	0.85
9.5	71.86	0.78	68.63	0.71
10.5	71.87	0.75	90.89	0.52
11.5	75.38	0.70	87.94	0.52
12.5	98.97	0.52	77.08	0.57
13.5	111.68	0.42	37.41	0.80
14.5	100.38	0.47	12.40	0.94
15.5	68.02	0.64	6.57	0.97
16.5	34.11	0.82	4.39	0.98
17.5	15.85	0.92	2.15	0.99
18.5	6.13	0.97	1.71	0.99
19.5	2.00	0.99	0.00	1.00
20.5	2.00	0.99	0.00	1.00

表 8-20　男子足长预测身高(单位:厘米)

足长	7 岁	8 岁	9 岁	10 岁	11 岁	12 岁	13 岁	14 岁	15 岁	16 岁
17.0	157	152	146	—	—	—	—	—	—	—
17.2	159	154	147	—	—	—	—	—	—	—
17.4	160	155	149	—	—	—	—	—	—	—
17.6	162	157	151	145	—	—	—	—	—	—
17.8	164	159	153	147	—	—	—	—	—	—
18.0	166	161	154	148	—	—	—	—	—	—
18.2	168	163	156	150	145	—	—	—	—	—
18.4	170	164	158	152	147	—	—	—	—	—
18.6	172	166	159	153	148	—	—	—	—	—
18.8	173	168	161	155	150	—	—	—	—	—
19.0	175	170	163	157	151	145	—	—	—	—
19.2	177	171	165	158	153	147	—	—	—	—
19.4	179	173	166	160	155	148	—	—	—	—
19.6	181	175	168	162	156	150	—	—	—	—
19.8	183	177	170	163	158	151	146	—	—	—
20.0	184	179	171	165	159	153	147	—	—	—
20.2	186	180	173	166	161	155	149	—	—	—
20.4	188	182	175	168	163	156	150	145	—	—
20.6	190	184	177	170	164	158	151	146	—	—
20.8	192	186	178	171	166	159	153	148	145	—
21.0	194	188	180	173	167	161	154	149	146	145
21.2	195	189	182	175	169	162	156	151	148	146
21.4	197	191	183	176	171	164	157	152	149	148
21.6	199	193	185	178	172	165	159	154	150	149
21.8	201	195	187	180	174	167	160	155	152	151
22.0	203	196	189	181	175	168	162	156	153	152
22.2	205	198	190	183	177	170	163	158	155	153
22.4	—	200	192	185	179	171	165	159	157	155
22.6	—	202	194	186	180	173	166	161	157	156
22.8	—	204	195	188	182	174	168	162	159	157
23.0	—	205	197	190	183	176	169	163	160	159
23.2	—	—	199	191	185	177	171	165	162	160

（续表）

足长	7岁	8岁	9岁	10岁	11岁	12岁	13岁	14岁	15岁	16岁
23.4	—	—	201	193	187	179	172	166	163	162
23.6	—	—	202	194	183	181	174	168	164	163
23.8	—	—	204	196	190	182	175	169	166	165
24.0	—	—	206	198	191	184	176	171	167	166
24.2	—	—	—	199	193	185	178	172	169	167
24.4	—	—	—	201	195	187	179	173	170	169
24.6	—	—	—	203	196	188	181	175	171	170
24.8	—	—	—	204	198	190	182	176	173	171
25.0	—	—	—	206	199	191	184	178	174	173
25.2	—	—	—	—	201	193	185	179	175	174
25.4	—	—	—	—	202	194	187	181	177	175
25.6	—	—	—	—	204	196	188	182	178	177
25.8	—	—	—	—	206	197	190	183	180	178
26.0	—	—	—	—	—	199	191	185	181	180
26.2	—	—	—	—	—	200	193	186	182	181
26.4	—	—	—	—	—	202	194	188	184	182
26.6	—	—	—	—	—	203	196	189	185	184
26.8	—	—	—	—	—	205	197	190	187	185
27.0	—	—	—	—	—	—	199	192	188	186
27.2	—	—	—	—	—	—	200	193	189	188
27.4	—	—	—	—	—	—	201	195	191	189
27.6	—	—	—	—	—	—	203	196	192	191
27.8	—	—	—	—	—	—	204	198	194	192
28.0	—	—	—	—	—	—	—	199	195	193
28.2	—	—	—	—	—	—	—	200	196	195
28.4	—	—	—	—	—	—	—	202	198	196
28.6	—	—	—	—	—	—	—	203	199	198
28.8	—	—	—	—	—	—	—	205	201	199
29.0	—	—	—	—	—	—	—	—	202	200
29.2	—	—	—	—	—	—	—	—	203	202
29.4	—	—	—	—	—	—	—	—	205	203
29.6	—	—	—	—	—	—	—	—	—	204
29.8	—	—	—	—	—	—	—	—	—	206

表 8-21　女子足长预测身高(单位:厘米)

足长	7 岁	8 岁	9 岁	10 岁	11 岁	12 岁	13 岁	14 岁	15 岁
17.2	151	145	140	134	—	—	—	—	—
17.4	153	147	141	136	—	—	—	—	—
17.6	155	149	143	137	—	—	—	—	—
17.8	156	150	144	139	—	—	—	—	—
18.0	158	152	146	140	136	—	—	—	—
18.2	160	154	148	142	137	—	—	—	—
18.4	162	156	149	143	139	—	—	—	—
18.6	163	157	151	145	140	135	—	—	—
18.8	165	159	152	147	142	137	—	—	—
19.0	167	161	154	148	143	138	136	—	—
19.2	169	162	156	150	145	139	137	136	—
19.4	170	164	157	151	146	141	138	137	136
19.6	172	166	159	153	148	142	140	139	137
19.8	174	167	161	154	149	144	141	140	139
20.0	176	169	162	156	151	145	143	141	140
20.2	177	171	164	157	152	147	144	143	142
20.4	179	172	165	159	154	148	146	144	143
20.6	181	174	167	161	155	150	147	146	144
20.8	183	176	169	162	157	151	148	147	146
21.0	184	178	170	164	158	153	150	148	147
21.2	186	179	172	165	160	154	151	150	149
21.4	188	181	174	167	161	155	153	151	150
21.6	190	183	175	168	163	157	154	153	151
21.8	191	184	177	170	164	158	155	154	153
22.0	193	186	178	171	166	160	157	156	154
22.2	195	188	180	173	167	161	158	157	156
22.4	—	189	182	175	169	163	160	158	157
22.6	—	191	183	176	170	164	161	160	158

（续表）

足长	7 岁	8 岁	9 岁	10 岁	11 岁	12 岁	13 岁	14 岁	15 岁
22.8	—	193	185	178	172	166	163	161	160
23.0	—	194	187	179	173	167	164	163	161
23.2	—	196	188	181	175	168	165	164	163
23.4	—	—	190	182	176	170	167	165	164
23.6	—	—	191	184	178	171	168	167	165
23.8	—	—	193	185	179	173	170	168	167
24.0	—	—	195	187	181	174	171	170	168
24.2	—	—	—	189	182	176	173	171	170
24.4	—	—	—	190	184	177	174	172	171
24.6	—	—	—	192	185	179	175	174	172
24.8	—	—	—	193	187	180	177	175	174
25.0	—	—	—	195	188	182	178	177	175
25.2	—	—	—	—	190	183	180	178	177
25.4	—	—	—	—	191	184	181	180	178
25.6	—	—	—	—	193	186	183	181	179
25.8	—	—	—	—	194	187	184	182	181
26.0	—	—	—	—	196	189	185	184	182
26.2	—	—	—	—	—	190	187	185	184
26.4	—	—	—	—	—	192	188	187	185
26.6	—	—	—	—	—	193	190	188	186
26.8	—	—	—	—	—	195	191	189	188
27.0	—	—	—	—	—	—	193	191	189
27.2	—	—	—	—	—	—	194	192	191
27.4	—	—	—	—	—	—	195	194	192

附录　中华人民共和国未成年人保护法

(1991 年 9 月 4 日第七届全国人民代表大会常务委员会第二十一次会议通过,2006 年 12 月 29 日第十届全国人民代表大会常务委员会第二十五次会议修订)

第一章　总则

第一条　为了保护未成年人的身心健康,保障未成年人的合法权益,促进未成年人在品德、智力、体质等方面全面发展,培养有理想、有道德、有文化、有纪律的社会主义建设者和接班人,根据宪法,制定本法。

第二条　本法所称未成年人是指未满十八周岁的公民。

第三条　未成年人享有生存权、发展权、受保护权、参与权等权利,国家根据未成年人身心发展特点给予特殊、优先保护,保障未成年人的合法权益不受侵犯。

未成年人享有受教育权,国家、社会、学校和家庭尊重和保障未成年人的受教育权。

未成年人不分性别、民族、种族、家庭财产状况、宗教信仰等,依法平等地享有权利。

第四条　国家、社会、学校和家庭对未成年人进行理想教育、道德教育、文化教育、纪律和法制教育,进行爱国主义、集体主义和社会主义的教育,提倡爱祖国、爱人民、爱劳动、爱科学、爱社会主义的公德,反对资本主义的、封建主义的和其他的腐朽思想的侵蚀。

第五条　保护未成年人的工作,应当遵循下列原则:

(一)尊重未成年人的人格尊严;

(二)适应未成年人身心发展的规律和特点;

(三)教育与保护相结合。

第六条　保护未成年人,是国家机关、武装力量、政党、社会团体、企业事业组织、城乡基层群众性自治组织、未成年人的监护人和其他成年公民的共同责任。

对侵犯未成年人合法权益的行为,任何组织和个人都有权予以劝阻、制止或者向有关部门提出检举或者控告。

国家、社会、学校和家庭应当教育和帮助未成年人维护自己的合法权益,增强自我保护的意识和能力,增强社会责任感。

第七条　中央和地方各级国家机关应当在各自的职责范围内做好未成年人保护工作。

国务院和地方各级人民政府领导有关部门做好未成年人保护工作;将未成年人保护工作纳入国民经济和社会发展规划以及年度计划,相关经费纳入本级政府预算。

国务院和省、自治区、直辖市人民政府采取组织措施,协调有关部门做好未成年人保护工作。具体机构由国务院和省、自治区、直辖市人民政府规定。

第八条　共产主义青年团、妇女联合会、工会、青年联合会、学生联合会、少年先锋队以及其他有关社会团体,协助各级人民政府做好未成年人保护工作,维护未成年人的合法权益。

第九条　各级人民政府和有关部门对保护未成年人有显著成绩的组织和个人,给予表彰和奖励。

第二章　家庭保护

第十条　父母或者其他监护人应当创造良好、和睦的家庭环境,依法履行对未成年人的监护职责和抚养义务。

禁止对未成年人实施家庭暴力,禁止虐待、遗弃未成年人,禁止溺婴和其他残害婴儿的行为,不得歧视女性未成年人或者有残疾的未成年人。

第十一条　父母或者其他监护人应当关注未成年人的生理、心理状况和行为习惯,以健康的思想、良好的品行和适当的方法教育和影响未成年人,引导未成年人进行有益身心健康的活动,预防和制止未成年人吸烟、酗酒、流浪、沉迷网络以及赌博、吸毒、卖淫等行为。

第十二条　父母或者其他监护人应当学习家庭教育知识,正确履行监护职责,抚养教育未成年人。

有关国家机关和社会组织应当为未成年人的父母或者其他监护人提供家庭教育指导。

第十三条　父母或者其他监护人应当尊重未成年人受教育的权利,必须使适龄未成年人依法入学接受并完成义务教育,不得使接受义务教育的未成年人辍学。

第十四条　父母或者其他监护人应当根据未成年人的年龄和智力发展状

况，在作出与未成年人权益有关的决定时告知其本人，并听取他们的意见。

第十五条　父母或者其他监护人不得允许或者迫使未成年人结婚，不得为未成年人订立婚约。

第十六条　父母因外出务工或者其他原因不能履行对未成年人监护职责的，应当委托有监护能力的其他成年人代为监护。

第三章　学校保护

第十七条　学校应当全面贯彻国家的教育方针，实施素质教育，提高教育质量，注重培养未成年学生独立思考能力、创新能力和实践能力，促进未成年学生全面发展。

第十八条　学校应当尊重未成年学生受教育的权利，关心、爱护学生，对品行有缺点、学习有困难的学生，应当耐心教育、帮助，不得歧视，不得违反法律和国家规定开除未成年学生。

第十九条　学校应当根据未成年学生身心发展的特点，对他们进行社会生活指导、心理健康辅导和青春期教育。

第二十条　学校应当与未成年学生的父母或者其他监护人互相配合，保证未成年学生的睡眠、娱乐和体育锻炼时间，不得加重其学习负担。

第二十一条　学校、幼儿园、托儿所的教职员工应当尊重未成年人的人格尊严，不得对未成年人实施体罚、变相体罚或者其他侮辱人格尊严的行为。

第二十二条　学校、幼儿园、托儿所应当建立安全制度，加强对未成年人的安全教育，采取措施保障未成年人的人身安全。

学校、幼儿园、托儿所不得在危及未成年人人身安全、健康的校舍和其他设施、场所中进行教育教学活动。

学校、幼儿园安排未成年人参加集会、文化娱乐、社会实践等集体活动，应当有利于未成年人的健康成长，防止发生人身安全事故。

第二十三条　教育行政等部门和学校、幼儿园、托儿所应当根据需要，制定应对各种灾害、传染性疾病、食物中毒、意外伤害等突发事件的预案，配备相应设施并进行必要的演练，增强未成年人的自我保护意识和能力。

第二十四条　学校对未成年学生在校内或者本校组织的校外活动中发生人身伤害事故的，应当及时救护，妥善处理，并及时向有关主管部门报告。

第二十五条　对于在学校接受教育的有严重不良行为的未成年学生，学校和父母或者其他监护人应当互相配合加以管教；无力管教或者管教无效的，可以按照有关规定将其送专门学校继续接受教育。

依法设置专门学校的地方人民政府应当保障专门学校的办学条件，教育行政部门应当加强对专门学校的管理和指导,有关部门应当给予协助和配合。

专门学校应当对在校就读的未成年学生进行思想教育、文化教育、纪律和法制教育、劳动技术教育和职业教育。

专门学校的教职员工应当关心、爱护、尊重学生,不得歧视、厌弃。

第二十六条 幼儿园应当做好保育、教育工作,促进幼儿在体质、智力、品德等方面和谐发展。

第四章　社会保护

第二十七条 全社会应当树立尊重、保护、教育未成年人的良好风尚,关心、爱护未成年人。

国家鼓励社会团体、企业事业组织以及其他组织和个人,开展多种形式的有利于未成年人健康成长的社会活动。

第二十八条 各级人民政府应当保障未成年人受教育的权利,并采取措施保障家庭经济困难的、残疾的和流动人口中的未成年人等接受义务教育。

第二十九条 各级人民政府应当建立和改善适合未成年人文化生活需要的活动场所和设施,鼓励社会力量兴办适合未成年人的活动场所,并加强管理。

第三十条 爱国主义教育基地、图书馆、青少年宫、儿童活动中心应当对未成年人免费开放;博物馆、纪念馆、科技馆、展览馆、美术馆、文化馆以及影剧院、体育场馆、动物园、公园等场所,应当按照有关规定对未成年人免费或者优惠开放。

第三十一条 县级以上人民政府及其教育行政部门应当采取措施,鼓励和支持中小学校在节假日期间将文化体育设施对未成年人免费或者优惠开放。

社区中的公益性互联网上网服务设施,应当对未成年人免费或者优惠开放,为未成年人提供安全、健康的上网服务。

第三十二条 国家鼓励新闻、出版、信息产业、广播、电影、电视、文艺等单位和作家、艺术家、科学家以及其他公民,创作或者提供有利于未成年人健康成长的作品。出版、制作和传播专门以未成年人为对象的内容健康的图书、报刊、音像制品、电子出版物以及网络信息等,国家给予扶持。

国家鼓励科研机构和科技团体对未成年人开展科学知识普及活动。

第三十三条 国家采取措施,预防未成年人沉迷网络。

国家鼓励研究开发有利于未成年人健康成长的网络产品,推广用于阻止未成年人沉迷网络的新技术。

第三十四条 禁止任何组织、个人制作或者向未成年人出售、出租或者以其他方式传播淫秽、暴力、凶杀、恐怖、赌博等毒害未成年人的图书、报刊、音像制品、电子出版物以及网络信息等。

第三十五条 生产、销售用于未成年人的食品、药品、玩具、用具和游乐设施等,应当符合国家标准或者行业标准,不得有害于未成年人的安全和健康;需要标明注意事项的,应当在显著位置标明。

第三十六条 中小学校园周边不得设置营业性歌舞娱乐场所、互联网上网服务营业场所等不适宜未成年人活动的场所。

营业性歌舞娱乐场所、互联网上网服务营业场所等不适宜未成年人活动的场所,不得允许未成年人进入,经营者应当在显著位置设置未成年人禁入标志;对难以判明是否已成年的,应当要求其出示身份证件。

第三十七条 禁止向未成年人出售烟酒,经营者应当在显著位置设置不向未成年人出售烟酒的标志;对难以判明是否已成年的,应当要求其出示身份证件。

任何人不得在中小学校、幼儿园、托儿所的教室、寝室、活动室和其他未成年人集中活动的场所吸烟、饮酒。

第三十八条 任何组织或者个人不得招用未满十六周岁的未成年人,国家另有规定的除外。

任何组织或者个人按照国家有关规定招用已满十六周岁未满十八周岁的未成年人的,应当执行国家在工种、劳动时间、劳动强度和保护措施等方面的规定,不得安排其从事过重、有毒、有害等危害未成年人身心健康的劳动或者危险作业。

第三十九条 任何组织或者个人不得披露未成年人的个人隐私。

对未成年人的信件、日记、电子邮件,任何组织或者个人不得隐匿、毁弃;除因追查犯罪的需要,由公安机关或者人民检察院依法进行检查,或者对无行为能力的未成年人的信件、日记、电子邮件由其父母或者其他监护人代为开拆、查阅外,任何组织或者个人不得开拆、查阅。

第四十条 学校、幼儿园、托儿所和公共场所发生突发事件时,应当优先救护未成年人。

第四十一条 禁止拐卖、绑架、虐待未成年人,禁止对未成年人实施性侵害。

禁止胁迫、诱骗、利用未成年人乞讨或者组织未成年人进行有害其身心健康的表演等活动。

第四十二条 公安机关应当采取有力措施,依法维护校园周边的治安和交通秩序,预防和制止侵害未成年人合法权益的违法犯罪行为。

任何组织或者个人不得扰乱教学秩序,不得侵占、破坏学校、幼儿园、托儿所的场地、房屋和设施。

第四十三条 县级以上人民政府及其民政部门应当根据需要设立救助场所,对流浪乞讨等生活无着未成年人实施救助,承担临时监护责任;公安部门或者其他有关部门应当护送流浪乞讨或者离家出走的未成年人到救助场所,由救助场所予以救助和妥善照顾,并及时通知其父母或者其他监护人领回。

对孤儿、无法查明其父母或者其他监护人的以及其他生活无着的未成年人,由民政部门设立的儿童福利机构收留抚养。

未成年人救助机构、儿童福利机构及其工作人员应当依法履行职责,不得虐待、歧视未成年人;不得在办理收留抚养工作中牟取利益。

第四十四条 卫生部门和学校应当对未成年人进行卫生保健和营养指导,提供必要的卫生保健条件,做好疾病预防工作。

卫生部门应当做好对儿童的预防接种工作,国家免疫规划项目的预防接种实行免费;积极防治儿童常见病、多发病,加强对传染病防治工作的监督管理,加强对幼儿园、托儿所卫生保健的业务指导和监督检查。

第四十五条 地方各级人民政府应当积极发展托幼事业,办好托儿所、幼儿园,支持社会组织和个人依法兴办哺乳室、托儿所、幼儿园。

各级人民政府和有关部门应当采取多种形式,培养和训练幼儿园、托儿所的保教人员,提高其职业道德素质和业务能力。

第四十六条 国家依法保护未成年人的智力成果和荣誉权不受侵犯。

第四十七条 未成年人已经完成规定年限的义务教育不再升学的,政府有关部门和社会团体、企业事业组织应当根据实际情况,对他们进行职业教育,为他们创造劳动就业条件。

第四十八条 居民委员会、村民委员会应当协助有关部门教育和挽救违法犯罪的未成年人,预防和制止侵害未成年人合法权益的违法犯罪行为。

第四十九条 未成年人的合法权益受到侵害的,被侵害人及其监护人或者其他组织和个人有权向有关部门投诉,有关部门应当依法及时处理。

第五章　司法保护

第五十条 公安机关、人民检察院、人民法院以及司法行政部门,应当依法履行职责,在司法活动中保护未成年人的合法权益。

第五十一条 未成年人的合法权益受到侵害,依法向人民法院提起诉讼的,人民法院应当依法及时审理,并适应未成年人生理、心理特点和健康成长的需要,保障未成年人的合法权益。

在司法活动中对需要法律援助或者司法救助的未成年人,法律援助机构或者人民法院应当给予帮助,依法为其提供法律援助或者司法救助。

第五十二条 人民法院审理继承案件,应当依法保护未成年人的继承权和受遗赠权。

人民法院审理离婚案件,涉及未成年子女抚养问题的,应当听取有表达意愿能力的未成年子女的意见,根据保障子女权益的原则和双方具体情况依法处理。

第五十三条 父母或者其他监护人不履行监护职责或者侵害被监护的未成年人的合法权益,经教育不改的,人民法院可以根据有关人员或者有关单位的申请,撤销其监护人的资格,依法另行指定监护人。被撤销监护资格的父母应当依法继续负担抚养费用。

第五十四条 对违法犯罪的未成年人,实行教育、感化、挽救的方针,坚持教育为主、惩罚为辅的原则。

对违法犯罪的未成年人,应当依法从轻、减轻或者免除处罚。

第五十五条 公安机关、人民检察院、人民法院办理未成年人犯罪案件和涉及未成年人权益保护案件,应当照顾未成年人身心发展特点,尊重他们的人格尊严,保障他们的合法权益,并根据需要设立专门机构或者指定专人办理。

第五十六条 公安机关、人民检察院讯问未成年犯罪嫌疑人,询问未成年证人、被害人,应当通知监护人到场。

公安机关、人民检察院、人民法院办理未成年人遭受性侵害的刑事案件,应当保护被害人的名誉。

第五十七条 对羁押、服刑的未成年人,应当与成年人分别关押。

羁押、服刑的未成年人没有完成义务教育的,应当对其进行义务教育。

解除羁押、服刑期满的未成年人的复学、升学、就业不受歧视。

第五十八条 对未成年人犯罪案件,新闻报道、影视节目、公开出版物、网络等不得披露该未成年人的姓名、住所、照片、图像以及可能推断出该未成年人的资料。

第五十九条 对未成年人严重不良行为的矫治与犯罪行为的预防,依照预防未成年人犯罪法的规定执行。

第六章 法律责任

第六十条 违反本法规定,侵害未成年人的合法权益,其他法律、法规已规定行政处罚的,从其规定;造成人身财产损失或者其他损害的,依法承担民事责任;构成犯罪的,依法追究刑事责任。

第六十一条 国家机关及其工作人员不依法履行保护未成年人合法权益

的责任,或者侵害未成年人合法权益,或者对提出申诉、控告、检举的人进行打击报复的,由其所在单位或者上级机关责令改正,对直接负责的主管人员和其他直接责任人员依法给予行政处分。

第六十二条 父母或者其他监护人不依法履行监护职责,或者侵害未成年人合法权益的,由其所在单位或者居民委员会、村民委员会予以劝诫、制止;构成违反治安管理行为的,由公安机关依法给予行政处罚。

第六十三条 学校、幼儿园、托儿所侵害未成年人合法权益的,由教育行政部门或者其他有关部门责令改正;情节严重的,对直接负责的主管人员和其他直接责任人员依法给予处分。

学校、幼儿园、托儿所教职员工对未成年人实施体罚、变相体罚或者其他侮辱人格行为的,由其所在单位或者上级机关责令改正;情节严重的,依法给予处分。

第六十四条 制作或者向未成年人出售、出租或者以其他方式传播淫秽、暴力、凶杀、恐怖、赌博等图书、报刊、音像制品、电子出版物以及网络信息等的,由主管部门责令改正,依法给予行政处罚。

第六十五条 生产、销售用于未成年人的食品、药品、玩具、用具和游乐设施不符合国家标准或者行业标准,或者没有在显著位置标明注意事项的,由主管部门责令改正,依法给予行政处罚。

第六十六条 在中小学校园周边设置营业性歌舞娱乐场所、互联网上网服务营业场所等不适宜未成年人活动的场所的,由主管部门予以关闭,依法给予行政处罚。

营业性歌舞娱乐场所、互联网上网服务营业场所等不适宜未成年人活动的场所允许未成年人进入,或者没有在显著位置设置未成年人禁入标志的,由主管部门责令改正,依法给予行政处罚。

第六十七条 向未成年人出售烟酒,或者没有在显著位置设置不向未成年人出售烟酒标志的,由主管部门责令改正,依法给予行政处罚。

第六十八条 非法招用未满十六周岁的未成年人,或者招用已满十六周岁的未成年人从事过重、有毒、有害等危害未成年人身心健康的劳动或者危险作业的,由劳动保障部门责令改正,处以罚款;情节严重的,由工商行政管理部门吊销营业执照。

第六十九条 侵犯未成年人隐私,构成违反治安管理行为的,由公安机关依法给予行政处罚。

第七十条 未成年人救助机构、儿童福利机构及其工作人员不依法履行对未成年人的救助保护职责,或者虐待、歧视未成年人,或者在办理收留抚养工作中牟取利益的,由主管部门责令改正,依法给予行政处分。

　　第七十一条　胁迫、诱骗、利用未成年人乞讨或者组织未成年人进行有害其身心健康的表演等活动的,由公安机关依法给予行政处罚。

第七章　附　则

　　第七十二条　本法自 2007 年 6 月 1 日起施行。